MUTTER WERDEN

Dein Begleiter durch die erste Zeit nach der Geburt

Worte, die dich in dieser spannenden Zeit tragen,
Wissen, das dich im Alltag mit einem Säugling stärkt, und
Bilder, die das Wunder spiegeln

Jule Tilgner & Marcia Friese

BELTZ

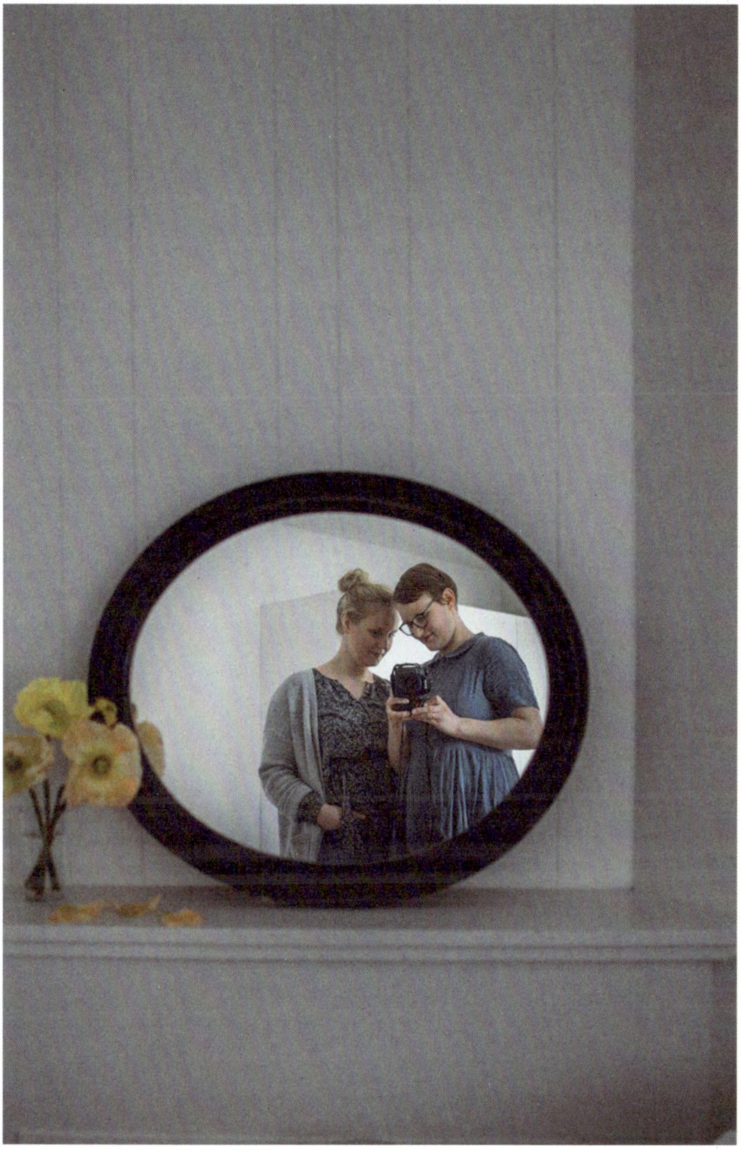

Jule Tilgner ist Hebamme und bloggt auf www.hebammezauberschoen.de über den Start ins Leben. Sie lebt mit ihrer Familie in Hamburg.

Marcia Friese ist Fotografin und dokumentiert Geburten, Wochenbett und Familienalltag. Sie lebt mit ihrer Familie in der Nähe von Freiburg.

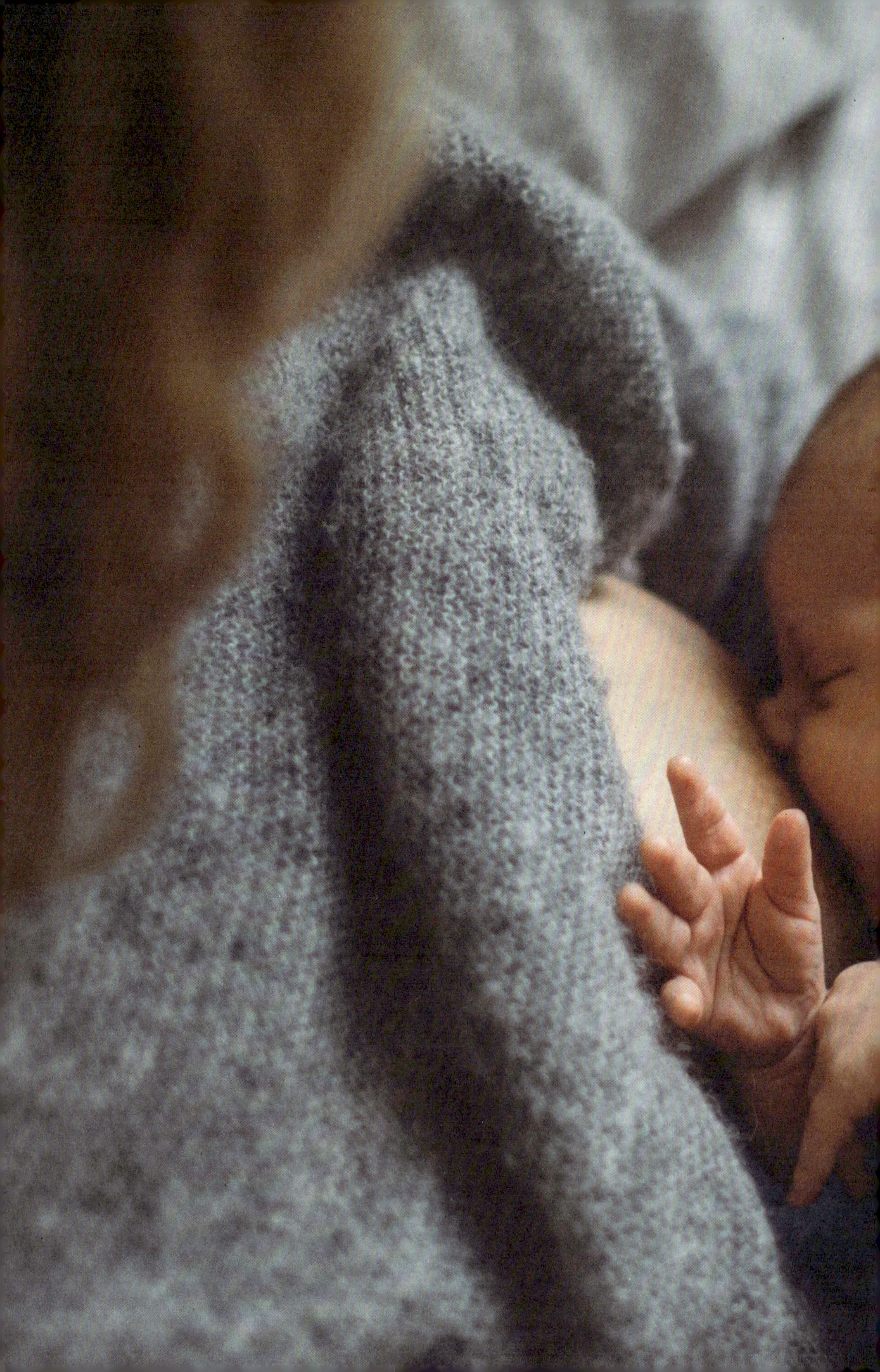

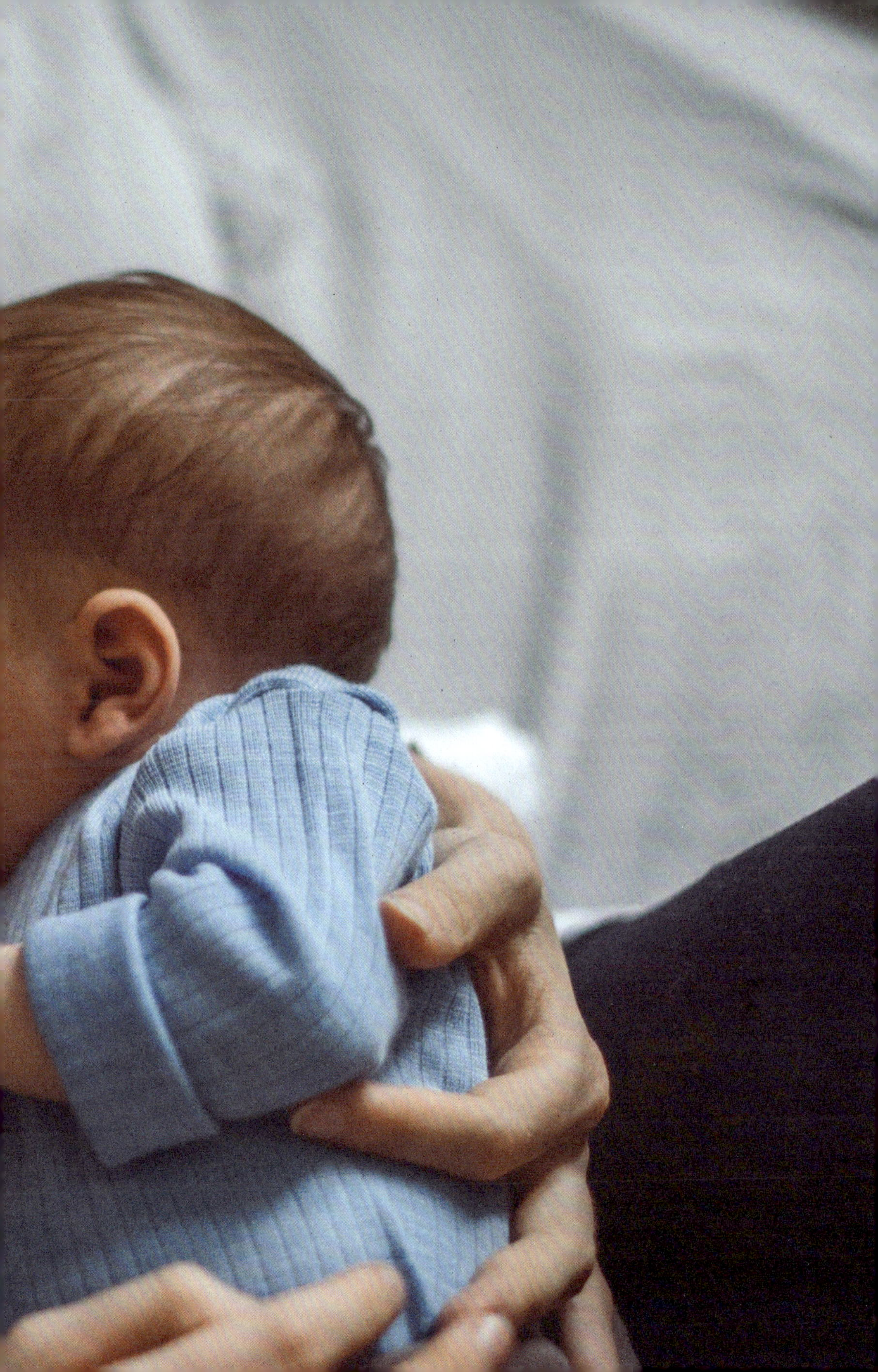

Über dieses Buch

Dieses Buch ist eine Hilfe zur Vorbereitung auf eine wunderbare Zeit und eine Begleitung durch sie hindurch: Die Zeit, in der du Mutter wirst und dein Kind auf der Welt ankommt, das sogenannte Wochenbett. Dabei ist es ganz gleich, ob du zum ersten Mal Mutter wirst oder schon Kinder hast. Jedes Kind bringt einen ganz eigenen Zauber, Freuden, aber auch Herausforderungen mit sich, und jedes Kind ist es wert, einen möglichst guten Start ins Leben zu haben. Und auch du bist es wert, möglichst gut begleitet in die Zeit als Mutter dieses Kindes zu starten. Deshalb möchte ich dir unbedingt empfehlen, dich neben der Lektüre dieses Buches möglichst früh um eine Hebammenbegleitung zu kümmern. Eine Hebamme, die euch vor und nach der Geburt zu Hause betreut, ist unersetzlich.
Beim Schreiben der Texte habe ich mir vorgestellt, ich würde sie an eine Frau schreiben, die mir sehr am Herzen liegt und die ich nicht persönlich durch diese Zeit des Mutterwerdens begleiten kann. Ich habe mich gefragt, was sie braucht, um gut und getragen durch diese Zeit zu kommen und in die Mutterrolle zu wachsen. Entstanden sind 34 Texte an sie (und ein Text an ihren Partner), in denen ich ihr eine Begleitung bin. Es sind Briefe, die von Herzen kommen. Von einer Hebamme, Mutter und Frau, die an die Kraft glaubt, die in uns Frauen steckt, und deren Wunsch es ist, dass Frauen in dieser Phase spüren, wie wertvoll sie sind.

Es sind Briefe an dich!

Liebe werdende Mutter,

in diesem Buch findest du Fachwissen, das dich im Alltag entlasten wird, du findest Gedanken, die dich stärken und tragen werden. Es warten Tipps und Listen auf dich, die dir helfen werden, dich zu fokussieren oder dich zu organisieren. Fotos, die dir die zauberschönen und die nachdenklichen Momente vor Augen führen, und Rezepte, die dich glücklich machen werden. Alles mit dem Ziel, diesen wundervollen Ausnahmezustand des Wochenbettes für dich, dein Kind und deine ganze Familie zu einer Zeit zu machen, die dich in deine Mutterrolle wachsen, dein Kind möglichst gut ankommen lässt und die euer Familienleben stärken wird. Du wirst verstehen, warum in dieser Zeit nicht alles rosarot sein kann und muss. Und wie du mit Momenten von Unsicherheit, Zweifel und Schmerz umgehen kannst – und warum du daran wachsen wirst.

Du findest in diesem Buch Briefe zu verschiedenen Themen. Du musst nicht alles von vorne nach hinten durchlesen, jeder Brief steht für sich geschlossen (wie etwa Artikel in einem Magazin). Dies soll dir insbesondere im Wochenbett ermöglichen, dass du dir auf die Schnelle den Text heraussuchen kannst, den du gerade brauchst. Es ist deswegen sinnvoll, sich schon vor der Geburt einen Überblick über die Themen und Texte zu verschaffen. Wenn du dann im Wochenbett an ein Thema kommst, das dich beschäftigt, kannst du den Text noch einmal genauer lesen und herausziehen, was für dich gerade wichtig ist. An vielen Stellen findest du Verweise auf Texte – sie sollen dir erleichtern, im Buch hin- und herzuspringen und einzelne Punkte zu vertiefen, wenn du möchtest. Einige Dinge wiederholen sich an verschiedenen Stellen im Buch – das ist gut so, denn das sind Dinge, die sich dir einprägen sollten.

In meinen Briefen spreche ich von deinem Partner. Hiermit ist der Mensch, der an deiner Seite ist, gemeint. Der, der mit dir zusammen dieses Abenteuer Familie lebt. Dabei macht es für mich keinen Unterschied, welches Geschlecht dieser Jemand hat. Wenn du mit einer Frau in einer Partnerschaft lebst, ist sie genauso angesprochen. Ansonsten verwende ich immer die weibliche Form (zum Beispiel Stillberaterin, Ärztin und so weiter). Es ist jedoch auch immer das männliche Pendant gemeint.

Inhaltsverzeichnis

1. *Einladung ins Wochenbett*

Das Wochenbett beginnt mit der Geburt deines Kindes und dauert acht Wochen an. Es ist die Zeit des Ankommens, der Regeneration und des Kennenlernens. Viele Wochen hast du auf den Moment der Geburt hingefiebert. Wie wird die Geburt wohl sein? Und wie dein kleines Kind? Wie wird es sein, es endlich in den Armen zu halten? Und dann ist dieser Moment da. Ein Moment, der sich vielen Frauen tief ins Gedächtnis einprägt. Die Ankunft deines Kindes. Und damit auch das Ende der Schwangerschaft und der Beginn eines neuen Abschnittes. Ich möchte dich einladen, das Wochenbett zu zelebrieren und zu gestalten, aber vor allem, es zu genießen. In unserer Gesellschaft gibt es keine ausgeprägte Wochenbettkultur – was sehr schade ist und dazu führt, dass uns Familien gerade zu Beginn der aufregenden Familienwerdung eine große Qualität, in Ruhe anzukommen, verloren geht.

Die ersten Wochen mit einem Neugeborenen sind ganz besonders – ein echter Ausnahmezustand. Der nicht nur rosarot und leicht ist, aber ganz viele Wunder bereithält und uns wachsen lässt. Dein Kind braucht diese Zeit, um in der Welt anzukommen und seinen Platz bei euch zu finden. Durch die Geburt deines Kindes bist auch du „neu geboren", nämlich als Mutter dieses Kindes. Du baust zu ihm eine Verbindung und Beziehung auf, die ein Leben lang bestehen wird. Das ist ein riesengroßes Ereignis, das dich für immer prägen wird. Es braucht Zeit, um diese Tatsache wirklich zu realisieren und zu verstehen. Um dein Kind zu gebären, öffnest du dich nicht nur körperlich, sondern auch seelisch – damit du deinem Kind all die Liebe geben kannst, die es braucht, und um es anzunehmen und zu versorgen. Diese seelische Offenheit bleibt in den ersten Wochen bestehen, und du tust gut daran, dich zu schützen und dir einen geborgenen Raum zu schaffen, in dem du dich sicher fühlst.

Außerdem brauchst du diese Zeit auch, um nach der Schwangerschaft und Geburt wieder zu Kräften zu kommen und dich körperlich zu erholen. Ihr beide braucht die Zeit, um euch körperlich an die neuen Aufgaben anzupassen. Bei dir ist das vor allem die Rückbildung, vor allem des Beckenbodens und der Gebärmutter. Ganz unabhängig davon, wie du geboren hast, hat sich dein Beckenboden während der Schwangerschaft verändert und braucht unbedingt eine ausreichende Schonung in den ersten 14 Tagen nach der Geburt. In dieser Zeit findet der wichtigste Teil der Rückbildung statt, und zwar nur dann, wenn keine Schwerkraft darauf lastet. Außerdem beginnt für deinen Körper die Aufgabe

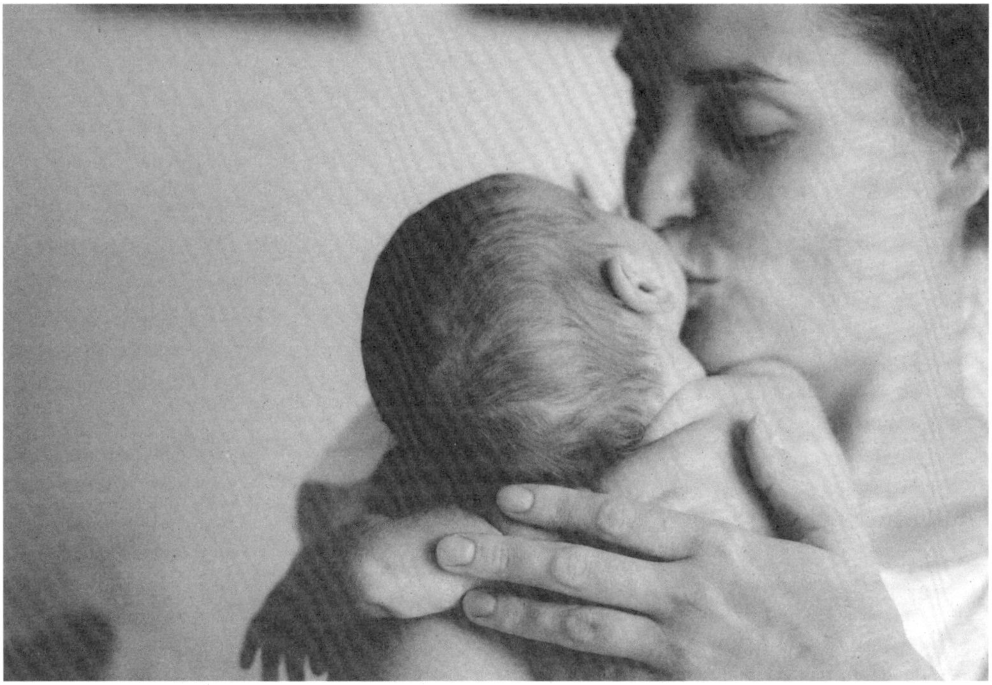

Ein Start ins Leben, der von *Ruhe, Geborgenheit* und *Liebe* geprägt ist, ist ein wahres Geschenk.

Es legt den *Grundstein* für euren gemeinsamen Weg, auf dem noch so viele laute, wilde und wunderbare Abenteuer auf euch warten.

des Stillens. Und für dein Kind sind es all die lebenswichtigen Dinge wie Nahrungsaufnahme, Verdauung, Atmung und so vieles mehr, was in einem entspannten und geborgenen Rahmen viel leichter ist.
Auch wenn ihr in der Schwangerschaft schon miteinander vertraut seid und eine Beziehung zueinander habt, werdet ihr euch nach der Geburt noch einmal ganz anders kennenlernen. Dieses Kennenlernen ist zwischen Staubsaugen und Besuchempfangen vielleicht möglich. Doch viel leichter und schöner ist es, wenn dieses Kennenlernen in einem geschützten, behüteten und ruhigen Rahmen stattfinden kann.

Ich möchte dich also einladen, dich für die Zeit nach der Geburt deines Kindes zurückzuziehen: euch eine „Höhle" einzurichten, in der ihr ankommen könnt, und den Fokus darauf zu legen, euch in aller Ruhe kennenzulernen. Alles, was dir und den Deinen guttut, ist willkommen. Alles, was Druck und Stress verursacht, sollte vermieden werden.
Ich möchte dich gemeinsam mit deinem Partner und den Geschwisterkindern einladen, tief in diesen Babyzauber einzutauchen. Kuschelt euch sooft es geht zusammen ins Bett, bewundert euer kleines Wunder und haltet euch fest. Sooft und so viel es geht. Dies stärkt die Bindung zwischen euch und dem neuen Familienmitglied und lässt sie weiter wachsen. Sortiert gut, welche Verpflichtungen ihr in dieser Zeit gut abgeben oder ignorieren könnt (den Haushalt zum Beispiel) und welche auch in dieser Situation ihre Wichtigkeit behalten (Geschwisterkinder). Organisiert euch so, dass ihr möglichst unbelastet und frei seid.

Diese besondere Zeit kommt nie wieder. Ein gelungener Start ins Leben deines Kindes und der Start in das Familienleben mit diesem Kind für euch ist eine Grundlage für euren gemeinsamen Weg. Er wird leichter und schöner, wenn ihr euch den Anfang so gestaltet, dass es euch allen möglichst gut geht. Der Alltag kommt ganz gewiss wieder. Nutzt diese wunderbare Gelegenheit, ihm zu entfliehen, und genießt diese Babyauszeit!

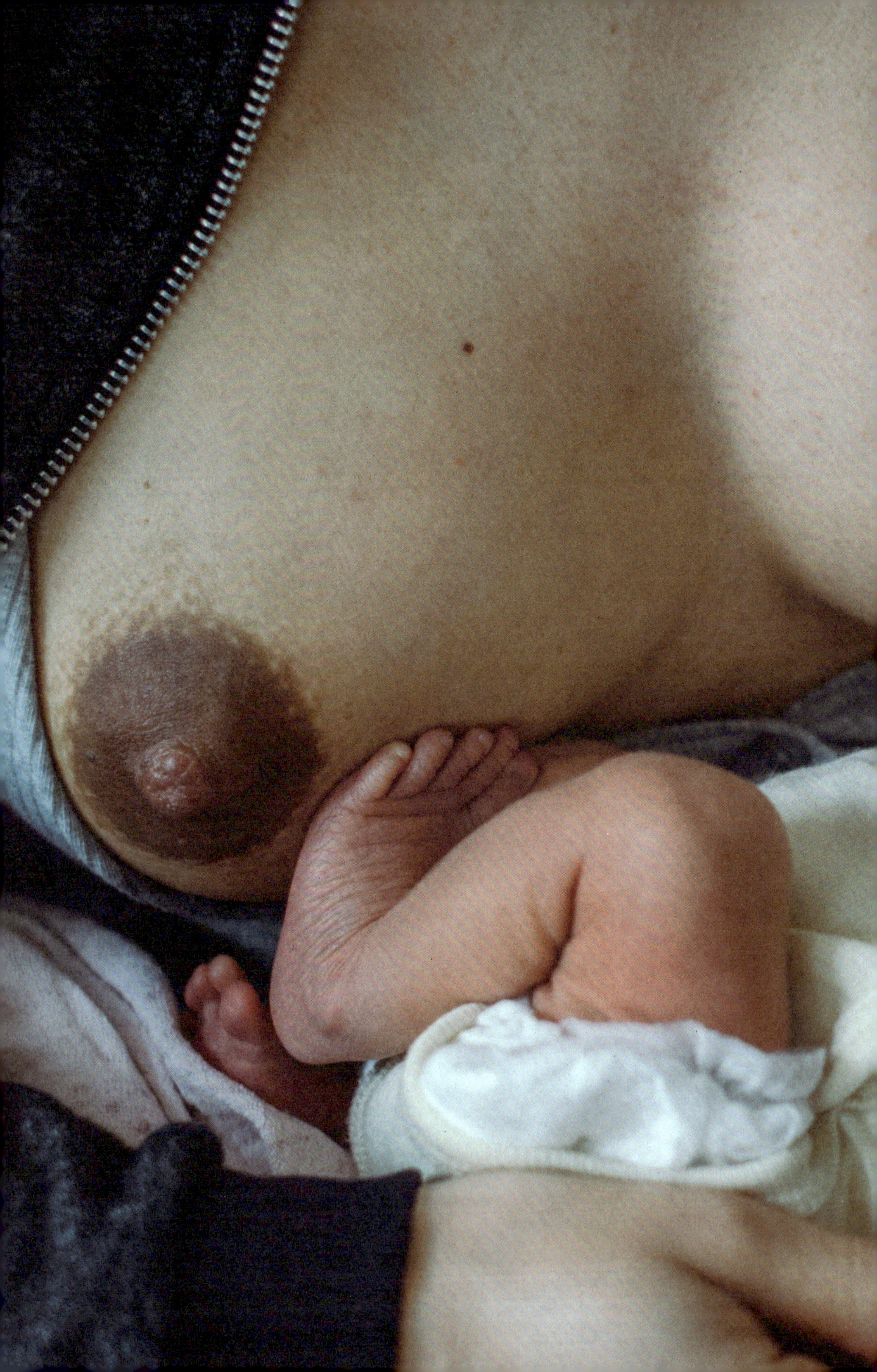

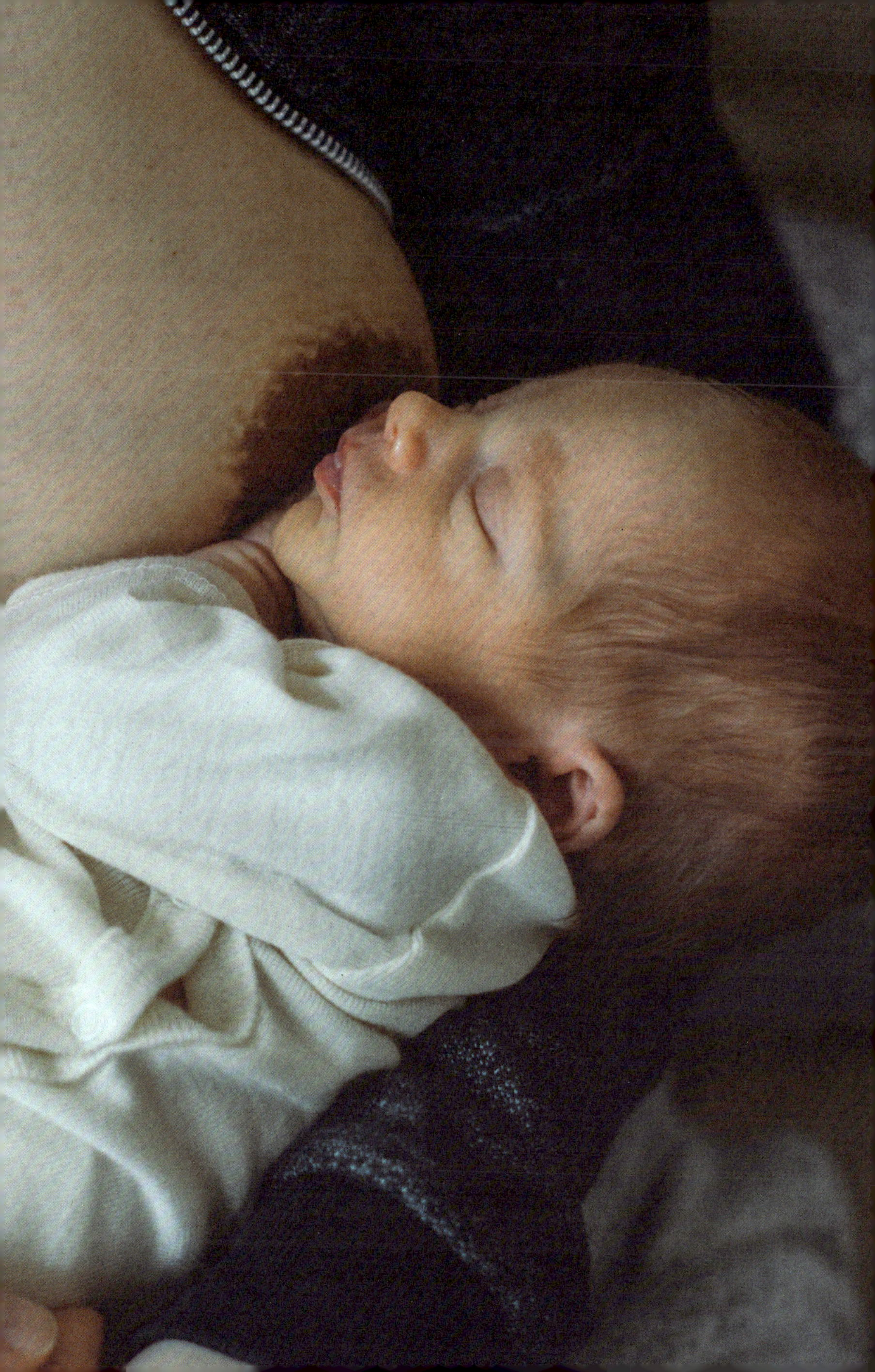

2. *Wochenbettorganisation: Alles, was euch entlastet, ist willkommen*

Das Baby und die neue Familiensituation an sich bringen natürlich viele neue und wichtige Aufgaben mit sich. Die Versorgung deines Kindes und die deiner eigenen (Wochenbett-)Bedürfnisse sind nahezu eine 24-Stunden-Aufgabe. Doch dies steht der Einladung, sich eine Wochenbetthöhle zu bauen und sich zurückzuziehen, nicht im Weg. Viele der Wochenbettaufgaben lassen sich im Bett erfüllen (stillen, wickeln, schlafen, kuscheln), und jede Aufgabe bietet die Möglichkeit, dein Kind ein bisschen besser kennenzulernen und den Babyzauber zu genießen. Vorausgesetzt, du und deine Familie habt ansonsten den Rücken frei und müsst euch nicht alleine um die üblichen Alltagsaufgaben kümmern. Je nach Familiensituation ist es nicht immer ganz leicht, während des Wochenbetts wirklich das „Bett zu hüten". Aber es ist immer in einem bestimmten Maß möglich – eine gute Organisation und Vorbereitung machen es dabei sehr viel leichter. Möglicherweise denkst du, dass das für euch gar nicht so wichtig ist. So geht es vielen Frauen, die ihr erstes Kind erwarten. Fragt man jedoch Mütter, was sie rückblickend auf ihr Wochenbett anders machen würden, geben sehr viele an, dass sie sich mehr aus dem Alltag herausgenommen und mehr mit dem Baby im Bett gekuschelt hätten.

Dinge, die ein entspanntes und schönes Wochenbett leichter machen:

- Den eigenen Perfektionismus überdenken oder noch viel besser: in den Urlaub schicken. Deine Hauptaufgaben sind, dich körperlich zu regenerieren und das Ankommen und das Kennenlernen deines Kindes zu genießen. Wäscheberge und ungewischte Böden können warten oder delegiert werden!

- Prioritäten setzen und sie sich deutlich vor Augen führen. Das hilft, Abstand von gewohnten Routinen zu nehmen (dazu mehr in dem Artikel „Alltag neu gestalten").

- Hilfe einfordern und annehmen.

Auf praktischer Ebene ist Folgendes hilfreich:

- Dein Partner nimmt sich ab der Geburt Urlaub oder Elternzeit. Je länger er sich von den beruflichen Verpflichtungen frei machen kann, desto besser (absolutes Minimum: zwei Wochen ab der Geburt).
- Eine Hebamme begleitet und betreut euch.
- Ein Familien- und Freundesnetz, das schon vor der Geburt Aufgaben und Möglichkeiten kennt, wird euch im Wochenbett unterstützen.
- Vorbereitungen und Organisation schon vor der Geburt beginnen.
- Anlaufstellen zu eurer Unterstützung sind euch bekannt (Mütterpflegerinnen, Haushaltshilfen, Ärzte und Anlaufstellen bei psychischen Krisen [hierzu mehr in Kapitel 14, Sorgen und Ängste]).

Es gibt so Einiges, was sich schon vor der Geburt organisieren lässt. Dies sorgt dann im Wochenbett für enorme Entlastung.

Der Haushalt darf im Wochenbett vernachlässigt werden. Du bist also ganz herzlich und ausdrücklich eingeladen, den Haushalt liegen zu lassen. Sei dir gewiss: Auch wenn du ihn für einige Zeit ignorierst und die wichtigsten Dinge an andere Leute delegierst – er wird ziemlich sicher auf dich warten, und du kannst dich ihm schon nach einigen Wochen wieder widmen. Er läuft bekanntlich nicht weg.

Größter Luxus ist es wohl, sich eine professionelle Haushaltshilfe zu engagieren. Jemanden, der zum Beispiel zu regelmäßigen Terminen zu euch kommt und dann alles, was aktuell ist, erledigt: Küche aufräumen, Wäsche waschen, Böden wischen oder Badezimmer putzen. Vielen Frauen fällt es leichter, das Chaos Chaos sein zu lassen, wenn sie wissen, dass zu einem regelmäßigen Termin die Haushaltshilfe kommt und alles wieder richten wird. Und das Chaos Chaos sein zu lassen, ist eine große Kunst, die du im Wochenbett gut üben kannst und von der du in deiner Rolle als Mutter immer profitieren wirst. Natürlich ist dieser Luxus eine finanzielle Frage. Doch die Investition ist so viel mehr wert als zum Beispiel die in teure Babysachen. Das größte Geschenk für dein Kind ist eine Mama, die Zeit und Muße hat, da zu sein. Die sich nicht von Nebensächlichkeiten ablenken lässt und sich mit dem Neugeborenen und einem guten Gewissen tagelang in der Wochenbetthöhle verkriechen kann und sich nicht von den (Alltags-) Aufgaben erschlagen fühlt. Es ist demnach auch eine Investition in deine Gesundheit und die deines Kindes und dessen Wohlergehen. Es lohnt sich!

Eine gute Möglichkeit ist es auch, sich die Haushaltshilfe von Freunden und der Familie schenken zu lassen. Dazu ist es sinnvoll, schon vor der Geburt darum zu bitten, statt Babykleidung und Spielzeug lieber die eine oder andere Stunde für eine Haushaltshilfe zu schenken. Ich wiederhole mich gerne: Eine entspannte und glückliche Mama (und Papa) ist das größte Geschenk für Kinder. Von schönen materiellen Dingen haben sie selbst oft am wenigsten.

In manchen Fällen ist es möglich, eine Haushaltshilfe verordnet zu bekommen. Die Kosten dafür werden dann von der Krankenkasse übernommen. Sprich darüber frühzeitig mit deiner Hebamme oder Ärztin.

Es ist eine tolle Möglichkeit, sich von den Liebsten Haushaltsunterstützung zu wünschen.

Eine klare Äußerung des Wunsches ist dabei das Wichtigste. Je konkreter, desto besser. Zur Organisation kann eine Doodle-Liste oder Ähnliches helfen, je nach Größe des Helfer- und Unterstützerkreises.

Erfahrungsgemäß funktioniert Folgendes sehr gut:

- *Wäsche:* Am einfachsten ist es, wenn ihr eure schmutzige Wäsche ab sofort in verschiedene große Beutel einsortiert: 60-Grad-Wäsche, 40 Grad bunt, 40 Grad weiß und so weiter. Dann kann sich der „Wäschebeauftragte“ die Wäsche einfach bei euch abholen, bei sich zu Hause ungesehen in die Waschmaschine stecken und, sobald sie trocken und zusammengelegt ist, im Wäschekorb zu euch zurückbringen. Das ist nicht viel Aufwand für den, der es macht, aber eine große Entlastung für euch.

- *Einkaufen:* Für Nachbarn oder Freunde, die in der Nähe wohnen, ist es oft ganz einfach, beim Einkauf etwas für euch mitzunehmen und euch vor die Tür zu stellen. Eine (möglichst genaue) Einkaufsliste per Nachricht und das Begleichen der Kosten beim nächsten persönlichen Treffen nehmen euch den Stress ab, das Haus verlassen zu müssen.

- *Warme Mahlzeiten:* Es gibt viele Gerichte (vor allem Eintöpfe und Aufläufe), die eure Liebsten bei sich zu Hause vorbereiten können und die ihr dann nur zum Aufwärmen auf den Herd oder in den Backofen stellen müsst. Das ist ein wundervolles Geschenk für alle Beteiligten. Wenn du bestimmte Lebensmittel nicht verträgst oder magst, kannst du vielleicht schon vorher Rezepte heraussuchen, die du geeignet findest, und sie verteilen.

- *Geschwisterkinder:* Den großen Geschwistern tut eine Extraportion Aufmerksamkeit in der Wochenbettzeit gut. Freunde der Familie, die vorbeikommen und ihre ungeteilte Aufmerksamkeit dem größeren Geschwisterkind oder den Geschwisterkindern schenken oder einen Ausflug zum Spielplatz machen, während die Eltern mit dem Baby im Schlafzimmer kuscheln oder schlafen, sind Gold wert. Manchmal ist es auch gut zu organisieren, dass die großen Geschwisterkinder von anderen Familien zum Kindergarten/Schule mitgenommen und zurückgebracht werden (siehe Text 24, Geschwisterkinder).

Einiges kannst du auch selbst vor der Geburt vorbereiten.

Vor allem in Hinsicht auf das Essen ist mit wenig Aufwand viel zu gewinnen:

- *Eingefrorene und eingemachte Vorräte:* In den letzten Wochen der Schwangerschaft kann man gut 1-2 Portionen mehr kochen und einfrieren, zum Beispiel Tomatensoße, Gemüsesuppe, Lasagne etc.

- *Mittagstisch vom Lieblingsrestaurant um die Ecke:* Schon vorab klären, ob es (ausnahmsweise?!) die Möglichkeit gibt, den Mittagstisch telefonisch vorzubestellen, um dann nur kurz reinzuschauen und das Essen abzuholen.

- *Lieferdienste:* Eine Liste an Lieferservicen anlegen. Wo können wir guten Gewissens zwischendurch Essen bestellen, das vielleicht ein paar mehr Vitamine beinhaltet als eine Pizza?

- *Schnelle und einfache Rezepte und Gerichte sammeln und aufschreiben*: Zum Beispiel Nudeln mit Pesto, Großer Salat mit Backkäse, Vollkornbrot mit Spiegelei, Milchreis mit Apfelmus. Und zu jedem Gericht eine Einkaufsliste, welche Zutaten benötigt werden. Dann kannst du dem nächsten Besucher die Einkaufsliste in die Hand drücken und ihn frisch für dich kochen lassen.

- *Einkaufsliste:* Vielleicht hilft es dir, eine Ankreuz-Einkaufsliste zu erstellen, die du kopieren kannst. Darauf notierst du die Dinge, die ihr regelmäßig braucht. Dann kannst du nach einem kurzen Blick in den Kühlschrank einfach abgleichen, was fehlt, und ein Häkchen daran machen. Dies erspart dir lange Grübelei, und du kannst dir sicher sein, dass das Wichtigste mitkommt.

- *Supermarktlieferdienst:* Viele Supermärkte bieten einen Lieferservice an. Allerdings braucht dies oft eine gewisse Vorlaufzeit und Planung. Vielleicht kannst du schon in der Schwangerschaft diesen Service vorbereiten.

Du merkst schon: Es ist mir ernst. Bereite dich darauf vor, dass du wenig Energie und Kraft haben wirst, dich um diese Dinge so wie vor der Geburt zu kümmern. Die Prioritäten verschieben sich ganz automatisch, dein Kind wird es einfordern. Alles, was dich entlastet, ist es wert!

Das Wochenbett zu genießen und dein Kind in Ruhe und Geborgenheit willkommen zu heißen, bedeutet auch, dass du deinen eigenen Anspruch an den Haushalt zurücknimmst, Aufgaben abgibst und Hilfe annimmst. Eine gute Organisation vor der Geburt und eine möglichst klare Kommunikation dem Helfernetz gegenüber machen das Ganze einfacher.

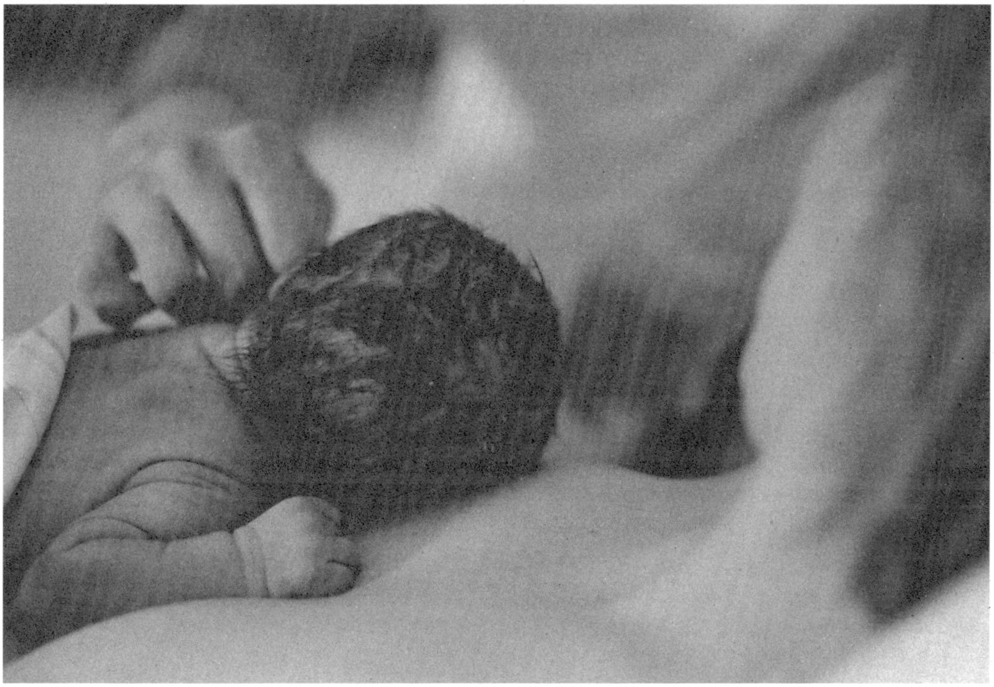

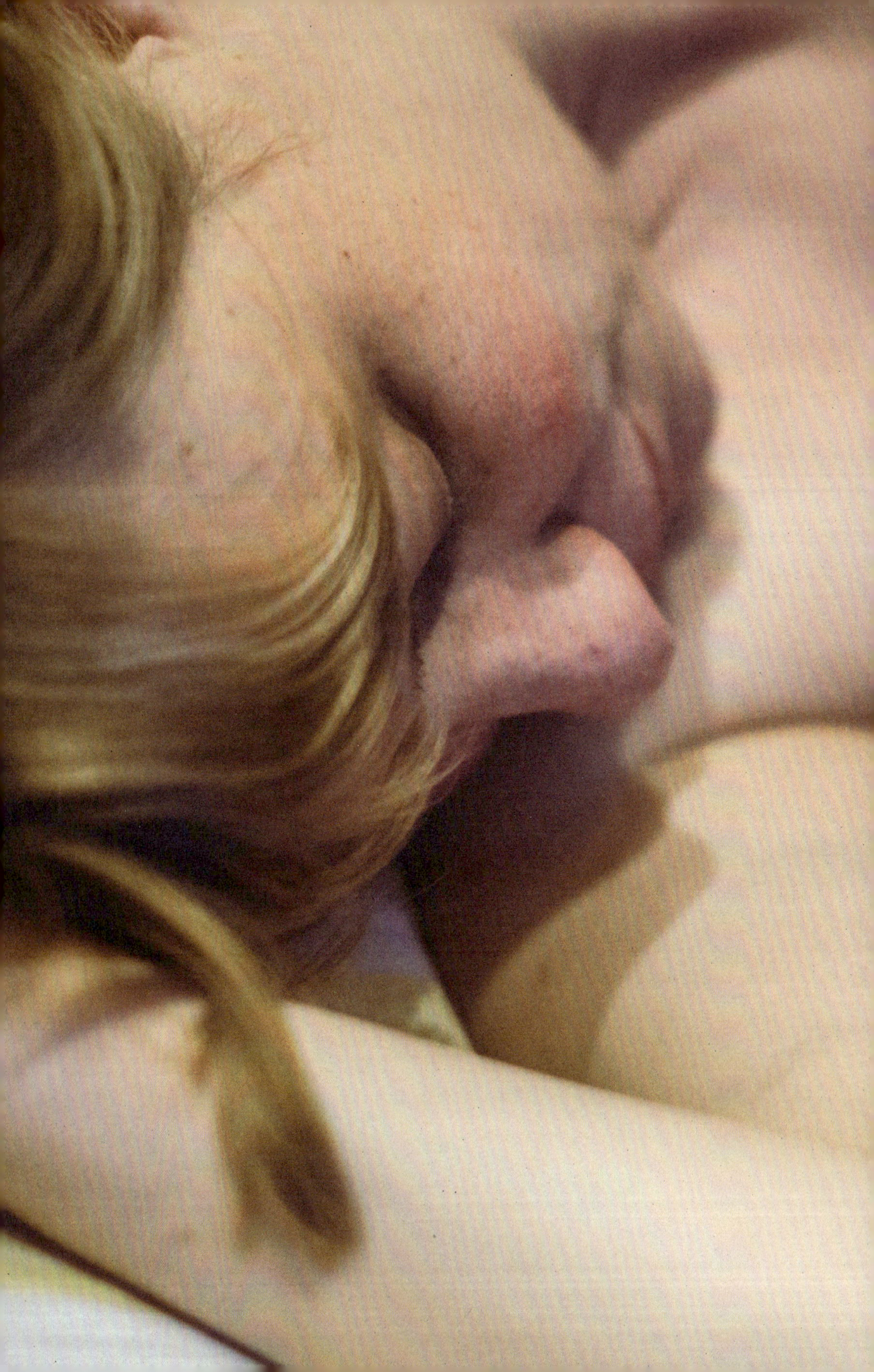

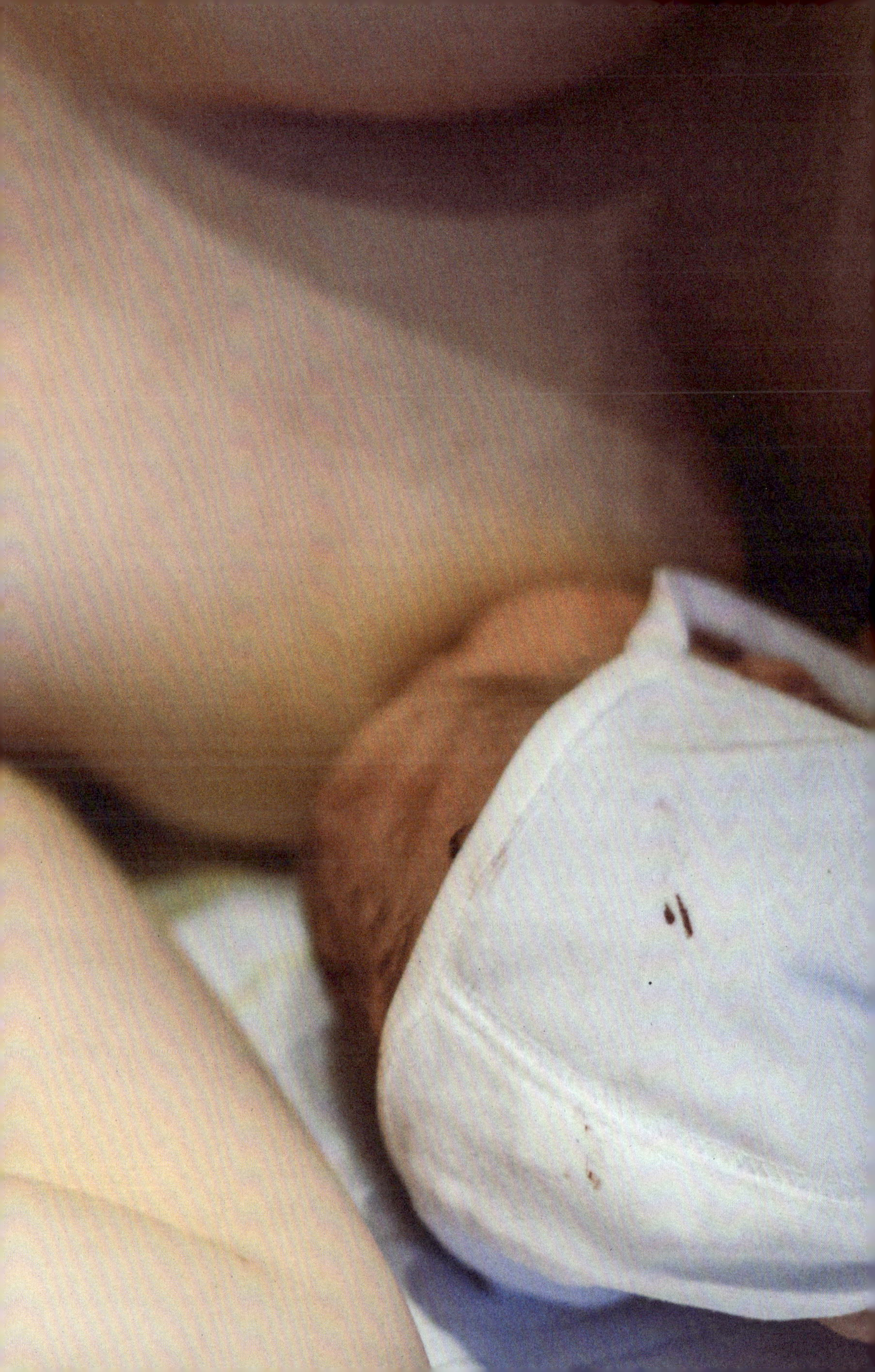

3. *Dein Wochenbett: Alles, was dir guttut*

Das Wochenbett ist der Start in deine Rolle als Mutter deines Kindes. Gerade am Anfang solltest du dafür sorgen, dass es auch dir gut geht. Nur wenn du bei Kräften bist und es dir gut geht, kannst du dich gut um dein Kind kümmern.

Beginne gleich am Anfang dieser spannenden Zeit damit, dich selbst in den Mittelpunkt zu stellen: genau auf eine Stufe mit den anderen Mitgliedern deiner Familie – aber nicht unter die der anderen! Für dein eigenes Wohl zu sorgen, ist nicht egoistisch, es ist im Sinne der Familie! Vielleicht geht es dir so wie vielen Müttern: Du hast dich lange auf diese Rolle gefreut und bist bereit, dich selbst für eine Weile hintanzustellen, um voll und ganz für deine Familie da sein zu können. Das ist wirklich ehrenswert, aber es ist nicht im Sinne deines Kindes und deiner Familie. Vielleicht entspringt diese Idee der gesellschaftlich weitverbreiteten Annahme, dass eine gute Mutter sich selbst aufgibt, um für ihre Familie da zu sein. Dieses Vorhaben kann allerdings nur scheitern. Wenn sie sich selbst aufgibt, wird sie untergehen und auch nicht mehr für ihre Familie da sein können.
Wenn du deine Energie ausschließlich für andere gibst und nicht darauf achtest, dass deine eigenen Akkus regelmäßig geladen werden, wirst du irgendwann ausgelaugt sein und nicht mehr so für deine Familie da sein können, wie du es dir wünschst. Beginne deswegen sofort, deine Akkus im Blick zu haben und sie immer wieder aufzuladen.
Natürlich fordert ein Neugeborenes deine Energie. Und es ist gut, sich darauf einzustellen, nicht so viel Schlaf zu bekommen wie gewohnt, häufiger im Stehen zu essen und insgesamt weniger Zeit für sich selbst beziehungsweise alles andere – abgesehen vom Kind – zu haben. Eine Weile hast du die Kraft, sehr viel zu geben, aber du wirst auch noch nach den ersten Wochen Kraft brauchen. Die ersten Monate und Jahre mit Kindern können phasenweise sehr fordernd sein. Gut, wenn du dann noch Kräfte mobilisieren kannst!

Deswegen ist es wichtig, dass du dir von Anfang an kurze Momente schaffst, in denen du deine Akkus aufladen kannst, damit sie nie ganz leer sind. Im Wochenbett sind es oft die kleinen Dinge, die vorher ganz selbstverständlich waren und die nun von besonderer Wichtigkeit sind. Eine Dusche ganz in Ruhe, eine Mahlzeit sitzend am Tisch ohne ein Kind auf dem Arm oder ein kleiner Spaziergang ganz allein oder im Schlafzimmer die Musik laut aufdrehen und vor dem Spiegel tanzen.

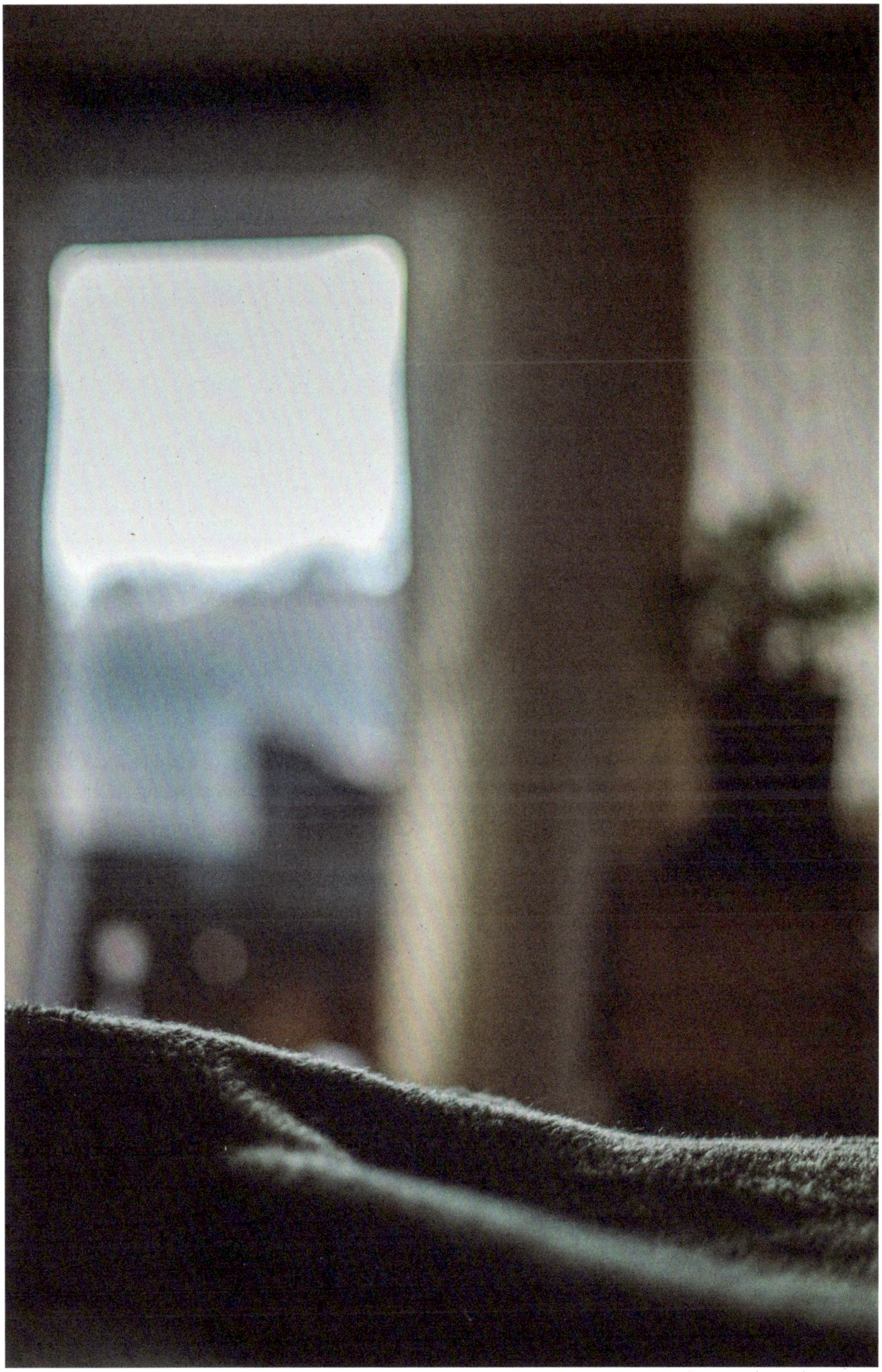

Es wird dir Kraft geben, nicht allzu sehr damit zu hadern, dass es an manchen Tagen nicht möglich ist, am Morgen eine Dusche zu nehmen, oder dass du den Tag bis zum Abend im Schlafanzug verbringst (genau so darf es im Wochenbett sein!), sondern die Tage und Möglichkeiten zu schätzen und dankend anzunehmen, an denen es möglich ist.

Das solltest du im Wochenbett im Blick behalten:

- *Dein körperliches Wohl:* Nimm dir die Zeit, dich um die Heilung deiner Wunden zu kümmern. Ruhe genug aus, um zurück zu deinen körperlichen Kräften zu kommen. Iss und trink regelmäßig das, wonach dir ist und was dir gut tut.

- *Dein seelisches Wohl:* Fühl in dich hinein und überlege, was du brauchst. Deinen Partner, der dich möglichst oft in den Arm nimmt? Deine Freundin, die einfach da ist? Eine halbe Stunde ganz allein in deinem Bett mit deiner Lieblingsserie oder an der Nähmaschine? Das Wichtigste ist, dass du es selbst herausfindest und kommunizierst.

Im Wochenbett entstehen oft eher zufällig und unerwartet Zeitfenster, in denen du die Gelegenheit hast, deine Akkus aufzuladen, zum Beispiel, wenn das Baby tatsächlich mal ruhig schläft und sich ablegen lässt. Oder die liebe Nachbarin gerade zufällig da ist, wenn das Baby satt und glücklich ist und sich gerne von ihr durch die Wohnung tragen lässt. Oft stellt sich dann die Frage: schlafen, putzen, duschen oder doch lieber etwas für das eigene Wohl tun? Wenn ja, was? Und kaum hat man sich entschieden, schließt sich das Zeitfenster auch schon wieder, und man wird wieder vom Baby gebraucht.

Darum kann es sehr hilfreich sein, sich schon im Vorfeld Gedanken zu machen, wie das nächste Zeitfenster gut genutzt werden kann. Vorbereitung ist auch in dieser Hinsicht sehr hilfreich. Anbei findest du eine *„Wenn möglich würde ich gern mal wieder …“*-Liste. In die Zeile „Was ich gerne tun würde“ schreibst du, was dir guttun würde. Zum Beispiel „Duschen“. In die Zeile „Was ich dazu brauche“ trägst du zum Beispiel ein: eine halbe Stunde Zeit, ein schönes Duschgel und eine Gesichtsmaske. Diese Spalte hilft dir, diesen Punkt vorzubereiten (Duschgel und Maske schon einmal bereitlegen!). Die Spalte Priorität (zum Beispiel: hoch/mittel/niedrig) hilft dir, dich in der Situation zu entscheiden, wel-

Wenn möglich, würde ich gern mal wieder:

Was ich gern tun würde	Was ich dafür brauche	Priorität
•	•	•
•	•	•
•	•	•
•	•	•
•	•	•
•	•	•
•	•	•
•	•	•
•	•	•
•	•	•
•	•	•
•	•	•
•	•	•
•	•	•
•	•	•
•	•	•
•	•	•
•	•	•
•	•	•
•	•	•
•	•	•
•	•	•
•	•	•

chen Punkt du zuerst umsetzen willst. Insgesamt hilft die Liste, dir bewusst zu machen, wovon du gerne mehr hättest, beziehungsweise was dir fehlt. Außerdem kann es dich vor Situationen mit dem Gefühl „Es gibt soooo viele Dinge, die ich gern tun würde, und ich komme nicht dazu!" bewahren. Wahrscheinlich sind es gar nicht so viele, die dir wichtig sind, und diese wirst du früher oder später umsetzen können! Es ist wichtig, dass du deine Bedürfnisse ernst nimmst!
In Vorbereitung auf dein Wochenbett kannst du schon einmal eine Liste anlegen mit Dingen, von denen du dir vorstellen kannst, dass sie dir nach der Geburt guttun werden. Vielleicht bereitest du auch ein Wohlfühlkörbchen für dich selbst vor. Gefüllt mit schönem Duschgel, Körperöl, leckerem Tee, guter Musik und Kopfhörern oder deiner Lieblings-DVD. Und Schokolade. Viel Schokolade.

Was dir im Wochenbett sicher guttun wird und was du gut für dich vorbereiten kannst, ist ein Ort, an dem du dich wohlfühlst und an den du dich zurückziehen kannst. Oft ist das Schlafzimmer gut geeignet, aber jeder andere Raum ist auch denkbar, wenn du dich dort wohlfühlst und bei Bedarf die Tür schließen kannst. Außerdem ist es sinnvoll, dass du dort eine bequeme Liegemöglichkeit hast, denn in den ersten Tagen sollst du so viel wie möglich liegen. Richte dir das Bett oder die Liegemöglichkeit so her, dass du dort sowohl bequem liegen als auch entspannt sitzen kannst. Sorge für angenehmes Licht und einen Abstellplatz für die Utensilien, die du immer zur Hand haben solltest. Das sind Getränke und Snacks, genauso wie deine Stillutensilien, ein Spucktuch, eventuell Medikamente oder anderes. Fülle euren Snackvorrat auf und lege dir deine bequemsten und schönsten Kleider und deine Lieblingsbettwäsche zurecht. Außerdem kannst du einiges in Sachen Haushalt und Essen vorbereiten. Was du an Utensilien zum Stillen oder Fläschchengeben und für deine körperliche Heilung vorbereiten kannst, findest du in den Artikeln 29–31 und 8.

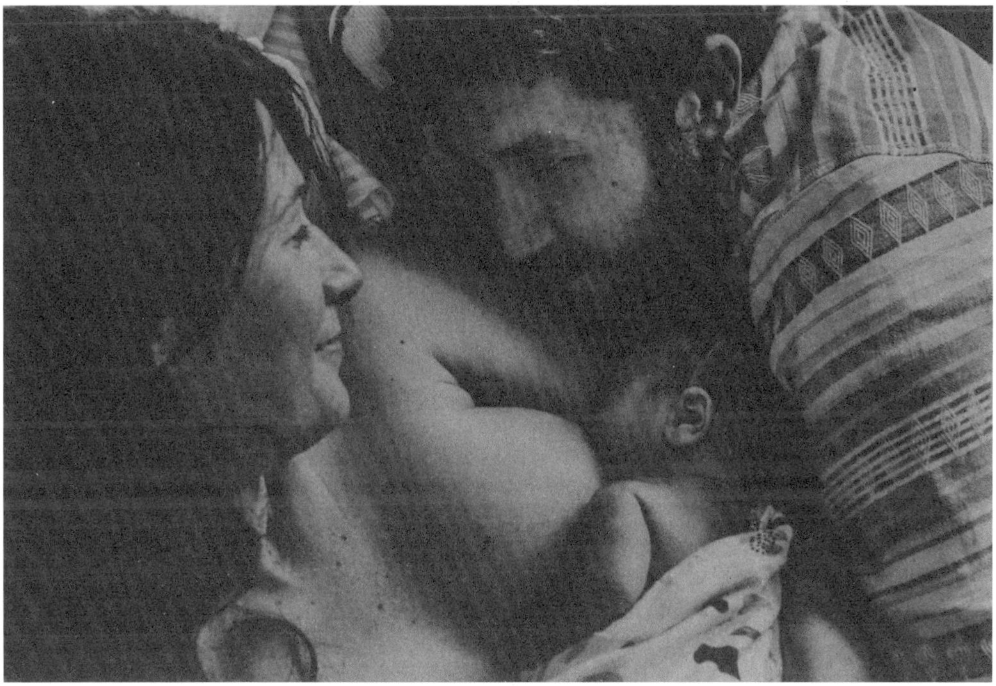

4. *Ankommen: Was dein Kind braucht*

Um ein Gefühl dafür zu bekommen, was dein Kind nach der Geburt braucht, finde ich die Überlegung, was es vor seiner Geburt erlebt hat und welche Veränderungen sich durch die Geburt ergeben, sehr sinnvoll. Es entsteht ein Bild, das zeigt, was dein Kind in den ersten Lebenstagen und Wochen braucht, damit die Ankunft in der Welt in Geborgenheit und Sicherheit stattfinden kann.

Im Mutterleib ...

- ist dein Kind immer warm umhüllt. Seine gewohnte Temperatur beträgt ungefähr 37 Grad Celsius. Nie war es kälter oder wärmer.

- ist dein Kind immer gehalten und getragen. Es ist nie grenzenlos, auch wenn die Gebärmutter sich mit seinem Wachstum ausdehnt. Wann immer es sich dreht und wendet – es erfährt einen Halt, eine sichere Grenze.

- ist dein Kind immer in Bewegung. Selbst wenn du sitzt oder liegst, wird es zum Beispiel von deinen Atembewegungen sanft geschaukelt. Es ist nie ganz bewegungslos.

- ist dein Kind ständig satt. Hungergefühle kennt es nicht, es ist rundum versorgt zu jeder Tages- und Nachtzeit.

- ist dein Kind immer von Geräuschen umgeben. Es hört deinen Herzschlag, das Blut, das durch deinen Körper fließt. Und deine Stimme und die deines Partners, wenn ihr sprecht. Stille kennt es nicht.

- ist dein Kind vor zu intensiven Sinneseindrücken geschützt. Weder sehr helles, intensives Licht erreicht es noch sehr laute oder schrille Geräusche.

Vielleicht magst du es dir bildlich vorstellen. Schließe die Augen und stelle dir vor, wie sich dein Kind in deinem Bauch fühlt und was es dort erlebt. Und danach stell dir den Moment der Geburt vor. Denke dir all die Veränderungen, die dein Kind dadurch erfährt. Schließ noch einmal deine Augen und stelle es dir vor.

Natürlich unterscheiden sich die Geburtserlebnisse sehr, je nachdem, unter welchen Umständen dein Kind auf der Welt angekommen ist. Doch für alle Kinder bedeutet die Geburt einen Eintritt in eine veränderte, unbekannte Umgebung: heraus aus dem warmen Wasser hinein in die kalte Luft (die meisten Geburten in unseren Breitengraden finden wohl bei einer Raumtemperatur um die 20–30 Grad statt – das ist deutlich kälter als die gewohnten 37 Grad). Es ist plötzlich, zumindest für einen kleinen Moment, eine unendliche Grenzenlosigkeit da – die Arme und Beine strecken sich weit vom Körper weg. Ein Reflex (er nennt sich Mororeflex) ist dafür verantwortlich und verursacht dem Kind ein nie dagewesenes Gefühl von unendlicher Weite, insbesondere nach der extremen Erfahrung der Enge im Geburtskanal. Geräusche und Licht werden in dem Moment sehr viel eindringlicher wahrgenommen, so ganz ohne Schutz der Sinnesorgane durch die Bauchdecke. Das immer dagewesene rhythmische und vertraute Geräusch des mütterlichen Herzschlags verhallt, ist plötzlich verschwunden.

Es ist unsere elterliche Aufgabe, schon in diesem allerersten Moment unser Bestmögliches zu tun, um den Schrecken unseres Kindes so klein wie möglich zu halten. Deswegen ist es unbedingt sinnvoll, die Umgebung, soweit es möglich ist, für die Ankunft vorzubereiten. Das Geburtszimmer sollte möglichst warm sein, das Licht gedimmt. Laute Geräusche und helles Licht sollten vermieden werden. Das Kind sollte gleich nach der Ankunft eingehüllt werden – in die Arme der Mutter. In deine Arme. An dein Herz. Hier ist der Platz, an den ein Neugeborenes gehört. Mit den Armen und Händen gibst du deinem Kind einen Halt, und wenn es sein Ohr an deine Brust legt, hört es das so vertraute Geräusch deines Herzens wieder.
Dein Partner kann dich unterstützen, indem auch er euer Kind mit seinen Händen hält und schützt. Sollte es nicht möglich sein, das Licht zu dimmen, oder wenn die Geräusche sehr laut sind, können die Hände über den Ohren und den Augen einen Schutz bilden. Deckt euer Kind zu, setzt ihm ein Mützchen auf. Haltet es. Seid da. Wenn euer Kind bereit ist für das erste Stillen, legt es an und lasst es saugen, solange es möchte. Schützt euch in den ersten zwei Stunden (und auch in den Stunden danach) vor unnötigen Trennungen. Setzt euch dafür ein, dass ihr in dieser Zeit ungestört seid.
Diese ersten Stunden kommen nie wieder, und euer Kind wird nie wieder die Möglichkeit haben, dem Licht der Welt und euch Eltern zum ersten

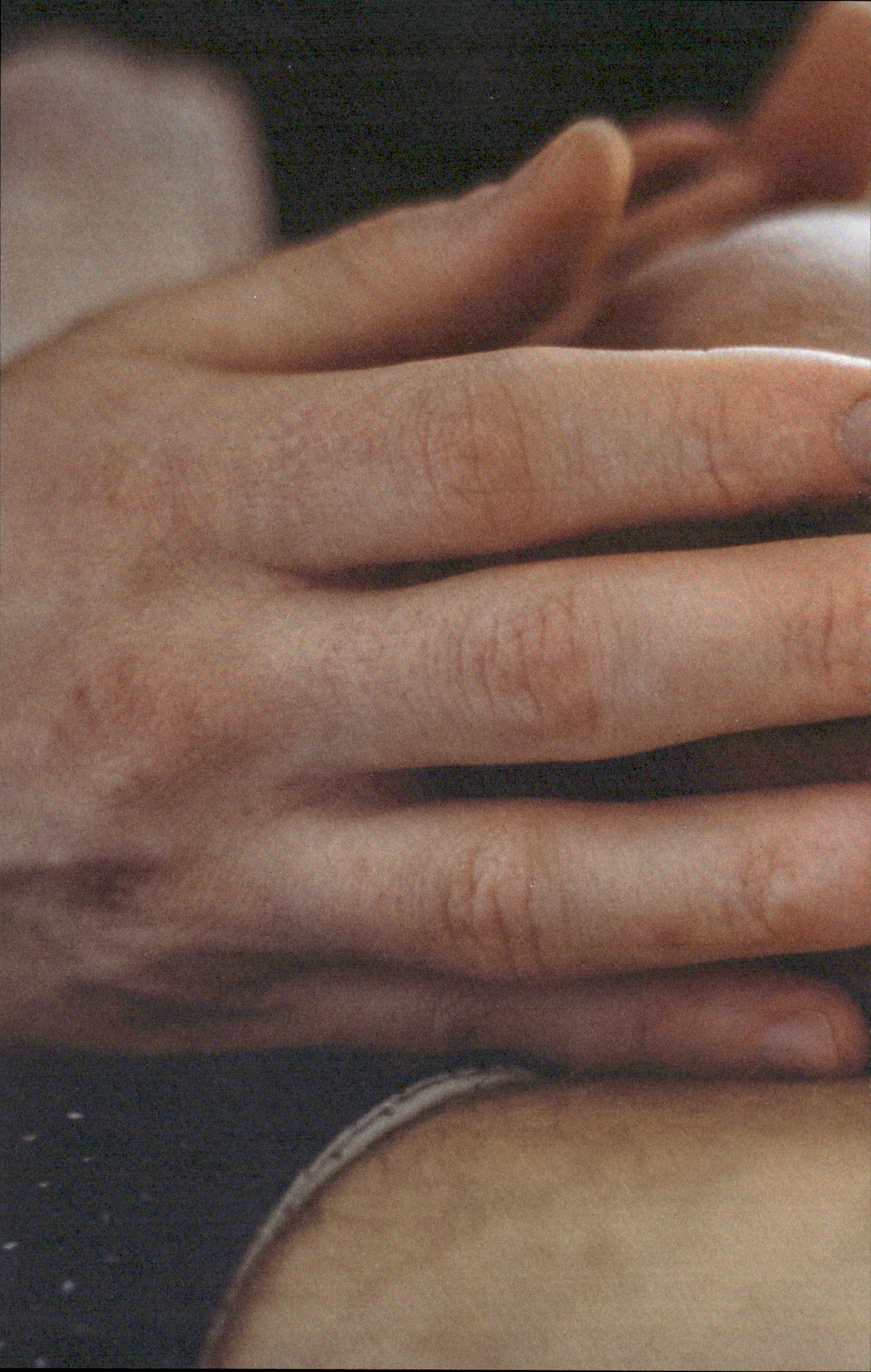

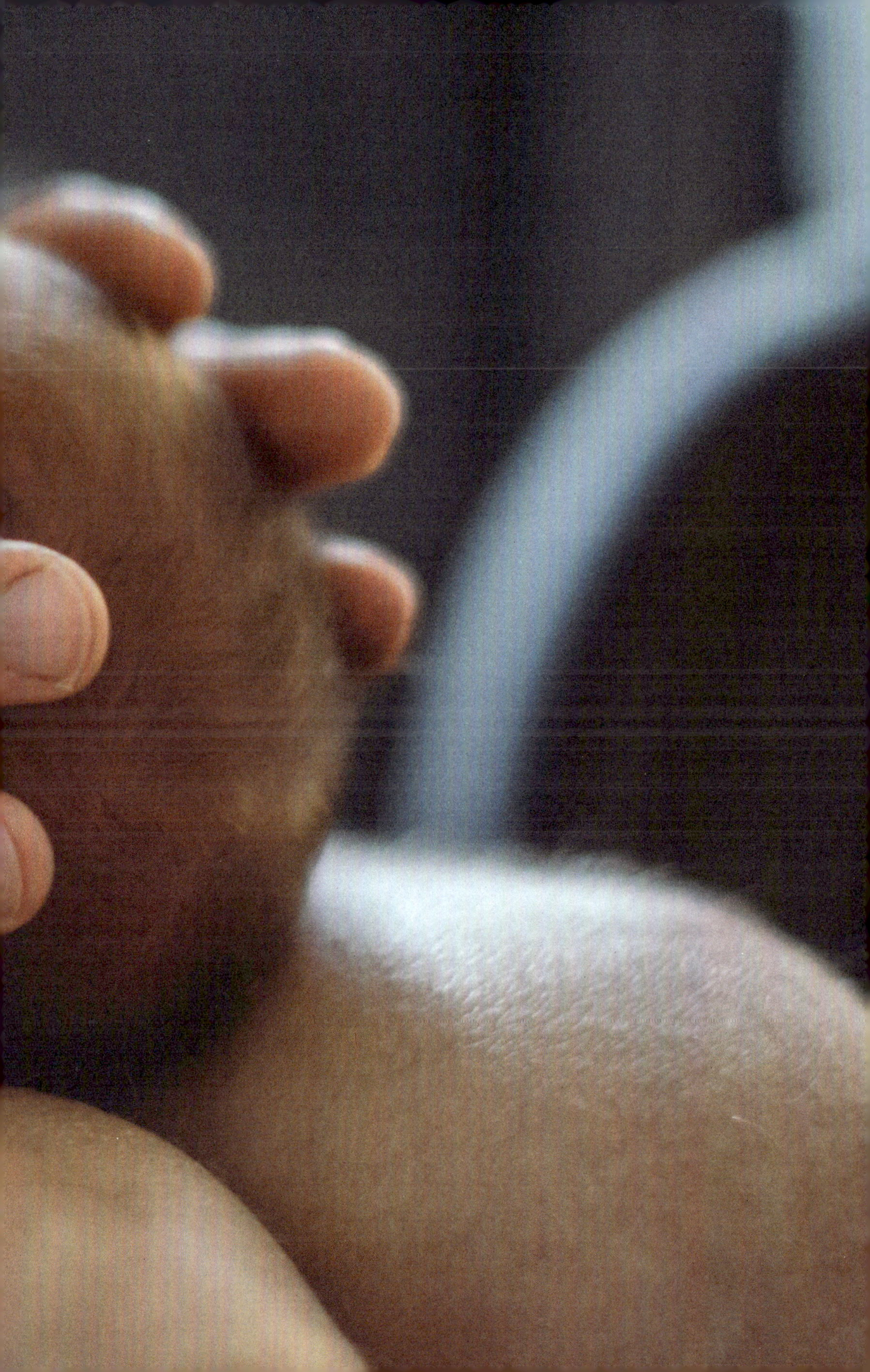

Mal zu begegnen. Legt die Smartphones ruhig aus der Hand. Einige wenige Fotos und Nachrichten am Anfang reichen, sie laufen ja nicht weg. Zusammengefasst würde ich die Bedürfnisse eines Neugeborenen in den ersten Minuten, Stunden bis Wochen so zusammenfassen:

Dein Kind braucht eine Hülle, die es schützt, um einen sanften Start in diese wilde, laute, wunderbare Welt, in der wir leben, zu schaffen. Kinder, die einen solchen Start ins Leben haben, können gut ankommen und sich entfalten.

In den ersten Wochen könnt ihr diese Hülle aus Geborgenheit, Liebe und Sicherheit weiter gestalten. Ganz praktisch geht ihr dabei in eine Verlängerung all dessen, was ihr gleich nach der Geburt tut: Ihr haltet es so viel es geht und gebt ihm so viel Körperkontakt wie möglich. Durch eure ständige körperliche Präsenz gebt ihr eurem Kind eine kontinuierliche Sicherheit. Die Sicherheit, dass ihr da seid. Außerdem gebt ihr eurem Kind so eine räumliche Begrenzung und Halt. Du stillst dein Kind bei jedem leisesten Anzeichen und erfüllst sein Bedürfnis dadurch prompt und ohne auf die Uhr zu schauen. Durch angemessene Kleidung schafft ihr eine weitere physische Hülle nach außen, die eurem Kind hilft, die Körpertemperatur zu halten und sich körperlich wohlzufühlen. Ihr schützt es vor starken Sinnesreizen wie sehr lauten Geräuschen, künstlichem Licht und schlechter Luft.

Ist es in den ersten Wochen notwendig, sich an einem Ort aufzuhalten, der laut und unruhig ist (z.B. Einkaufszentrum oder ein volles Café), schützt ihr euer Kind auf angemessene Weise. Nehmt es ins Tragetuch, zieht ihm ein Häubchen auf, du stillst es, wann immer es dies braucht, und ihr sucht einen ruhigeren Ort auf und zieht euch zurück, wenn es unruhig wird. Auch wenn es sich währenddessen unbeeindruckt zeigt, solltet ihr im Kopf haben, dass es trotzdem sehr offene Sinne hat und diese Reize zu einem späteren Zeitpunkt verarbeiten muss.

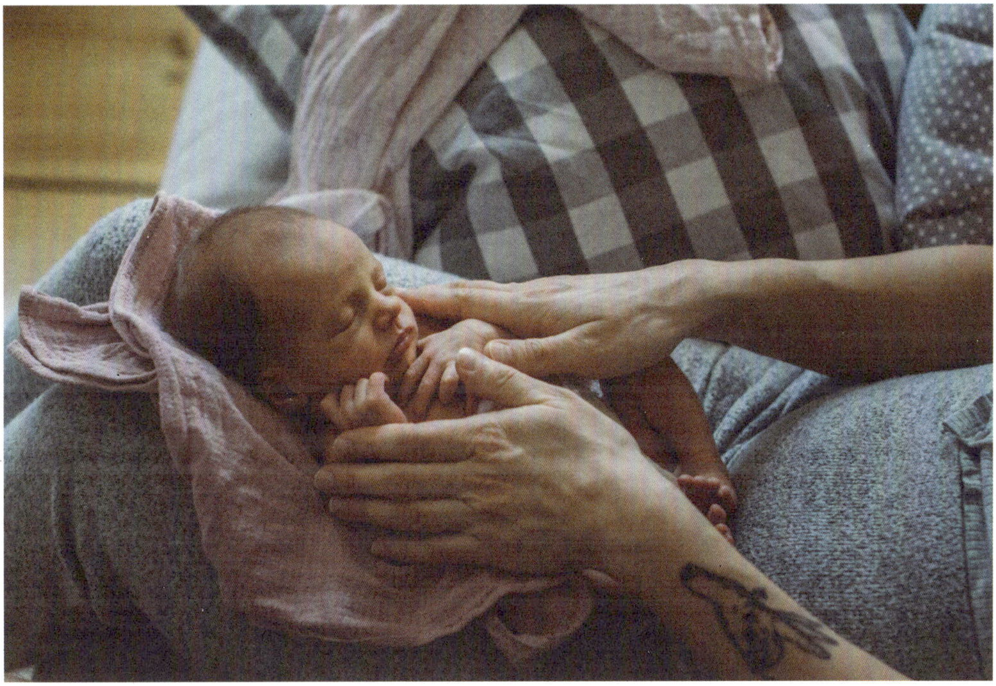

Was Babys in den ersten Wochen für einen guten Start brauchen:

- Hautkontakt und Nähe
- (Mutter-)Milch
- Eine wärmende Hülle (Kleidung)
- Prompte Erfüllung seiner Bedürfnisse
- Liebevolle und aufmerksame Zuwendung (Körperpflege).

Was du zur Erfüllung dieser Bedürfnisse brauchst, ist wenig. Das meiste davon ist immateriell:

- Eltern, die sich nach der Geburt aus dem Alltag zurückziehen können, um das Kind in aller Ruhe und Hingabe kennenzulernen.
- Eltern, die sich mit Menschen umgeben, die ihnen guttun und die sie in ihrer (neuen) Rolle unterstützen und da sind.
- Eine Mutter, die sich in Hinsicht auf das Stillen sicher fühlt und sich darin unterstützt fühlt.

Ein paar wenige materielle Dinge braucht ein Säugling:

- Angemessene Kleidung und eine Wolldecke
- Einige wenige (!) Produkte zur Körperpflege: Waschlappen, Handtücher, ein reines, neutrales Öl und eine Wundschutzsalbe
- Einen Ort, an dem es geborgen und sicher schlafen kann
- Ein Tragetuch oder eine Tragehilfe.

(Zu den letzten vier Punkten findest du im Text 27, Wissen rund um das Babyhandling, nähere Erläuterungen.)

Damit dein Kind in Ruhe und Geborgenheit ankommen kann, braucht es eine Hülle, in der es sich sicher und geliebt fühlt. Diese Hülle könnt ihr ihm schaffen. Dazu sind viel weniger materielle Dinge notwendig, als vielmehr eure Empathie und euer Verständnis dafür, woher das Kind kommt, was seine Bedürfnisse sind und was ihm Sicherheit gibt.

Auf der nächsten Seite findest du eine Einladung, einen Brief an dein Kind zu schreiben. Frage dich, was du deinem Kind für seine Ankunft wünschst.

Mein liebes Kind, für deine Ankunft wünsche ich dir:

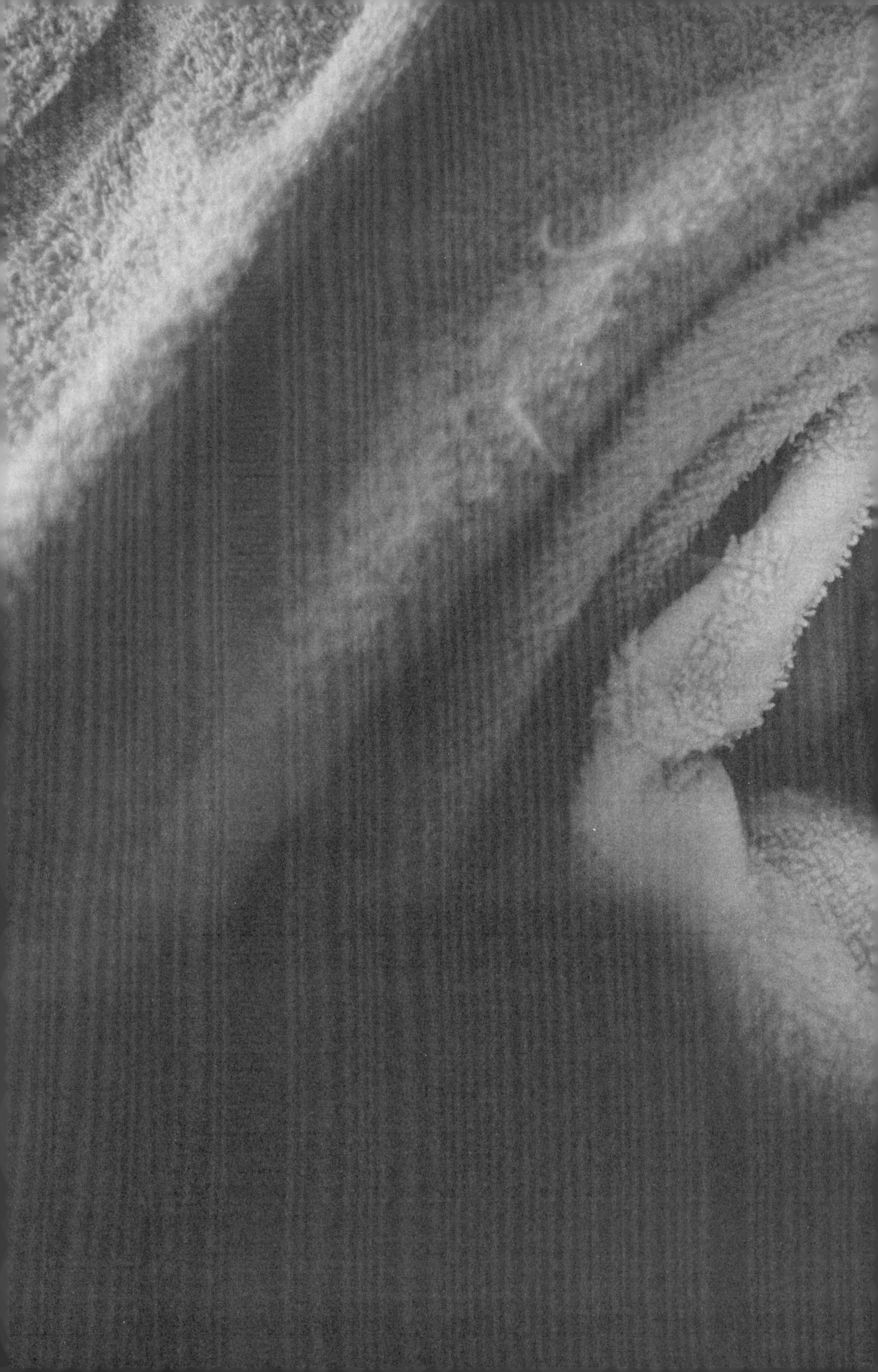

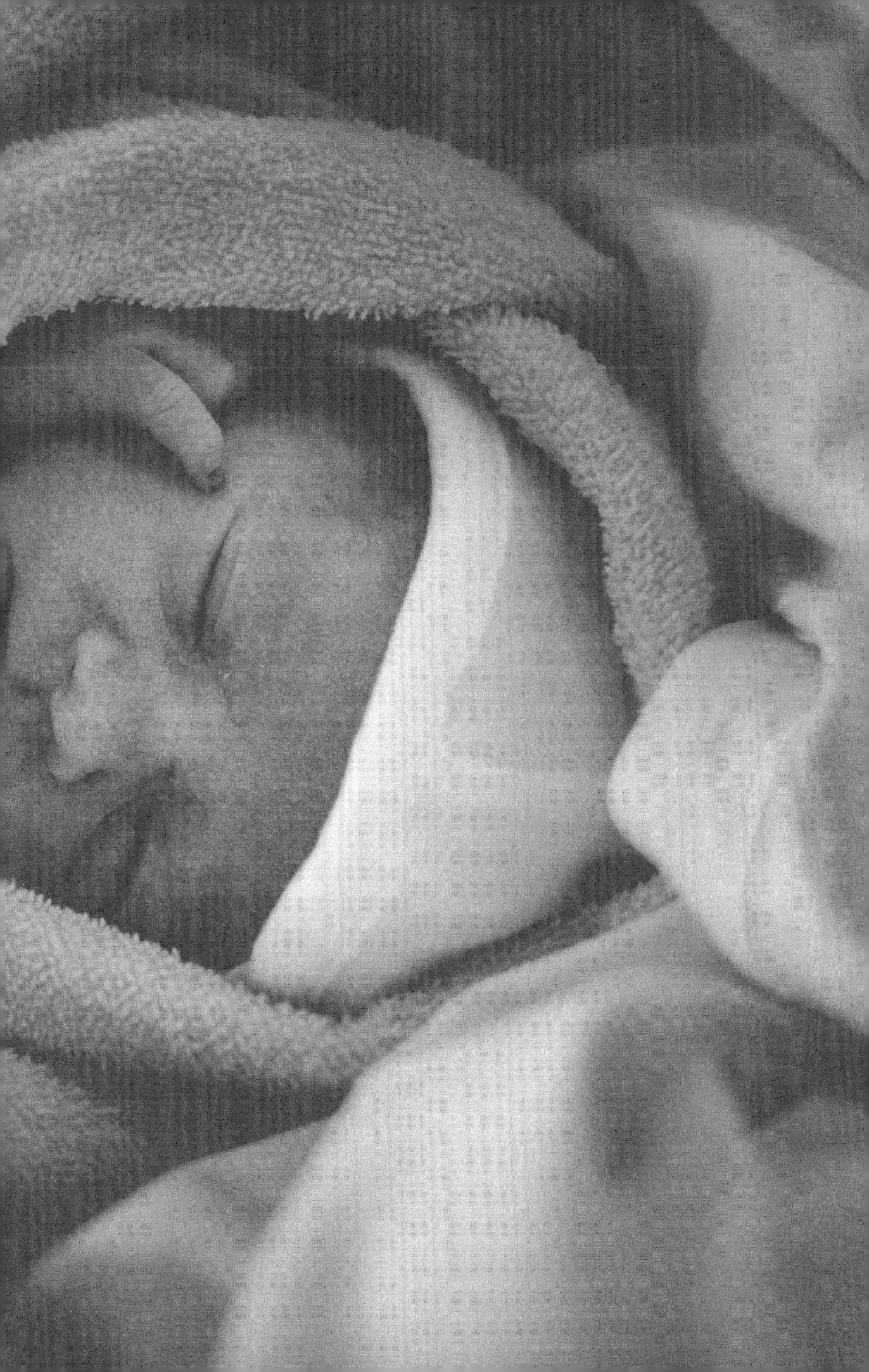

5. *Frühwochenbett im Krankenhaus*

Ganz besonders in den ersten Tagen nach der Geburt geht es darum, die Geburt zu verarbeiten und sich sowohl körperlich als auch seelisch zu erholen, euer Kind kennenzulernen und die Versorgung zu erlernen und zu üben. Der Fokus liegt in den ersten Tagen auf dem Ankommen. Das bedeutet, dass das Stillen im Vordergrund steht, ebenso wie der Bindungsaufbau von euch Eltern zu eurem Kind und anders herum sowie die Erfüllung seiner Bedürfnisse.

Für all diese Aspekte des Ankommens ist die Voraussetzung, dass du dein Kind in Ruhe beobachten und es ungestört jederzeit anlegen kannst. Dass ihr euch von Anfang an und ohne unnötige Unterbrechungen körperlich nah sein könnt und du jederzeit zur Verfügung stehst, um die Bedürfnisse nach Nähe und Geborgenheit zu erfüllen.

Dieses Ankommen ist unabhängig vom Ort überall möglich. Und ganz gleich, wo ihr seid, solltest du deine Energie darauf richten, den Fokus nicht zu verlieren. Gerade in den ersten Stunden nach der Geburt ist die hormonelle Situation so günstig wie sonst nie, eine enge Bindung zu deinem Kind aufzubauen. Es wird ein Grundstein zum erfolgreichen Stillen gelegt und du gewinnst Selbstbewusstsein in der Versorgung deines Kindes.

Wo und wie du die erste Zeit mit deinem Kind erleben möchtest, entscheidest du gemeinsam mit deinem Partner. Es gibt nicht den einen Ort, an dem alle Frauen besser aufgehoben sind als an einem anderen. Viele Frauen entscheiden sich, die ersten Tage im Krankenhaus zu verbringen. Dort können sie mit Abstand zum Alltag und Zuhause erst einmal ihr Kind kennenlernen. Besonders schön ist es, wenn es möglich ist, ein Einzelzimmer oder Familienzimmer zu nutzen, in dem der Partner mit übernachten kann. Oft empfinden junge Eltern hier die Sicherheit, dass immer Klinikpersonal zur Beantwortung von Fragen zur Verfügung steht, als beruhigend. Dass die ersten Untersuchungen des Kindes vor Ort stattfinden können, erspart euch unter Umständen einige Fahrten zum Kinderarzt in den ersten Wochen.
Alternativ dazu ist nach einer komplikationsarmen Schwangerschaft oft auch eine ambulante Geburt möglich. Dies bedeutet, dass die Familie einige Stunden nach der Geburt im Krankenhaus wieder nach Hause

fährt und dort das Wochenbett verbringt. Dazu ist unbedingt die Absprache mit der Wochenbetthebamme schon vor der Geburt notwendig, da ein paar wenige Dinge schon im Vorfeld in die Wege geleitet werden und organisiert werden müssen. Manche Frauen können sich zu Hause besser entspannen als im Krankenhaus und genießen es, hier ungestört und im eigenen Rhythmus im neuen Alltag mit dem Baby anzukommen.

Selbstbestimmung im Krankenhaus

Manche Umstände machen das Ankommen leichter, andere erschweren es (siehe Text 10, Das besondere Wochenbett). Aber es ist überall möglich! Selbst wenn ihr aus medizinischen Gründen am Anfang getrennt seid, ist es absolut möglich, den Fokus zu behalten und alles, was notwendig ist, so bald wie möglich nachzuholen.
Alle anderen sind zu eurer Unterstützung da – wenn ihr es wünscht.

> *Mache dir Folgendes (immer wieder) bewusst: Du bist die Mutter deines Kindes – von Anfang an. Das heißt, dass du gemeinsam mit deinem Partner alle Entscheidungen, die euer Kind betreffen, triffst und ihr diejenigen seid, die das Sagen haben!*

Auch wenn Fachleute oft viel Erfahrung mit Familien und Kindern wie eurem haben: Ihr seid die Eltern eures Kindes und steht für die Bedürfnisse und das Wohlbefinden eures Kindes ein. Vergesst das nicht!

Ganz konkret bedeutet das, dass ihr entscheidet, wo euer Kind schläft, wann es wozu geweckt wird und welcher Eingriff vorgenommen wird. Wickeln, Körperhygiene und das Umkleiden eures Kindes sind eure Aufgaben. Wenn ihr dafür bei den ersten Malen Unterstützung wünscht, lasst euch gerne unter die Arme greifen. Aber lasst es euch nicht aus der Hand nehmen. Bei allen medizinischen Untersuchungen und (Routine-) Eingriffen steht es euch zu, bei eurem Kind zu sein und es nach Möglichkeit im Arm zu halten. Bei schmerzhaften Maßnahmen wie etwa Blutabnahmen möchte ich euch dringend raten, bei eurem Kind zu bleiben und ihm die Sicherheit zu geben, dass ihr da seid. Es weiß nicht, dass ihr nur eine Tür entfernt steht. Aber es spürt die Sicherheit auf eurem Arm oder die Beruhigung eurer Nähe, wenn ihr es mit den Händen berühren könnt. Auch wenn das den Schmerz nicht nehmen kann – es verändert viel.

Auch wenn ihr für den Einsatz für das Wohl eures Kindes kritische Blicke erntet oder gar den Unmut des Krankenhauspersonals: Es lohnt sich! Euer Kind ist gerade erst auf der Welt angekommen und ganz abhängig von eurem Engagement. Das Krankenhaus hat seine Routinen, die es dem Personal unter den schwierigen Umständen möglichst leicht machen soll, seine Arbeit zu machen. Das ist gut und wichtig. An vielen Orten sind die Arbeitsbedingungen eine Katastrophe! Aber das muss nicht auf Kosten eures Kindes gehen. Macht euch stark!

Die ersten Tage mit deinem Kind im Krankenhaus zu verbringen, kann aus verschiedenen Gründen notwendig sein. Zum Beispiel nach einer komplikationsreichen Geburt, wenn du oder dein Kind medizinische Unterstützung braucht. Doch wenn dies nicht der Fall ist, du und dein Kind also gesund seid, ihr eine Person habt, die euch zu Hause unterstützt, und eine Hebamme, die euch bald besuchen kann, ist es deine freie Entscheidung, im Krankenhaus zu bleiben oder nach Hause zu fahren.

Ich wünsche dir, dass du dich bewusst entscheidest, was für eure Familie das Beste ist. Du kannst dich auch jederzeit dazu entscheiden zu gehen, wenn die oben genannten Voraussetzungen erfüllt sind. Keiner darf oder möchte dich irgendwo festhalten. Im Zweifelsfall berate dich mit deiner Hebamme und finde eine Lösung!

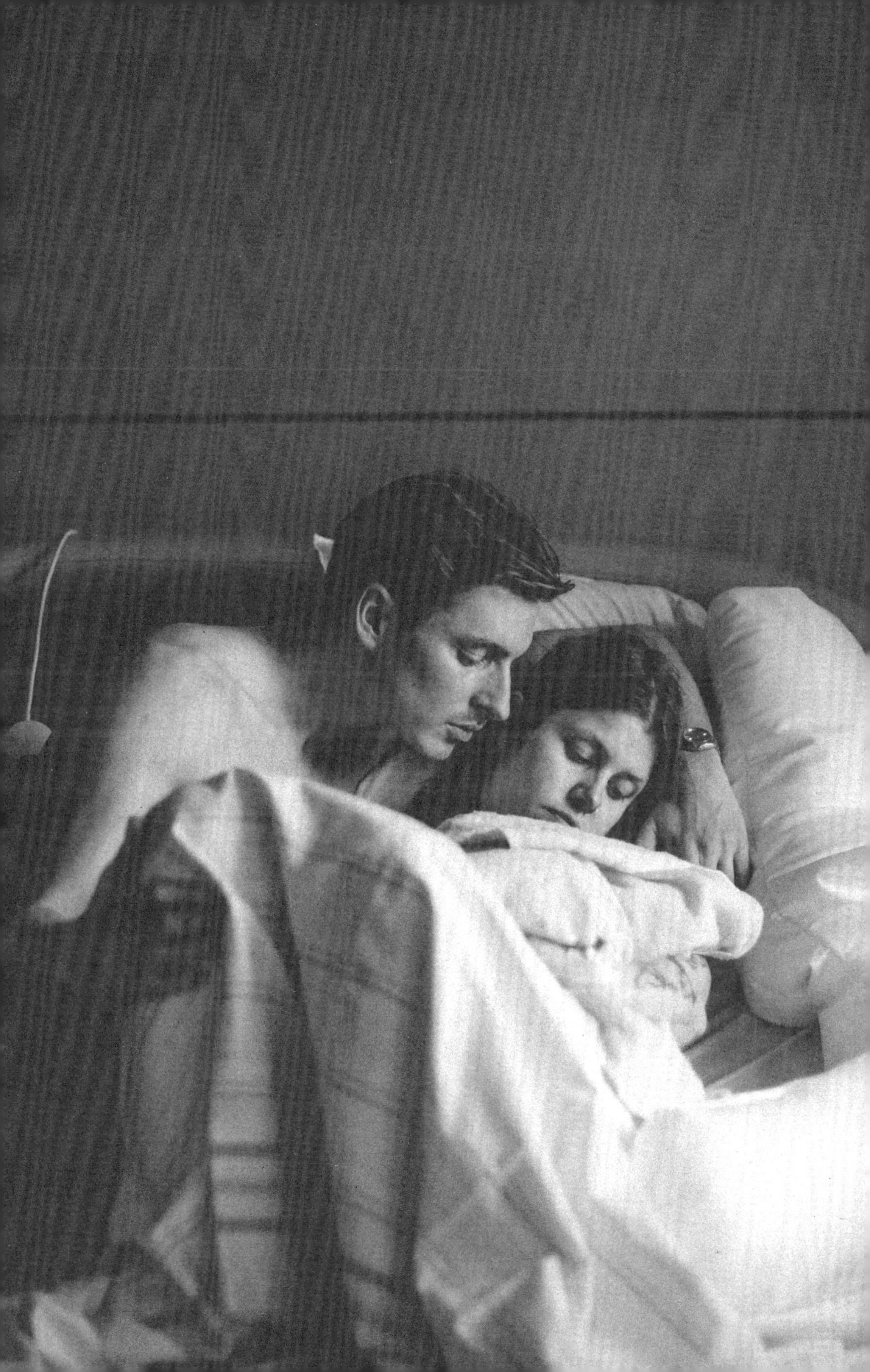

6. *Wochenbett nach einem Kaiserschnitt*

Wann und warum es zum Kaiserschnitt kommt

In manchen Schwangerschaften zeichnet sich ab, dass eine Spontangeburt nicht möglich ist. Dann wird der Kaiserschnitt geplant und meist ein Termin dafür festgelegt. Man spricht in diesem Fall von einem geplanten Kaiserschnitt oder primären Kaiserschnitt. Doch manchmal zeigt sich auch erst während der bereits einsetzenden Geburt, dass ein Kaiserschnitt durchgeführt werden muss. Dies kann zum Beispiel der Fall sein, wenn das Kind sich nicht richtig ins Becken dreht oder wenn die Geburt über sehr lange Zeit nicht vorangeht, weil das Baby Stress bekommt oder weil die Mutter erschöpft ist. Man spricht dann von einem ungeplanten, sekundären Kaiserschnitt. Davon abzugrenzen ist der Notkaiserschnitt, der sehr, sehr selten vorkommt. Man spricht nur dann von einem Notkaiserschnitt, wenn das Leben von Mutter und Kind akut gefährdet ist. In den meisten Fällen wird der Notkaiserschnitt an Ort und Stelle im Kreißsaal durchgeführt, um die Zeit zu sparen, die es bis in den Operationssaal dauern würde. Ich erkläre dies so ausdrücklich, weil oft fälschlicherweise von einem Notkaiserschnitt gesprochen wird, wenn es sich eigentlich um einen sekundären, also ungeplanten Kaiserschnitt handelt. Der Ausdruck „Not“ bringt eine Tragik in die ganze Sache, die ich für keine Unterstützung bei der Verarbeitung dieser Situation halte.

Ein Kaiserschnitt, ob er nun geplant war oder nicht, ist eine Geburt. Sie ist anders als eine Spontangeburt, aber an sich eine gleichwertige Geburt. Denn durch sie hat ein Mensch das Licht der Welt erblickt.

Gefühle nach einem Kaiserschnitt

Wenn du dein Kind per Kaiserschnitt geboren hast und jemals Folgendes vergessen oder daran zweifeln solltest, möchte ich dich wissen lassen: *Du verdienst ebenso viel Anerkennung und Wertschätzung wie alle anderen Mütter, ganz gleich, was der Grund für den Kaiserschnitt war.* Du hast dein Kind viele Monate in deinem Bauch getragen und zur Welt gebracht! Höchstwahrscheinlich war die Operation (und der Weg bis dahin!) kein Spaziergang. Und vielleicht auch nicht deine Wahl oder dein Wunsch, dein Kind auf diese Weise auf die Welt zu bringen.
Manchmal erzählen Frauen, die ihr Kind per ungeplantem Kaiserschnitt,

also nach Einsetzen der Wehen und möglicherweise stundenlanger Arbeit im Kreißsaal, geboren haben, dass sie sich die (schmerzhafte) Geburtsarbeit gerne erspart hätten. Sie empfinden sie als sinnlos – letztendlich wurde das Kind ja doch per Kaiserschnitt geboren, und da hätte man ihr die Strapazen der Geburtswehen doch gleich ersparen können. Und natürlich verstehe ich den Gedanken nur zu gut. Doch wenn wir unsere Blickrichtung ändern, sehen wir, dass keine einzige Wehe und kein Moment der Geburt überflüssig gewesen sind.
Die Wehen haben die Funktion, am Ende das Kind auf die Welt zu bringen. Doch sie wirken auch ohne dieses Ergebnis auf wichtige Weise auf das Kind. Man kann es sich so vorstellen, dass die ungeborenen Kinder die Wehen als (körperliches) Signal verstehen: Jetzt ist meine Zeit gekommen, mich auf den Weg zu machen. Die Wehen fühlen sich für die Kinder vielleicht wie eine Massage an, denn Wehen sind Kontraktionen der Gebärmutter. Wenn sie sich zusammenzieht, wird das Kind in Richtung des Beckenausganges geschoben. Und auch auf die Gebärende haben die Wehen und die geleistete Geburtsarbeit große (hormonelle) Auswirkungen. Nichts davon ist sinnlos, auch wenn es schmerzhaft ist.
Wenn du traurig über dieses Geburtserlebnis bist, ist das völlig in Ordnung, und du darfst diese Gefühle natürlich haben und auch aussprechen! Du bist deswegen keine undankbare Mutter. Ohne in das allgemein weitverbreitete „Ach-Hauptsache-am-Ende-sind-alle-gesund!"-Lied mit einzustimmen (mehr dazu in Kapitel 8), möchte ich dich daran erinnern, dass der Kaiserschnitt deinem Kind auf die Welt geholfen hat. Und du dieses Erlebnis nicht nur mit möglichen negativen Erinnerungen verbinden musst. Sondern du es eben auch mit der unglaublichen Tatsache verbinden darfst, dass dein Kind geboren wurde und ihr heute seinen Geburtstag feiert! Ist es nicht ein Wunder, dass es nun in deinen Armen liegt? Etwa 30 Prozent aller Kinder, die in Deutschland geboren werden, werden per Kaiserschnitt geboren. Jedes von ihnen hat eine Mutter, die darauf vertrauen darf, dass es Dinge im Leben gibt, die nicht in ihrer eigenen Hand liegen und die sie liebevoll annehmen darf. Selbstvorwürfe in Hinsicht auf die Art der Geburt sind vollkommen überflüssig.

Kaiserschnitt und Wochenbett

Auch für dich beginnt nach der Geburt das Wochenbett. Eine Zeit der körperlichen Schonung und Regeneration. Hierbei geht es nicht nur

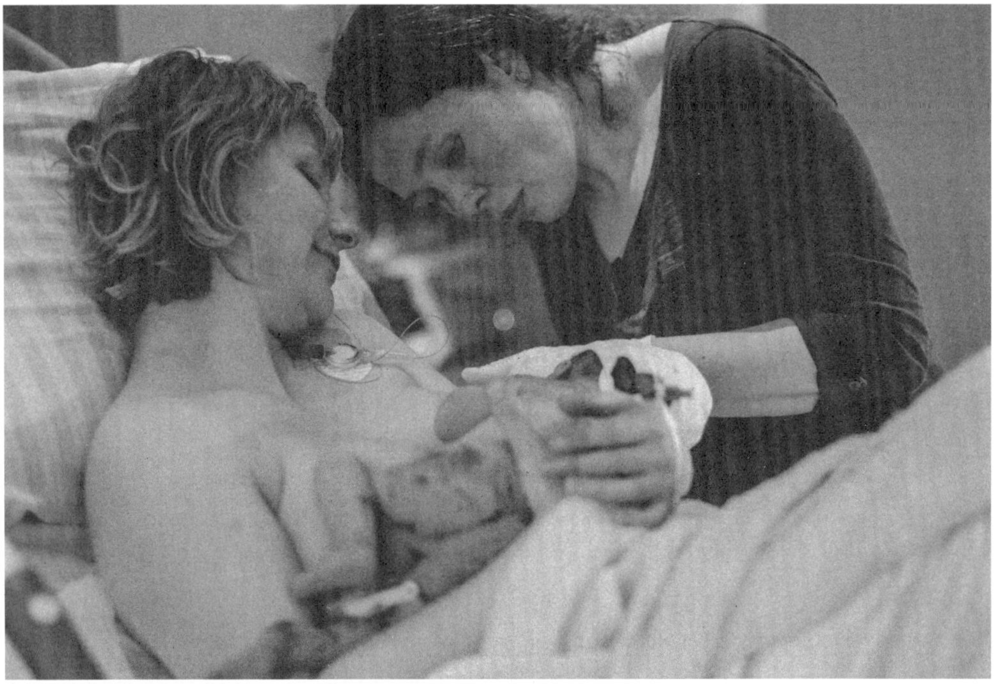

um die Narbe! Auch dein Körper und deine Seele brauchen nach der Schwangerschaft diese Zeit; ebenso wie die einer Frau, die ihr Kind spontan geboren hat.

Du tust gut daran, dich in den ersten Tagen und Wochen ausreichend zu schonen und umsorgen zu lassen. Die Erholung von der Schwangerschaft, der Geburt und der großen Bauchoperation sind Grundlage für die kommenden Monate. Sammle deine Kräfte und heile! Nimm Unterstützung und Hilfe in Anspruch.

Was dich nach der Geburt erwartet:

- Eine so große Operation bringt Schmerzen mit sich. Achte unbedingt darauf, dass du ausreichend gute und viele Schmerzmedikamente nach der Geburt bekommst. Zögere nicht, sie zu nehmen!

- Möglicherweise dauert es einige Tage, bis du ohne Schmerzen aufstehen und dich um dein Kind kümmern kannst. Dies ist der Operation geschuldet, du machst nichts falsch. Bitte habe deswegen kein schlechtes Gewissen! Viel wichtiger ist, dass du dir gute Unterstützung suchst. Es ist hilfreich, schon vor der Geburt die Aufgaben klar zu verteilen: Wenn du dich nach der Geburt nicht um euer Kind kümmern kannst, ist dies die Aufgabe deines Partners oder in Ausnahmefällen einer anderen vertrauten Person. Sorge dafür, dass diese Person bei euch im Krankenhaus bleiben kann. In vielen Fällen ist dies mit etwas Hartnäckigkeit möglich, ansonsten kann sie am Abend zum Schlafen nach Hause gehen und am Morgen direkt wieder zurück zu euch kommen. Ja, das ist anstrengend. Aber die Schwangerschaft, die Geburt und die Zeit jetzt sind für euch alle eine besondere Situation, und du musst und solltest dich da nicht alleine durchkämpfen.

Vielleicht bist du traurig, dass du dich in der ersten Zeit nicht im vollen Maße um dein Baby kümmern kannst. Das ist völlig verständlich, doch du kannst deinem Baby trotzdem sehr nah sein und eine enge Bindung aufbauen. Wer die Windeln wechselt, ist gar nicht so wichtig, wenn du deinem Baby sonst nah bist. Nutze die eingeschränkten Möglichkeiten in dieser Situation voll aus: Kuschle so viel es geht mit deinem nackten Baby unter der Decke. Stille es, sooft es mag, und sprich mit ihm. Das alles geht im Liegen, wenn du ein wenig Unterstützung hast. Statt dich darauf zu konzentrieren, was ihr durch diese Situation verpasst, richte deinen Blick darauf, was alles möglich ist!

- Du bist bewegungseingeschränkt. Je länger die Operation zurückliegt, desto besser wirst du dich wieder bewegen können. Bis dahin gilt es, Wege zu finden, mit dieser Einschränkung zurechtzukommen.

Insbesondere beim Stillen solltest du eine gute Position finden. Für die meisten Frauen kommt am Anfang das Stillen in einer sitzenden Position nicht infrage und das seitliche Liegen ist in der ersten Zeit auch nicht möglich. Zwinge dich nicht dazu – es gibt bessere Positionen, die du üben kannst. Am wichtigsten ist es, dass du eine einfühlsame Unterstützung an deiner Seite hast. Eine Hebamme oder Stillberaterin sollte dir zeigen, wie du dein Kind im Liegen anlegen kannst. Zusätzlich kann dein Partner das Anlegen mit dir zusammen üben und dir tatkräftig zur Seite stehen. Er kann mithelfen, indem er euer Kind zum Stillen richtig positioniert. Am Anfang empfiehlt sich das Stillen in Rückenlage. Dazu wird das Kind mithilfe eines Kissens neben dir positioniert. Auch kann dein Baby andocken, wenn du in einer halb liegenden Position bist, dabei sollte es nicht auf deinem Bauch, sondern höher, also direkt unter der Brust liegen.
Letztlich ist es auch möglich, euer Kind andocken zu lassen, ohne dass du dabei aktiv helfen müsstest. Das könnte zum ersten Stillen nach einer tieferen Narkose relevant werden. Denn auch unter diesen Umständen solltest du euer Kind so bald wie möglich zum ersten Mal stillen können. Bereite deinen Partner darauf vor, sich in diesem Fall darum zu bemühen, dass dies geschieht. Es ist im Sinne einer funktionierenden Stillbeziehung sehr wichtig, diese Möglichkeit zu nutzen.

- Das Stillen insgesamt verläuft möglicherweise etwas anders oder verzögert. Der Milcheinschuss kann etwas später kommen, und die Kinder, die per Kaiserschnitt geboren werden, sind manchmal zu schlapp oder müde, um zeitnah zum ersten Mal gestillt zu werden. Am wichtigsten ist, dass du darauf achtest, dass deine Brust angeregt werden muss, um Milch zu produzieren. Das bedeutet, dass du dies in den ersten Stunden nach der Geburt beginnen musst, entweder per Handausstreichen oder mit Hilfe einer Pumpe. Bitte lasse dich dabei unterstützen! (siehe dazu Texte 29–31)

- Um eine gute Heilung der Wunde zu unterstützen und Schmerzen zu vermeiden oder zu reduzieren, kannst du den Bauch stützen. Dazu kannst du einen Bauchgurt (der auch bei anderen Bauchoperationen angewendet wird) benutzen oder zum Beispiel einen Schal fest um den Bauch binden. Wickle den Gurt oder Schal so fest, dass es für dich angenehm ist; auch der Gebärmutterrückbildung tust du damit etwas Gutes.

Beim Husten, Lachen und Niesen solltest du deinen Kopf immer zur Seite drehen und über die Schulter schauen. Damit nimmst du ein wenig den Druck auf den Bauch. Schone die Bauchmuskeln nach der Geburt. Wenn du aus dem Bett aufstehst, rolle dich im Liegen zunächst auf die Seite, und komm dann seitlich zum Sitzen, bevor du aufstehst. Weitere Hinweise und Tricks zur Körperhaltung lässt du dir am besten möglichst bald von einer Physiotherapeutin zeigen.

Es hilft, wenn du möglichst bald nach der Geburt aus dem Bett aufstehst (unbedingt mit Unterstützung!) und häufig zur Toilette gehst, um zu vermeiden, dass deine Blase zu voll läuft. Die Bewegung tut deinem Kreislauf gut und ist Teil der Thromboseprophylaxe, die in den Tagen nach der Geburt sehr wichtig ist. Diese soll verhindern, dass durch lange Immobilität Komplikationen mit deiner Blutzirkulation auftreten.
Häufig treten in der ersten Zeit Blähungen und Verstopfungen auf. Kümmere dich darum! Trinke ausreichend, iss Lebensmittel, die die Verdauung anregen, und bewege dich in Maßen. Gegebenenfalls zögere nicht, nach Rücksprache mit dem Krankenhauspersonal angemessene Medikamente einzunehmen! (Zur Erinnerung: Du hattest eine große Bauch-OP!)

- Eine gute Narbenpflege kann vor Komplikationen schützen und die Heilung unterstützen. Lasse dich hierzu bitte vom Krankenhauspersonal beraten. Die Wundversorgung in den ersten Tagen ist davon abhängig, wie und mit welchem Material die Naht gemacht wurde und welche Pflaster verwendet werden. Lasse dich dazu ausreichend aufklären, bevor du nach Hause gehst. Unter Umständen tut es gut, eine Kompresse oder Binde schützend auf die Narbe und unter die Kleidung zu legen. Wenn sich an dieser Stelle Haut auf Haut berührt, sollte unbedingt dafür gesorgt werden, dass etwas dazwischen liegt und Luft an die Haut kommt.

Unterhosen ohne Bündchen oder auch Männer-Boxershorts können helfen, dass kein unangenehmer Druck von außen auf die Naht entsteht.

- Die körperlichen Prozesse nach der Geburt laufen nach einer Kaiserschnittgeburt oft etwas anders ab als nach einer Spontangeburt. So dauert die Rückbildung der Gebärmutter länger und der Milcheinschuss kommt etwas später. Der Wochenfluss hingegen kann schwächer und kürzer fließen. Dein Bauch ist unter Umständen noch länger größer; er braucht Zeit, um zu heilen.

- Die seelischen Prozesse können nach einer Geburt per Kaiserschnitt anders ablaufen als nach einer Spontangeburt. Jede Frau darf fühlen, was sie fühlt – zu jedem Zeitpunkt. Vielleicht kennst du auch das Gefühl, irgendwie gar nichts mehr zu fühlen. Auch das hat seine Berechtigung. Nach einem Kaiserschnitt kann es sein, dass sich die Mutter-Kind-Bindung langsamer aufbaut – das ist weder schlechter noch besser. Vielen Müttern und Kindern tut ein Bondingbad nach Brigitte Meissner sehr gut (siehe Text 10, Das besondere Wochenbett).

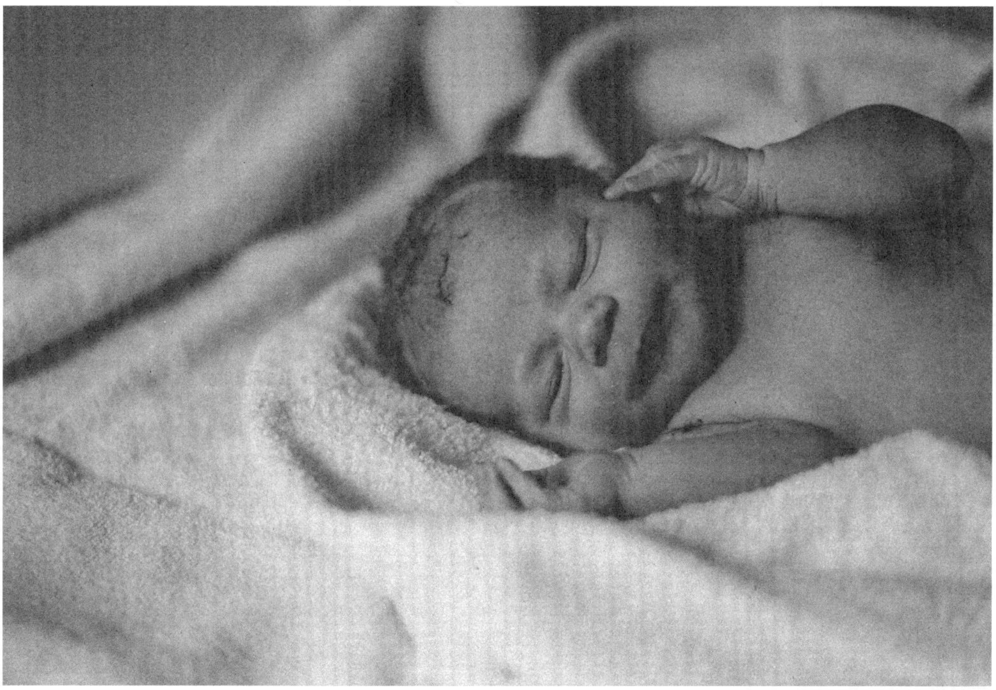

7. *Wissen, das du in den Tagen nach der Geburt im Kopf haben solltest*

Der sicherste und beste Ort für dein Kind ist bei euch Eltern – nah an euren Herzen.
Tag und Nacht solltet ihr eurem Kind so viel Nähe geben wie möglich. Aus bindungsorientierter Sicht ist es wichtig, sich auch während des Schlafens nah zu sein.
Solange du gesund bist, nicht rauchst, keine sinnesbenebelnden Medikamente, Drogen oder Alkohol konsumiert hast, kannst du dein Kind mit in dein Bett nehmen. Sorge dafür, dass dein Kind genug Platz hat, wenn es neben dir liegt, dass es weder unter ein Kissen noch eine Decke rutschen und nicht aus dem Bett fallen kann. Sollte es nicht möglich sein, gemeinsam zu schlafen, stelle das Babybett so dicht neben dein Bett, dass du dein Kind mit den Händen berühren kannst und es deinen Atem hören kann.

Je mehr Haut- und Körperkontakt ihr habt, desto besser.
Unmittelbar nach der Geburt sollte dein Kind möglichst lange ungestört nackt auf deiner Brust liegen können. Auch in den folgenden Tagen solltet ihr das immer wieder praktizieren. Zieh dein Kind dazu bis auf die Windel aus und kuschelt euch zusammen unter eine Decke. Haltet und kuschelt euer Kind in den ersten Tagen und Wochen so viel es geht. Es ist ein Grundbedürfnis nach Nähe und Geborgenheit, das ihr dadurch stillt. Es ist ebenso relevant wie das Bedürfnis nach Nahrung oder Wärme.

Bei jeder Gelegenheit dein Kind anzulegen, ist aus vielerlei Gründen sinnvoll. Es gibt kein Zuviel oder Zuoft.
Voraussetzung dafür ist das „richtige" Anlegen – also so, dass du dabei möglichst keine anhaltenden Schmerzen hast und deine Brustwarzen nicht wund werden. Durch häufiges Anlegen wird die Milchbildung angeregt und der Milcheinschuss kommt bald. Lass dich nicht unter Druck setzen; die Milch fließt, wenn dein Körper so weit ist, und bis dahin machst du alles genau so richtig, wie du es machst. Es ist von Frau zu Frau unterschiedlich, wann der Milcheinschuss kommt (siehe Texte 29–31).

Unterstützung beim Stillen ist unbedingt zu empfehlen. Immer und immer wieder. So lange, bis du dich sicher fühlst!
Beim Stillen ist es ähnlich wie beim Tanzen: Manchmal treffen zwei Menschen aufeinander und es klappt sofort. Sie sind eine Einheit und es läuft harmonisch und rund. Viel öfter ist es aber andersherum: Es treffen zwei Fremde aufeinander, die sich erst kennenlernen und die Schritte gemeinsam lernen und üben müssen, bis es harmonisch und rund wird. Du bist also keine Ausnahme, wenn du am Anfang Unterstützung und Zeit zum Üben brauchst, sondern ein völliger „Normalfall". Selbst wenn du schon ein Kind gestillt hast, kann es sehr guttun, dir in dieser neuen Stillbeziehung unter die Arme greifen zu lassen. Lass dir darum schon bei den ersten Stillversuchen von einer Fachfrau dabei zusehen, und bitte sie, dir Verbesserungsvorschläge zu machen, sollte ihr etwas auffallen. Vielleicht klappt es sofort reibungslos, wenn nicht, lass dir gleich zeigen, wie es am besten geht. Gerade in den ersten Wochen kann es vorkommen, dass du ein Ziehen an den Brustwarzen empfindest – manche Frauen empfinden es als Schmerz. Diese Empfindungen sollten nach den ersten Zügen unbedingt verschwinden. Wenn sie es nicht tun, solltest du noch einmal abdocken und neu anlegen.

Dein Kind wird in den ersten Tagen Gewicht verlieren. Das ist völlig normal und kein Grund zur Sorge.
Es hat physiologische Ursachen, dass dein Kind nach der Geburt abnimmt. Eine Gewichtsabnahme von bis zu sieben Prozent ist völlig normal, und bis dein Kind sein Geburtsgewicht wieder erreicht hat, kann es durchaus über eine Woche dauern.
Bei einer Abnahme über sieben Prozent solltest du schleunigst und als allererstes Unterstützung durch eine Hebamme oder Stillberaterin in Anspruch nehmen. Die sinnvollste und hilfreichste Maßnahme ist nämlich, das Stillen zu überprüfen und zu verbessern. Bitte setze dich dafür ein, dass das als Allererstes geschieht! Ab einer Gewichtsabnahme von mehr als zehn Prozent muss über das zusätzliche Füttern von Muttermilch oder Pre-Nahrung nachgedacht werden – aber immer im Zusammenhang mit einer Optimierung des Stillmanagements. Das Zufüttern muss nicht unbedingt mit einer Flasche geschehen, es gibt dazu Alternativen (siehe dazu Texte 30 und 31).

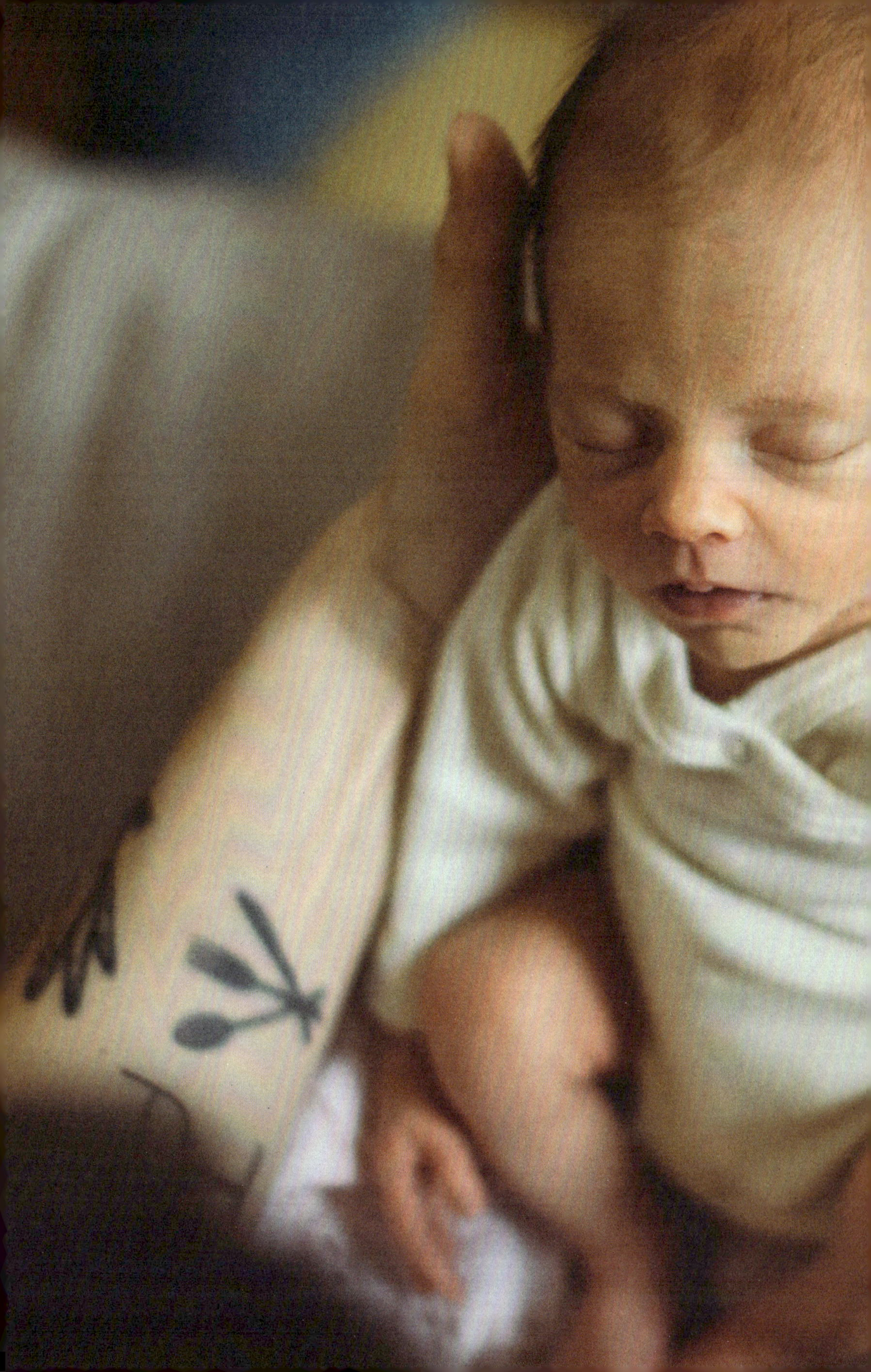

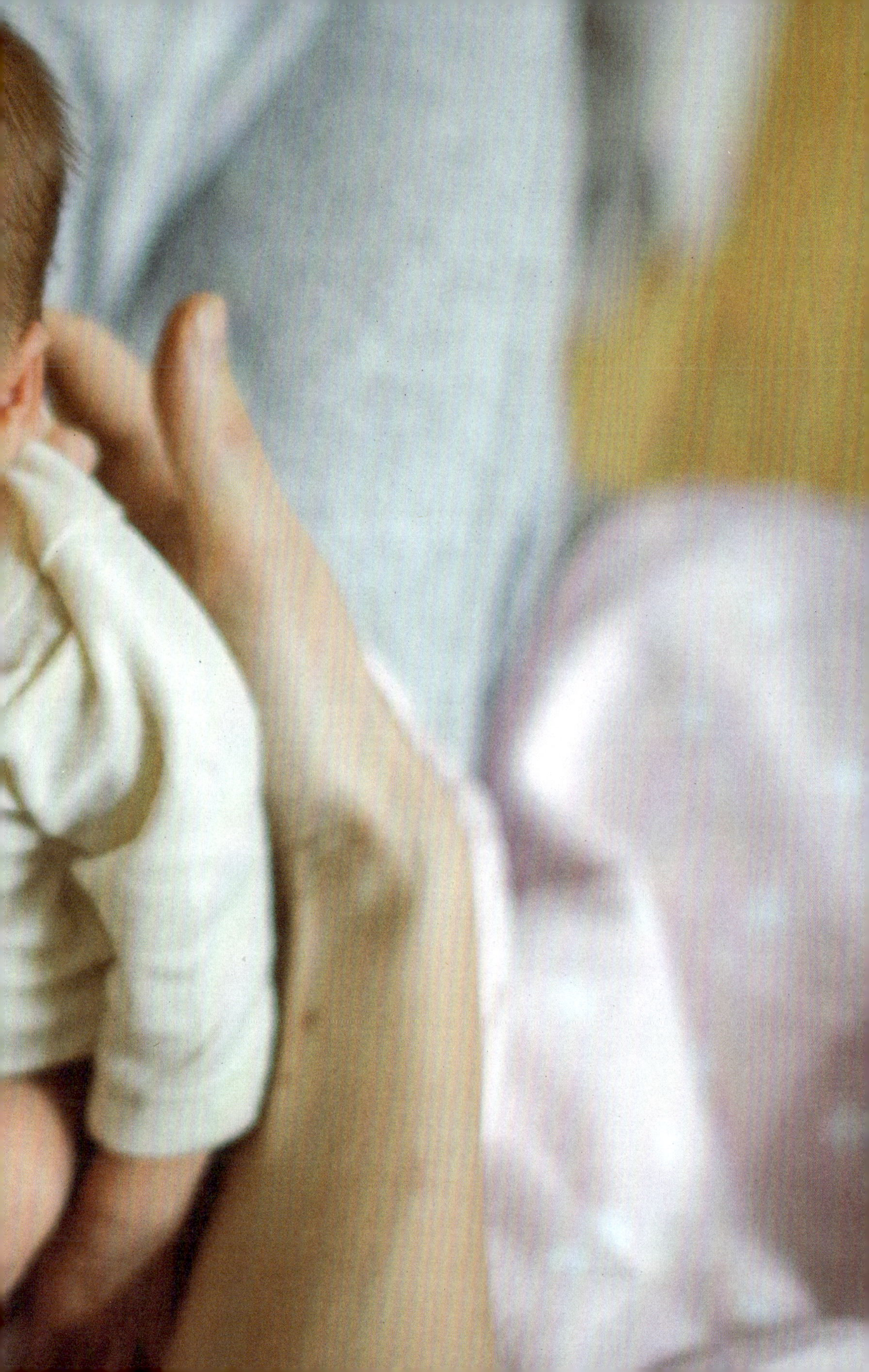

Zu Beginn hast du wenige Tropfen Muttermilch zur Verfügung. Das ist wunderbar und genau richtig.

Dein Kind bekommt über diese wenigen Tropfen alles, was es braucht. Sie sind besonders nahrhaft und reich an Immunstoffen und anderen wichtigen Bestandteilen. JEDER einzelne Tropfen ist Gold wert. Mehr als diese wenigen Tropfen Milch kann dein Kind gar nicht gebrauchen, sein Magen ist in den ersten Tagen so groß wie eine Murmel. Da passt gar nicht mehr hinein (siehe Text 30, Gewichtsentwicklung deines Kindes).

Ihr seid die Eltern eures Kindes. Kümmert euch, soweit es geht, selbst um euer Kind und lasst euch gegebenenfalls unterstützen.

In manchen Krankenhäusern werden die Neugeborenen noch immer auf der Neugeborenenstation versorgt. Das heißt, dass sie jeden Morgen von den Krankenschwestern, Pflegern und Hebammen gewaschen, gewogen, gewickelt und gekleidet werden. Oft werden Kinder (und Mütter) dafür geweckt, und manchmal wird den Müttern sogar geraten, die Zeit für sich selbst zu nutzen. Dadurch geht eine große Qualität der Beziehung zwischen Eltern und Kind verloren, und die kleine Familie kann keinen eigenen Rhythmus finden oder wird aus ihrem eigenen Rhythmus gebracht. Wenn ihr selbst die Pflege übernehmt, gewöhnt ihr euch nicht nur an die neuen Aufgaben, sondern könnt diese Zeit nutzen, um euer Kind kennenzulernen, es zu bewundern und zu liebkosen. Es sind sehr wichtige Momente, in denen eure Bindung sich festigt. Genießt diese Momente und lasst sie euch nicht aus der Hand nehmen. Ach, und ob ein Kind jeden Morgen gewaschen und umgekleidet werden muss, möchte ich an dieser Stelle nur kurz infrage stellen ... (Text 27, Wissen rund um das Babyhandling).

Ihr solltet deutlich machen, dass ihr im Vorfeld über jede Maßnahme, jede Untersuchung und jeden Eingriff, die an eurem Kind vorgenommen werden, informiert werden möchtet.

Bitte macht am besten schriftlich klar, dass ihr euch wünscht, dass alles, was das Personal mit eurem Kind vorhat, im Vorfeld mit euch besprochen wird. Dies sollte schon direkt nach der Geburt im Kreissaal beginnen. Denn schon hier werden erste Maßnahmen vorgenommen, wie zum Beispiel die Vitamin-K-Gabe. Es ist wirklich wichtig, dass die

Krankenhausmitarbeiter es wissen, denn es ist wohl nicht immer selbstverständlich. Natürlich gehe ich nicht von bösen Absichten aus, aber die Erfahrung zeigt, dass es gut ist, wenn ihr euren Wunsch mitteilt (Text 5, Frühwochenbett im Krankenhaus).

Euer Kind braucht die Gewissheit, dass ihr da seid. Die hat es nur, wenn es euch körperlich spürt und/oder hören kann. Begleitet es zu jeder Untersuchung oder jedem Eingriff und haltet es nach Möglichkeit im Arm oder berührt es.
Meistens ist es möglich, dass Untersuchungen oder Eingriffe vorgenommen werden, während euer Kind auf dem Arm ist oder es gerade gestillt wird. Blutentnahmen für Blutzuckerkontrollen oder das Stoffwechselscreening sind Beispiele dafür. Vermutlich ist es an den meisten Orten nicht üblich, es so zu machen. Doch auch wenn ihr mit diesem Wunsch zusammengezogene Augenbrauen riskiert oder ein mürrisches Knurren: Das ist es wert! Es geht um das Wohl eures Kindes. Lasst euch nicht gleich abwimmeln. Wahrscheinlich wird dein Partner mehr Kraft haben, sich dem Gegenwind zu stellen. Ermuntere ihn dazu. Du wirst schon bald wieder deine Frau stehen können. Jetzt ist es völlig in Ordnung, den anderen vorzuschicken. Doch es gibt auch Situationen, in denen das eher schwierig oder unmöglich ist. So gibt es zum Beispiel einen Hörtest, bei dem das Kind ganz still und ruhig (also am besten schlafend) liegen muss. Trotzdem sollte es möglich sein, dass ihr in der Nähe eures Kindes sein könnt – ausgenommen sind Operationen oder Ähnliches, aber das versteht sich wohl von selbst (Text 27, zum Babyhandling).

Dein Körper fühlt sich fremd an und du hast vielleicht Schmerzen. Gönne ihm Ruhe und Erholung. Schon bald wird es dir körperlich besser gehen.
Während der Schwangerschaft hat dein Körper eine Hochleistung vollbracht – über Wochen! Die Geburt hat er wunderbar gemeistert (ganz egal, wie dein Kind geboren ist!) und nun hat er mit der Umstellung von der Schwangerschaft hin zur Stillzeit zu tun. Hinzukommen vielleicht Geburtsverletzungen. Das ist alles wirklich ganz schön viel. Bitte versuch dieses Wunder anzunehmen, nimm deine Regeneration wichtig und sei liebevoll mit dir! In den ersten Tagen gehörst du vor allem ins Bett – selbstverständlich zusammen mit deinem Kind.

Wann immer eine vertraute Person dein Kind halten kann, kümmere dich um dein eigenes Wohl: Iss, trink und dusche!
Es ist sehr, sehr wichtig, dass du auf dein körperliches Wohl achtest. Gerade in den ersten Stunden und Tagen bewirken die Hormone, dass du dich vielleicht fit fühlst (je nach Geburt) und dann deine eigenen Bedürfnisse vernachlässigst. Die Quittung kommt dann schon bald. Bitte denk daran, gut zu trinken und die Blase regelmäßig zu entleeren! Iss, worauf du Appetit hast – und wenn du keinen Appetit hast (was leicht passieren kann), iss das, was dir zur Verfügung steht. Nimm dir auch die Zeit für deine Körperpflege, das ist für das Wohlbefinden eine Notwendigkeit.

Die Hormone nach der Geburt machen dich sehr empfindlich und offen. Vielleicht erlebst du ein echtes Gefühlschaos und erkennst dich selbst kaum wieder. Nimm es an, wie es ist, und schütze dich selbst gut. In ein paar Tagen wird es sich beruhigen.
Die veränderte Hormonlage dient unter anderem dem Zweck, dass wir Mütter unsere Kinder leichter annehmen können, und löst in uns das Gefühl aus, uns um unsere Kinder kümmern zu wollen. Sehr geschickt von der Natur, finde ich. Außerdem wirbeln die Hormone in deinem Körper durcheinander, weil sich das Stillen erst einpendeln muss und das maßgeblich von den Hormonen abhängt. Dieses Chaos führt oft dazu, dass wir Frauen im Wochenbett sehr emotional sind. Und verletzlich. Am dritten bis vierten Tag führt das vielleicht dazu, dass du dich traurig, erschöpft oder unglücklich fühlst. Diese Stimmung scheint wichtig zu sein im Prozess des Mutterwerdens. Sorge gut für dich. Suche dir Arme, die dich halten, ohne verstehen zu wollen, was los ist. Nimm an, wie es ist! Es muss nicht verstanden werden, aber es ist wertvoll, es anzunehmen. Schon bald wird sich auch dieser Sturm legen (Texte 9, Deine Seele im Wochenbett; 13, Mutterliebe und 14, Sorgen und Ängste).

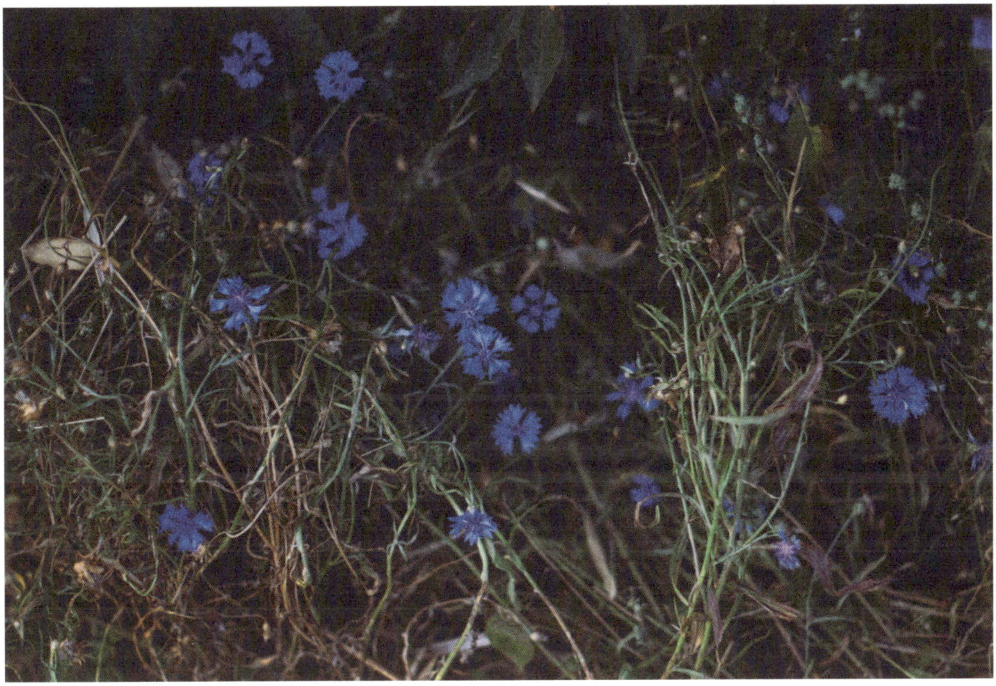

8. *Körperliche Veränderungen und Heilung nach der Geburt*

Dein Körper muss sich nach der Geburt an eine neue Phase anpassen. Das bedeutet, dass sich viele Veränderungen der Schwangerschaft zurückbilden (wie etwa die Gebärmutter) und dein Körper sich gleichzeitig auf die neuen Aufgaben (zum Beispiel das Stillen) vorbereiten und einstellen muss. Das Wochenbett ist stark durch die körperlichen Vorgänge geprägt – es passiert viel und das bewegt viele Frauen. Diese sehr intensive Zeit dauert einige Tage; bis alle Prozesse abgeschlossen sind, vergehen ungefähr sechs bis acht Wochen.

In den ersten Tagen ist Folgendes völlig normal:

- *Du hast Nachwehen.* Diese spürst du im Unterbauch als vielleicht schmerzhaftes Ziehen, insbesondere während des Stillens. Die Nachwehen sind zur Rückbildung der Gebärmutter sehr wichtig. So kann sie nach einigen Tagen ihre ursprüngliche Größe (etwa faustgroß) erreichen. Direkt nach der Geburt ist sie noch etwa so groß, dass sie an deinem Bauchnabel zu tasten ist. Innerhalb der ersten Wochen verschwindet sie wieder hinter der Symphyse. Für die Gebärmutterrückbildung ist es sehr wichtig, dass du deine Harnblase regelmäßig entleerst, auch wenn du keinen Harndrang hast. Die volle Blase nimmt sonst den Raum ein, den die Gebärmutter braucht, um kleiner zu werden – sie ist sozusagen im Weg. Zudem solltest du körperliche Ruhe einhalten. Häufiges Anlegen hilft der Rückbildung sehr. Sollten die Nachwehen deine Schmerztoleranz überschreiten, sorge bitte für Entlastung. Die Bauchlage kann sehr wohltuend sein. Pass aber gut darauf auf, dass deine Brust nicht zu fest gedrückt wird und es dir auf keinen Fall schmerzt! Eine Handtuchrolle zwischen Brust und Bauch kann den Druck reduzieren. Es gibt homöopathische Mittel, die gut helfen. Und auch ein Schmerzmittel kannst du in Erwägung ziehen.

- *Du hast eine recht starke Blutung und danach Ausfluss.* Es handelt sich dabei um den Wochenfluss. In den ersten Tagen nach der Geburt ist die Blutung stärker als eine übliche Periodenblutung. Es ist durchaus möglich, dass auch größere Blutkoagel, also „Blutgerinnsel“ abgehen, die aussehen können wie ein Stückchen Leber oder Ähnliches. In den ersten Tagen kannst du am besten etwas größere Baumwollunterhosen anziehen, in die du große Vorlagen legst (Flockenwindeln oder Vlieswindeln – findest du in der Drogerie bei den Babywindeln). Wenn der Wochenfluss etwas weniger wird, verwende große Binden ohne Plastikfolie. Wechsle die Vorlagen häufig, lasse mindestens zweimal am Tag Wasser über deine Vulva laufen (ohne Seife und ohne zu wischen) und wasche deine Hände oft mit Seife.

- *Du hast etwa am dritten bis fünften Tag nach der Geburt einen Milcheinschuss.* Das zeigt sich bei vielen Frauen daran, dass die Brust sehr prall wird, sehr empfindlich ist und manchmal richtig schmerzt. Dein Kind hat dann vielleicht Schwierigkeiten, die Brustwarze zu greifen – es geht aber bestimmt. Lass dich beim Stillen bei Bedarf unbedingt unterstützen! Das Wichtigste beim Milcheinschuss und den damit verbundenen Beschwerden ist, dass du dein Kind stillst und deinen Busen entlastet. Dazu legst du dein Kind während dieser Zeit nur an einer Seite pro Mahlzeit an. Du animierst es, ausgiebig und viel zu trinken. Außerdem kannst du die Seite, an der du stillen möchtest, vor dem Stillen wärmen, etwa mit einem Geschirrhandtuch oder einer Mullwindel mit warmem Wasser. Zusätzlich kannst du deinem Kind das Greifen der Brustwarze erleichtern, wenn du die Brustwarze etwas höher bringst, indem du eine Mullwindel unter deine Brust legst. Oder die Brust vor dem Stillen ein wenig ausstreichst, damit ein bisschen den Druck nimmst und die Brustwarze weicher wird. Kühle nach dem Stillen (gerne beide Seiten) entweder auch mit einem Tuch oder einer Mullwindel. Nimm diesmal kaltes Wasser mit Retterspitz oder verwende Quark- oder Kohlwickel. Der Einsatz einer Milchpumpe in dieser Phase sollte gut durchdacht sein. Auch wenn dadurch zunächst eine Spannung genommen werden kann, führt das zusätzliche Pumpen letztlich zu einer erhöhten Milchproduktion.

- *Du schwitzt stark.* Die Hormonumstellung ist verantwortlich hierfür. So wirst du deine Ödeme los! Wechsle oft die Kleidung und lege ein großes Handtuch auf dein Bettlaken.

- *Du hast ein schmerzendes oder fremdes Gefühl im Bereich deines Dammes, der Schamlippen und der Vagina.* Selbst wenn es keine Risse oder Schnitte im Dammbereich gibt, kann es nach einer Spontangeburt Schürfungen und Hämatome geben, die wehtun oder unangenehm sind. Das Gewebe heilt sehr gut, wenn es geschont und gut gepflegt wird. Damit kleine und große Wunden in diesem Bereich

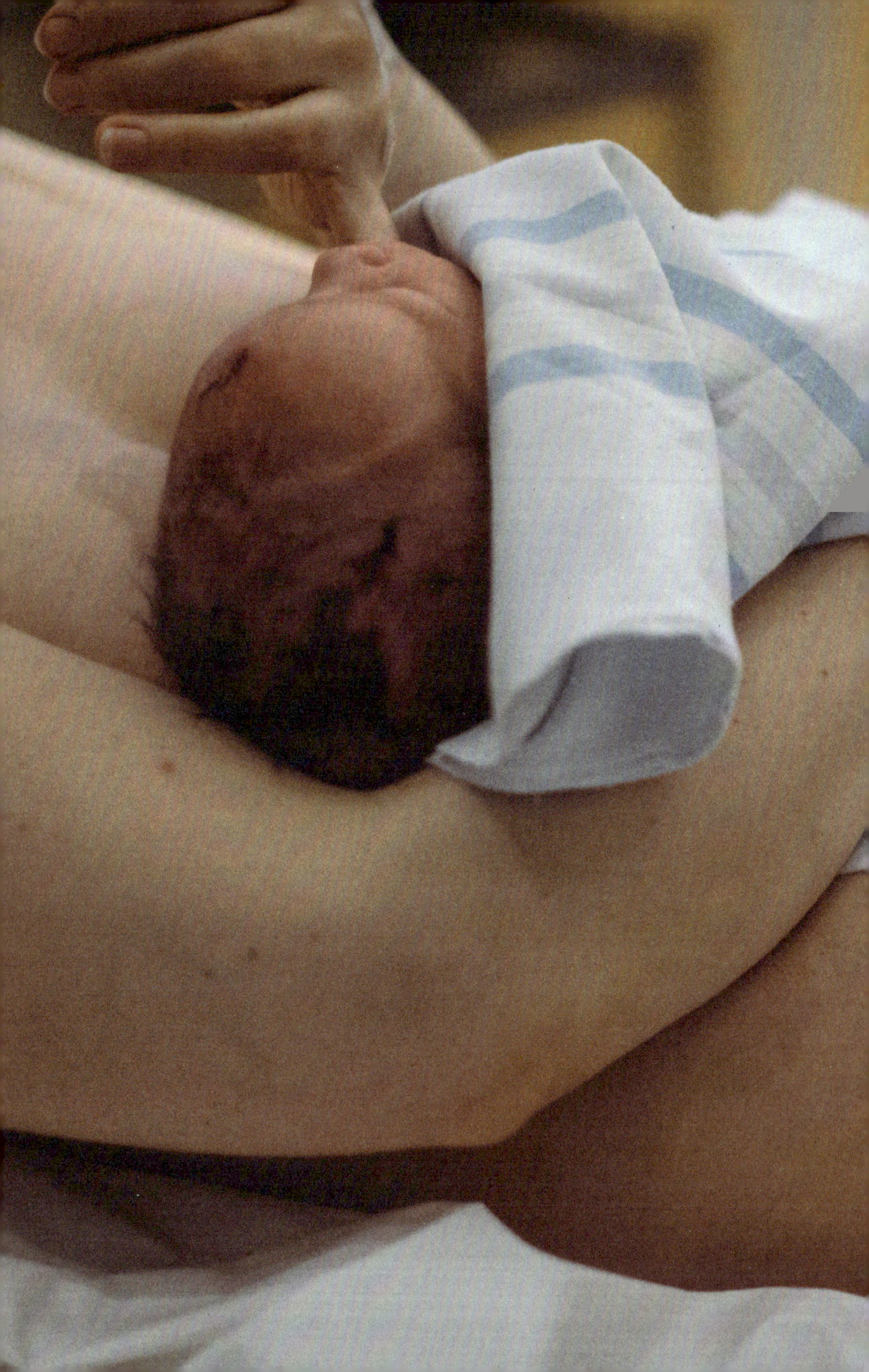

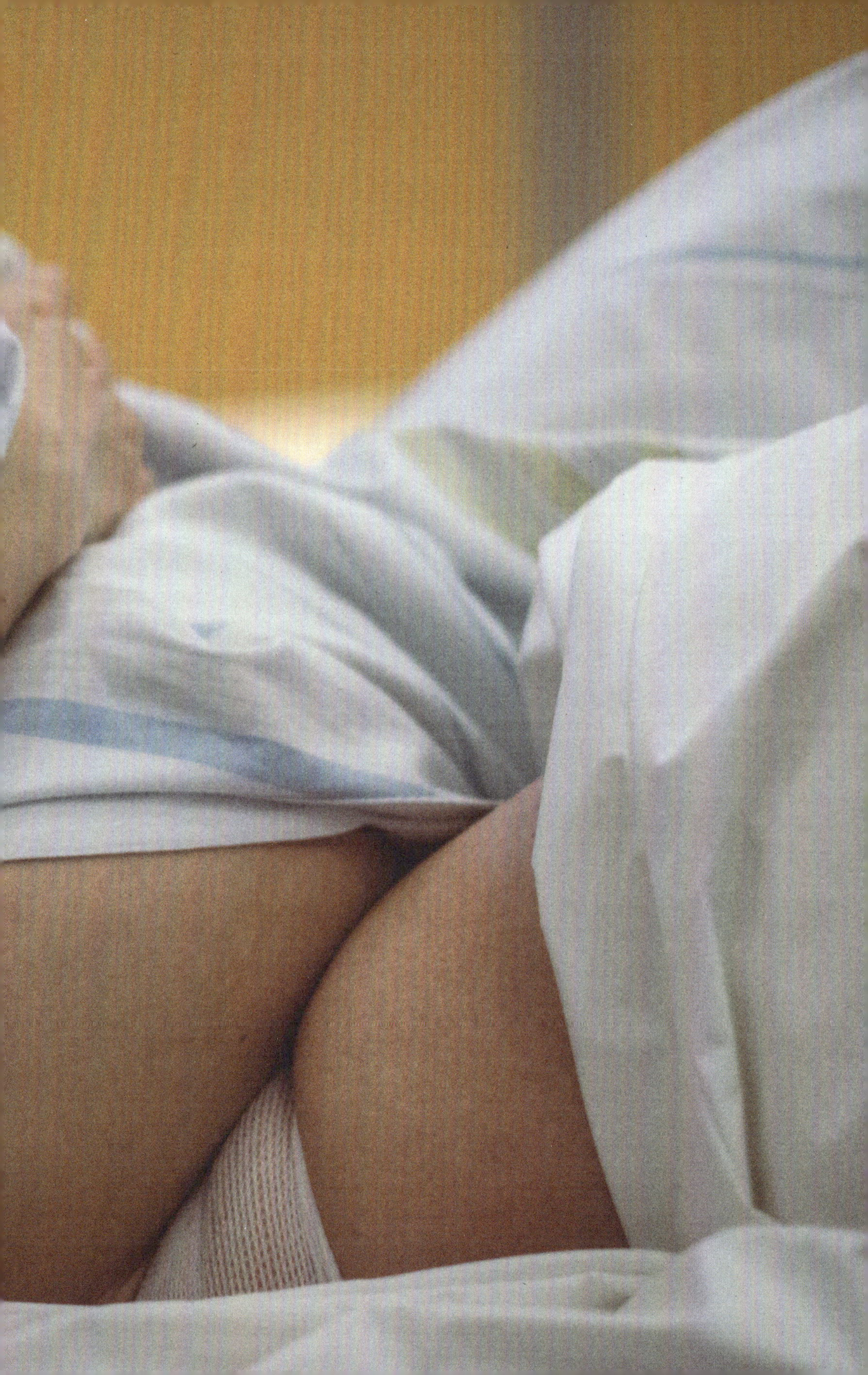

gut heilen können, ist es sehr wichtig, dass das Gewebe nicht übermäßig strapaziert wird. Sitzen und Stehen sind eine Belastung für den Beckenboden. Du solltest also so viel wie möglich liegen. Beim Stehen und Gehen solltest du darauf achten, dass die Beine möglichst dicht zusammenstehen. Große Schritte (mehrere Treppenstufen auf einmal nehmen) oder Sitzhaltungen, bei denen die Beine auseinander gehen (wie etwa beim Schneidersitz), solltest du vermeiden. Das ist wirklich das Wichtigste, denn sonst kann es passieren, dass die Wundränder immer wieder voneinander gelöst werden und der Wundheilungsprozess gestört wird. Beim Sitzen solltest du, insbesondere wenn es Dammverletzungen gibt, die genäht wurden, darauf achten, dass du auf einem harten Untergrund sitzt. Ein Holzstuhl oder eine Bank eignen sich am besten – ohne Kissen. Eine weicher Untergrund oder gar ein Sitzring sorgen dafür, dass der Beckenboden „durchhängt". So wird er extrem belastet, was unbedingt zu vermeiden ist. Ein fester Untergrund hingegen gibt dem Beckenboden einen leichten Gegendruck, was dem Gewebe viel besser tut! Gepflegt wird dieser Bereich, indem du ihn mindestens zweimal täglich spülst. Das kannst du tun, während du auf der Toilette sitzt. Stell dir dazu einen Wasserkrug oder Ähnliches bereit und gieße im Sitzen das Wasser über deine Vulva. Gerne kannst du zur Unterstützung der Heilung eine Calendula-Essenz dazu geben. Schmerzlindernd und wohltuend empfinden viele Frauen kalte Vorlagen. Dazu kannst du Binden mit einigen Tropfen Olivenöl tränken und in einer Tüte ins Gefrierfach legen. Bei Bedarf nimmst du dir eine Vorlage aus dem Gefrierfach und lässt sie etwas antauen. Bitte kontrolliere die Temperatur, bevor du sie vorlegst. Das Öl kühlt und pflegt die Haut gleichzeitig. Außerdem kannst du ein 5- bis 10-minütiges Sitzbad nehmen. Dazu lässt du in die Badewanne oder die Dusche nur ein wenig körperwarmes, also maximal 37 Grad warmes Wasser, bis der Wasserstand etwa 15 bis 20 cm erreicht hat, und gibst einen heilungsunterstützenden Zusatz hinzu (Eichenrinde eignet sich sehr gut). Wenn du eine Damm- oder Scheidennaht hast, warte bis etwa zum Ende der ersten Woche mit dem Sitzbad. Wenn du keine Naht hast, darfst du zu jeder Zeit ein Sitzbad nehmen, wenn es dir guttut.

- *Ausscheidungen sind mit unangenehmen Gefühlen verbunden.* Wasserlassen kann sehr brennen, wenn der Urin über die Geburtsverletzungen fließt. Beim Stuhlgang kann der Druck auf den Damm sehr unangenehm sein. Dies beeinträchtigt die Wundheilung nicht, aber es gibt trotzdem sinnvolle Abhilfe. Beim Wasserlassen kannst du immer gleichzeitig warmes Wasser über die Vulva laufen lassen. So wird der Urin verdünnt und es brennt nicht so sehr. Beim Stuhlgang kannst du, wenn es dir gut tut, eine Binde in die Hand nehmen und diese vor den Damm halten. Du kannst dem Damm so von außen einen Gegendruck geben. Besonders beckenbodenschonend und erleichternd beim Stuhlgang ist eine hockende Position. Dazu kannst du einen kleinen Hocker oder Schemel vor die Toilette stellen und so mit erhöhten Füßen sitzen. Hierdurch verändern sich deine Haltung und damit der Druck auf den Beckenboden. Die Entleerung ist für deinen Beckenboden so sehr viel schonender. Bitte säubere dich nach dem Toilettengang vorsichtig. Tupfen mit einem feuchten Tuch ist sanfter als mit Toilettenpapier zu wischen. Außerdem ist es für eine gesunde Ausscheidung wichtig, viel zu trinken.

- *Hunger, Appetit und Durstempfinden verändern sich.* Bei manchen Frauen führt das Hormondurcheinander dazu, dass sie keinen Appetit haben und sich fast zum Essen zwingen müssen. Beim Stillen haben viele Frauen großen Durst und Hunger. Bitte trink und iss so viel, wie dein Körper dir signalisiert. Fehlender Appetit darf zu keiner Diät führen. Du verbrauchst viel Energie und diese musst du deinem Körper unbedingt zuführen! (Text 21, Ernährung im Wochenbett).

- *Du fühlst dich körperlich schwach und dein Kreislauf kommt schwer in Gang.* Dein Körper hat neun Monate lang dein Kind versorgt und geborgen getragen. Das war eine große Herausforderung. Höhepunkt der körperlichen Anstrengungen war dann die Geburt. Ganz egal, wie du dein Kind geboren hast: Es war eine körperliche Höchstleistung. Danach ist dein Körper erschöpft. Er muss Kraft tanken und der Kreislauf muss wieder in Fahrt kommen. Nimm diese körperlichen Signale ernst und leg dich ins Bett! Du wirst sehen, dann kommt die Energie schon bald zurück!

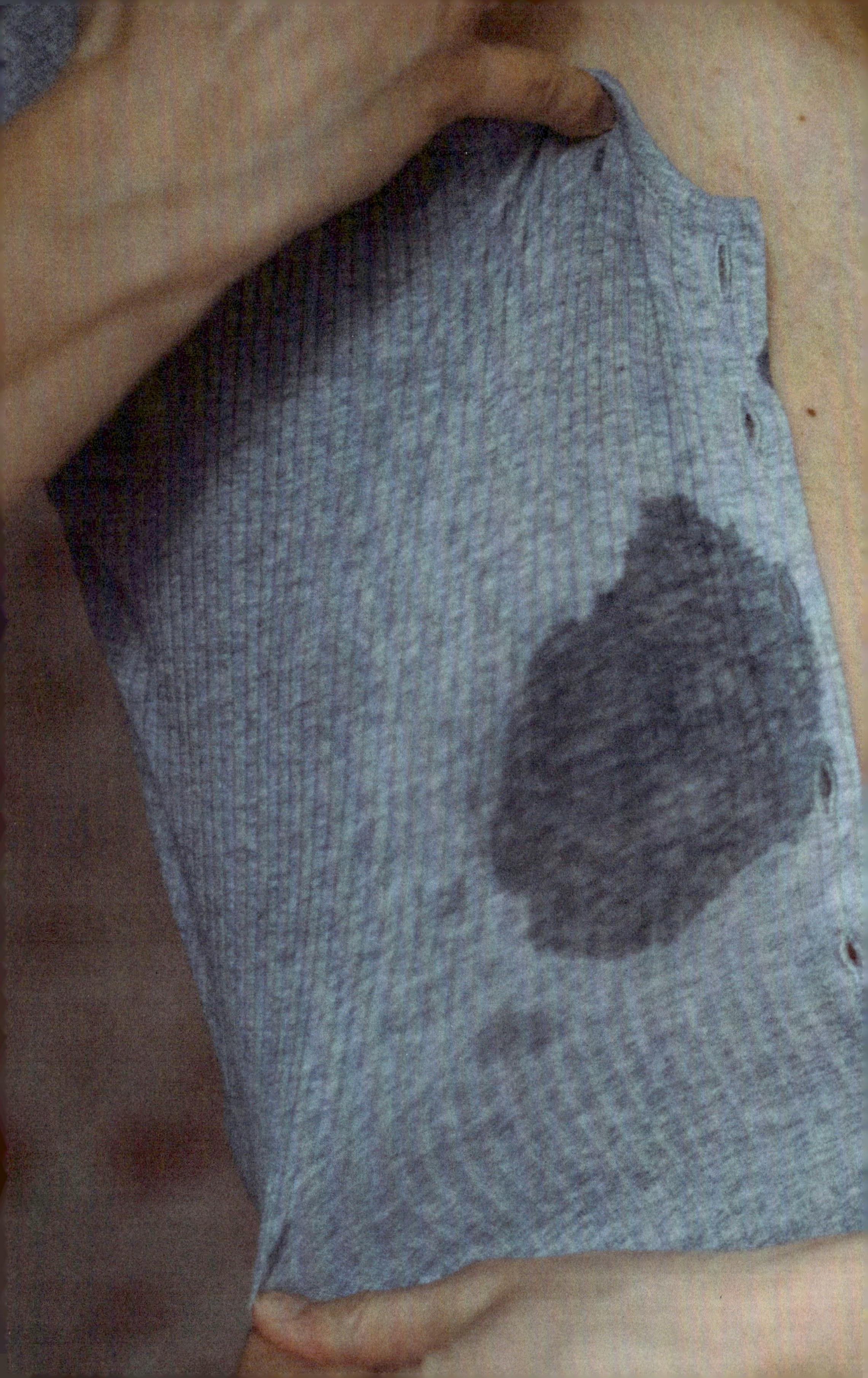

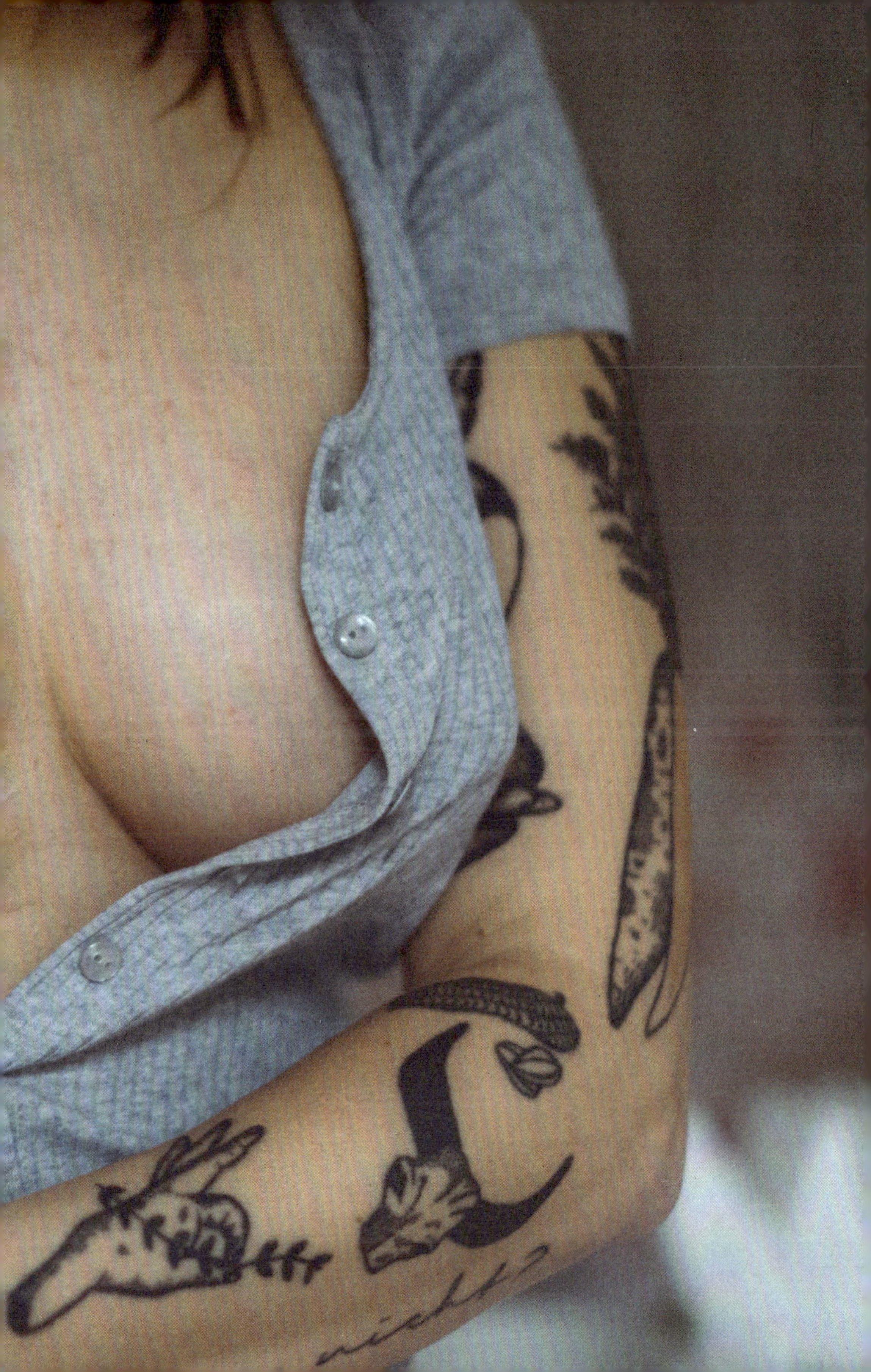
nicht?

Wann du medizinische Hilfe brauchst

Bei folgenden Symptomen solltest du dich zeitnah an deine Hebamme wenden:

- Fieber
- Grippeähnliche Symptome
- Druckempfindlicher Unterbauch
- Plötzlich ausbleibender Wochenfluss in den ersten Tagen
- Extrem unangenehm riechender Wochenfluss
- Schmerzen in der Brust
- Rötungen an der Brust
- Tastbare Knoten oder Verhärtungen in der Brust.

Dinge, die du gut nach der Geburt brauchen kannst

- Binden: Am Anfang Flockenwindeln, später dann normale Damenbinden, bestenfalls aus dem Bioladen, weil diese nicht pestizidbelastet sind.
- Einen Wasserkrug, den du dir neben die Toilette stellst.
- Retterspitz und Geschirrhandtücher
- Calendula Essenz
- Olivenöl
- Sitzbadzusatz (Eichenrinde) aus der Apotheke
- Viele Handtücher, frische Bettwäsche und viele Wechselkleider
- Immer eine Wasserflasche oder Teekanne in Reichweite
- Gutes Essen.

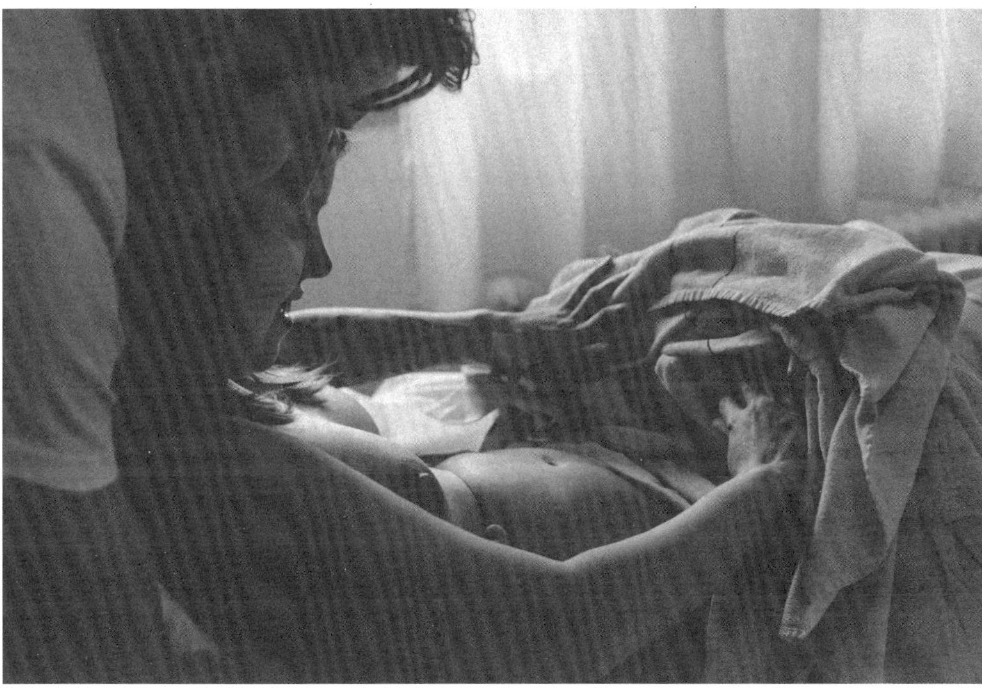

9. *Deine Seele im Wochenbett*

(Dieser Text ist in Zusammenarbeit mit der Psychologin Isabel Huttarsch entstanden.)

Egal, auf welche Art und Weise du dein Kind zur Welt bringst: Es erfordert von dir, dich zu öffnen. Körperlich wie seelisch.
Das Öffnen deiner Seele bereitet dich darauf vor, dich in besonderer Weise mit diesem kleinen Wesen zu verbinden und Raum zu finden für die vielen Veränderungen und all das Neue, was ist. Diesen Zustand kann man mit einem Besuch auf dem Rummel vergleichen: Deine Hormone fahren Achterbahn und deine Gedanken drehen sich im Karussell, während deine Gefühle akrobatisch durch die Lüfte wirbeln, sodass dir und deinen Liebsten manchmal schon vom Zusehen schwindelig wird. Das alles passiert mit dir und doch ganz ohne dein Zutun. Mitten in dem Gewusel fragst du dich vielleicht zu Recht, wer um alles in der Welt eigentlich auf die Idee gekommen ist, hinter der Ziellinie deines Geburtsmarathons diesen Seelenrummel zu veranstalten.

Das Wochenbett: Ausnahmezustand – auch für deine Seele

Nach der Geburt deines Kindes befindest du dich in einem Ausnahmezustand, wie du ihn vorher vielleicht noch nicht erlebt hast. Während deine Hormone Achterbahn fahren, prasseln die vielen Veränderungen, die neuen Eindrücke und Aufgaben, Erwartungen und Ratschläge ungehindert auf dich ein. Durch die Offenheit deiner Seele kann Unwichtiges und Unpassendes nicht einfach abprallen. Stattdessen trifft in diesem Moment ausnahmslos alles ungefiltert auf dein Innerstes. Positives wie Negatives. Angenehmes wie Unangenehmes. Ersehntes wie Verdrängtes. Die bleierne Müdigkeit, die sich in so machen Augenblicken in jeder Zelle deines Körpers auszubreiten scheint, tut ihr Übriges. Deine Ressourcen werden maximal beansprucht.
Das alles geht natürlich nicht spurlos an dir vorbei, sondern spiegelt sich in deinem Körper, in deinen Gedanken und Gefühlen und auch in deinem Verhalten wider.

In manchen Momenten fühlst du dich vielleicht überfordert und wünschst dir nichts sehnlicher als dein altes Leben zurück. Vielleicht machst du dir viele Sorgen darum, ob es deinem Kind gut geht und du als Mutter alles richtig machst. Vielleicht hast du mächtig Appetit und bekommst im nächsten Augenblick kaum einen Bissen runter. Es kann sein, dass dich ab und an Vorstellungen und Gedanken darüber plagen, wie du dein Kind absichtlich oder unabsichtlich verletzt. Am einen Tag

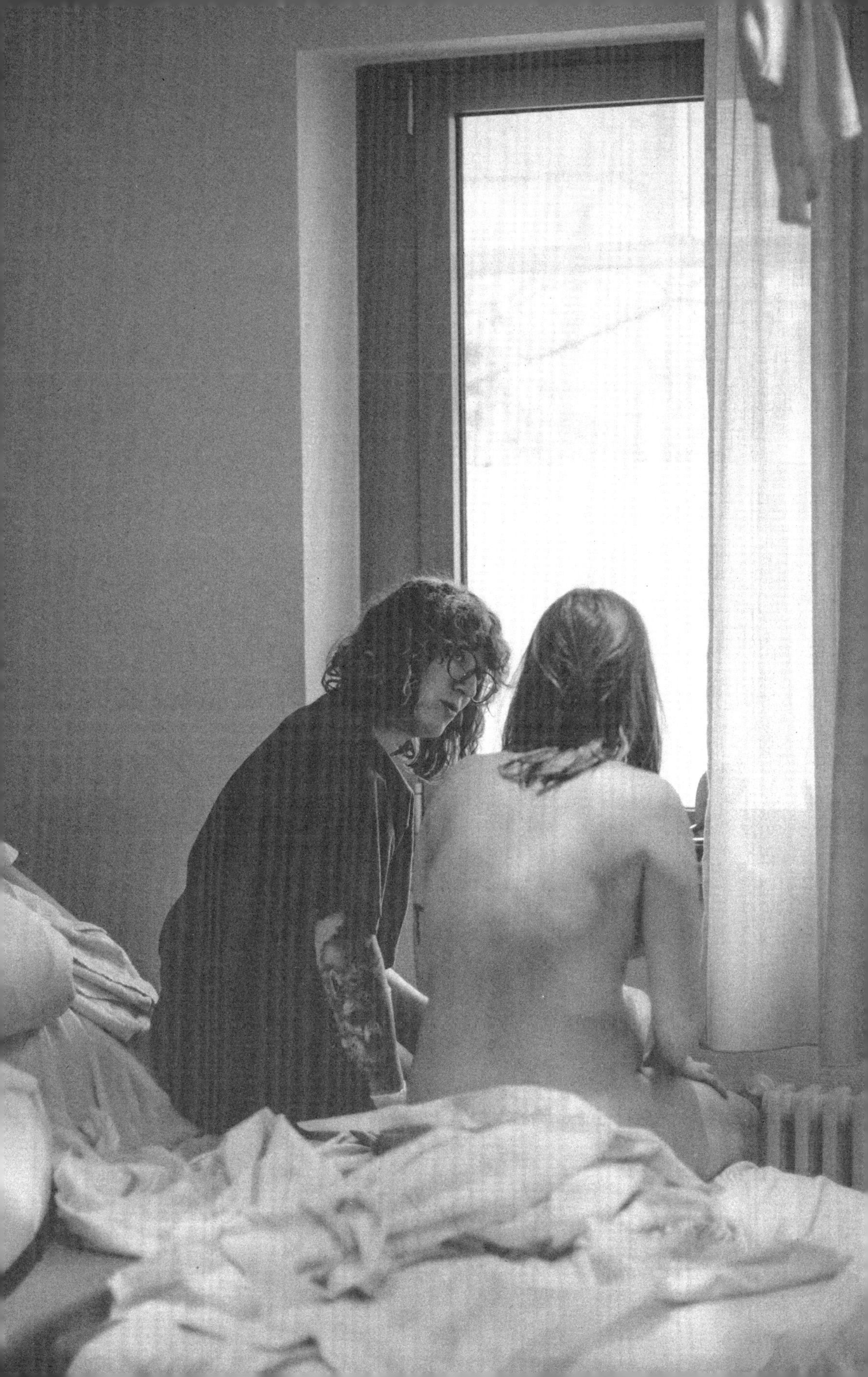

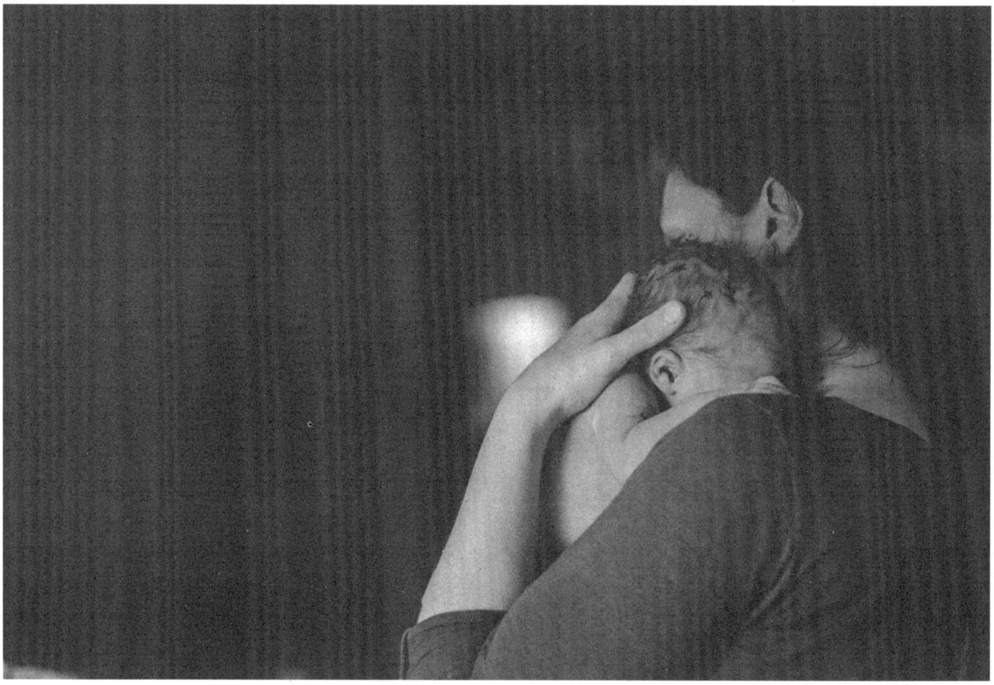

ist dir vielleicht danach, dein Kind stolz der ganzen Welt zu präsentieren. Und schon am nächsten Tag möchtest du dich und dein Baby am liebsten gänzlich abschotten von diesem grausamen Planeten und seinen Bewohnern. Derartige Gedanken und Gefühle haben fast alle Frauen zu irgendeinem Zeitpunkt im Wochenbett. All diese Gedanken und Gefühle dürfen sein. Du darfst sein (siehe Texte 13, Mutterliebe und 14, Sorgen und Ängste).

Wenn die Seele krank wird

Es ist nicht selten, nach der Geburt eines Kindes an einer behandlungsbedürftigen psychischen Störung zu erkranken. Zwischen 10 und 15 Prozent aller Mütter erkranken an einer depressiven Störung, noch bevor ihr Kind ein halbes Jahr alt ist. Auch Angst- sowie Zwangsstörungen treten nach der Geburt eines Kindes besonders häufig auf. Schwerwiegende Psychosen mit Wahnvorstellungen sind nach einer Geburt hingegen eher selten. Etwa eine von 1000 Frauen ist betroffen. Bei etwa zwei Prozent aller Neu-Mütter kommt es, häufig als Folge einer als traumatisch erlebten Geburt, zu einer posttraumatischen Belastungsstörung. Bei all diesen psychischen Störungen handelt es sich um ernst zu nehmende Erkrankungen, bei denen eine Behandlung unabdingbar ist. Mit diesem Wissen möchte ich dir keineswegs Angst machen. Vielmehr möchte ich dir verdeutlichen, dass es sich lohnt, sich als (werdende) Mutter mit diesem Thema auseinanderzusetzen.

Denn genauso wenig, wie du dir aussuchen kannst, ob dein Kind gesund zur Welt kommt, kannst du darüber entscheiden, ob du nach der Geburt psychisch gesund bleibst oder nicht. Es liegt nicht in deiner Hand.

Vielleicht fragst du dich nun, was du stattdessen tun kannst. Die Antwort ist einfach und erfordert dennoch gerade in der Ausnahmesituation des Wochenbetts zumindest für einen Augenblick deine ungeteilte Aufmerksamkeit: Nimm dich und dein Empfinden ernst. Sei achtsam mit dir selbst. Auch wenn du dich gerade mitten auf dem Rummelplatz zu verlieren scheinst: Nimm dir jeden Tag bewusst einen Moment Zeit für dich. Achte dich und deinen Körper für das, was ihr da gerade leistet. Begegne dir selbst mit gütigem Wohlwollen. Und höre in dich hinein. Wie geht es dir? Was brauchst du jetzt, in dieser Situation, damit es dir gut geht? Und woher kannst du es bekommen? Wenn du dabei feststellst, dass es dir nicht gut geht oder dass du in irgendeiner Form Unterstüt-

zung benötigst, dann setze alles daran, dass du diese Unterstützung auch bekommst (siehe auch Text 17, Selbstfürsorge).
Die wenigsten von uns sind Expertin auf dem Gebiet der Diagnostik psychischer Störungen. Für dich und die Menschen in deinem nahen Umfeld ist es oftmals schwer einzuschätzen, was von dem, wie du denkst, fühlst und handelst, noch „gesund" ist und ab wann Hilfe von außen nötig wird. Das festzustellen, ist auch nicht deine Aufgabe. Schließlich können die meisten von uns auch keinen Mittelfußbruch diagnostizieren, schon gar nicht ohne Hilfsmittel. Bei einem Mittelfußbruch sagt dir vermutlich der Schmerz beim Auftreten, dass etwas nicht stimmt. Daraufhin wirst du zum Arzt gehen. Dieser wird deinen Fuß abtasten, röntgen und schlussendlich eine Diagnose stellen, auf die sich die Behandlung stützen wird. Ganz ähnlich verhält es sich bei den meisten psychischen Störungen, die im Wochenbett auftreten. Nur dass dir nicht dein Fuß wehtut, sondern etwas in deiner Seele schmerzt. Seelische Schmerzen können in verschiedenen Formen auftreten – als Gedanken, als Gefühle, als Impulse oder auch in Form körperlicher Symptome. Stellst du fest, dass es dir mit dem, was du denkst oder fühlst, schlecht geht und du darunter leidest, solltest du dich, genau wie du es bei deinem Fuß tun würdest, diesem Schmerz fürsorglich zuwenden. Vielleicht ist eine Ursache leicht auszumachen und der seelische Schmerz lässt sich somit beheben. Wenn deine belastenden Gedanken und Gefühle allerdings anhalten, möchte ich dich dazu ermutigen, einen Experten aufzusuchen. Wenn es dir schlecht geht, egal ob körperlich oder psychisch, dann stehen dir eine angemessene Diagnose sowie Behandlung zu. Und die Möglichkeit dazu solltest du nutzen. Schließlich geht es neben deinem Wohl auch um das deines Kindes. Alles, was du jetzt für dich tust, tust du letztendlich auch für dein Baby. Tust du hingegen nichts, ist das Risiko groß, dass neben deiner Gesundheit auch die Beziehung zu deinem Baby Schaden nimmt.

Woran erkenne ich eine Wochenbettdepression?

Im Folgenden stelle ich dir einige Symptome einer Wochenbettdepression vor. Möglicherweise erkennst du einige Symptome bei dir selbst wieder. Doch auch wenn dem nicht so ist, bist du es wert, Unterstützung zu bekommen. Wenn es dir nicht gut geht und du das Gefühl hast, dass du ohne Unterstützung nur schwer wieder aus dieser Phase herauskommst, zögere nicht, dir Hilfe zu suchen. Jede Krankheit zeigt sich individuell,

und auch wenn die folgenden Diagnosekriterien nicht erfüllt sind, kann es sein, dass du an einer Depression erkrankt bist. Bitte sei achtsam und liebevoll mit dir und suche dir Unterstützung!
Andersherum kann es auch sein, dass du einzelne Symptome bei dir selbst erkennst, ohne an einer Depression erkrankt zu sein. Wesentlich für eine Depression ist, dass die Symptome über längere Zeit bestehen. Solltest du dich also beispielsweise gelegentlich an einzelnen Tagen kraftlos, niedergeschlagen oder antriebslos fühlen, schau gut nach dir, ohne in Panik zu geraten.

Etwa jede zehnte Frau entwickelt nach der Geburt eine Wochenbettdepression (auch: postpartale beziehungsweise postnatale Depression). Sie kann sich anhand folgender Symptome zeigen:
Frauen mit einer Wochenbettdepression empfinden über mehrere Tage und Wochen hinweg eine deutlich gedrückte, depressive Stimmung. Sie fühlen sich oftmals niedergeschlagen und hoffnungslos, sind völlig verzweifelt oder auch gefühlstaub. Manche Frauen haben das Gefühl, mit allem überfordert zu sein. Sie haben Angst vor der Zukunft und malen diese schwarz. Viele Frauen verlieren das Interesse an fast allen Dingen, die ihnen vorher einmal Freude bereitet haben. Ihnen gelingt es kaum, für irgendetwas Freude zu empfinden. Nicht selten geben sie sich selbst die Schuld daran. Als eine Folge sind Betroffene häufig wie gelähmt, sie schränken ihre Aktivitäten zunehmend ein und ziehen sich zurück. Auch vermeintlich leichte Aktivitäten, wie beispielsweise das Zähneputzen oder das Essen, können als erhebliche Anstrengung empfunden werden. Frauen mit einer Wochenbettdepression fühlen sich häufig über mehrere Tage und Wochen hinweg komplett kraft- und energielos und nehmen sich selbst als nicht mehr belastbar wahr. Sie können sich oft schwer konzentrieren, haben häufig Schuldgefühle und fühlen sich wertlos. Oft geht sämtliches Selbstvertrauen verloren. Ein Gefühl der Unruhe kann entstehen, und auch wenn das Baby schläft, gelingt es trotz enormer Müdigkeit oft nicht einzuschlafen. Entscheidungen zu treffen, fällt zunehmend schwer. Außerdem kann es sein, dass der Appetit Betroffener deutlich verringert ist oder, in selteneren Fällen, übermäßig stark ansteigt. Insbesondere wiederkehrende Gedanken an den Tod oder daran, sich das Leben zu nehmen, sind ein in jedem Fall ernst zu nehmendes Warnsignal für dich.
Zögere nicht und hole dir Hilfe! Im Wochenbett solltest du zu keinem Zeitpunkt mit diesen Gefühlen und Gedanken alleine sein. Vertraue dich

jemandem an. Es gibt immer einen Weg. Auch wenn du ihn im Moment nicht erkennen kannst.
Die subjektive Einschätzung dieser Kriterien ermöglicht dir keine valide Diagnose. Noch einmal: Die Erfüllung mehrerer Kriterien bedeutet nicht zwingend, dass du an einer Depression erkrankt sein musst. Ebenso wenig bedeutet die Verneinung dieser Kriterien, dass dir keine Hilfe zusteht. Suche dir immer dann Hilfe, wenn du spürst, dass du sie brauchst.

Wo gibt es Hilfe für dich?

Obwohl jeder Dritte im Laufe seines Lebens an einer psychischen Störung erkrankt, wissen die meisten Menschen nicht, wo sie welche Form der Hilfe erhalten können.
Im Falle von seelischen Schmerzen (egal, in welcher Form diese auftreten) hast du mehrere Möglichkeiten, an wen du dich zunächst wenden kannst. Deine betreuende Hebamme kann eine erste Anlaufstelle für dich sein, wenn du merkst, dass etwas nicht stimmt, und dir weitere Adressen und Ansprechpartner nennen. Ebenso kannst du deine Frauenärztin und/oder Hausärztin auf deine psychischen Beschwerden ansprechen. Auch sie können dir weiterhelfen, indem sie dich zu einer geeigneten Fachärztin (meist: Fachärztin für Psychiatrie und Psychotherapie) oder einer entsprechenden Ambulanz beziehungsweise (Tages-)Klinik überweisen. Bitte bestehe auf die Überweisung zu einer Expertin oder einem Experten und lasse dich nicht mit irgendeiner Diagnose oder gar Medikamenten einfach so abwimmeln. Du würdest sicherlich auch keinen Zahnarzt eine Herz-OP durchführen lassen. Eine fachkundige Diagnostik ist zwingend notwendig, um dir helfen zu können.

Ich möchte dich dazu ermuntern, dir im Vorfeld der Geburt selbst einen Überblick darüber zu verschaffen, welche Anlaufstellen es in deiner Region für den Fall der Fälle gibt. Empfehlen möchte ich dir an dieser Stelle die Webseite des „Schatten und Licht e.V." (www.schatten-und-licht.de) mit vielen hilfreichen Informationen zu psychischen Störungen vor, während und nach der Geburt, inklusive einer Liste möglicher Anlaufstellen. Stellst du nach der Geburt fest, dass du gerne therapeutische Hilfe in Anspruch nehmen möchtest, kannst du direkt telefonisch mit den dort hinterlegten Fachkliniken in Kontakt treten. So kannst du deine Situation schildern und ohne Zeitverzögerung in Erfahrung bringen, ob du dort mit deinem Anliegen an der richtigen Stelle oder eventuell an anderer Stelle besser aufgehoben bist. Falls notwendig kannst du dir daraufhin die Überweisung dorthin besorgen. Was letztendlich die für dich richtige Anlaufstelle ist (psychotherapeutische beziehungsweise psychiatrische Ambulanzen, psychotherapeutische [Tages-]Klinik, spezielle Mutter-Kind-Einheiten), hängt von deinem Beschwerdebild und dem Versorgungsangebot in deiner Region ab. Eine ambulante Psychotherapie (das heißt, über einen bestimmten Zeitraum einmal wöchentlich zum Therapeuten zu gehen) ist im Akutfall meist keine Option, da die Wartezeit auf einen solchen Therapieplatz in der Regel mindestens sechs Monate beträgt und du sofort Hilfe benötigst. Sie sollte vielmehr im Anschluss an die Akutbehandlung von dir angestrebt werden.

Egal, welcher Weg der richtige für dich ist – er beginnt immer damit, dass du dich jemandem anvertraust. Das ist wesentlich und nur so kannst du Hilfe erhalten.

10. *Das besondere Wochenbett*

Wenn die Geburt und die direkt anschließende Zeit anders laufen, als wir es uns wünschen, kann es zu einem besonderen Wochenbett kommen. Zum Beispiel, weil es nicht realisierbar ist, sich in Ruhe und Geborgenheit aus dem Alltag zurückzuziehen und sich in Ruhe kennenzulernen. Dies kann der Fall sein, wenn du durch die Geburt oder danach so sehr geschwächt oder krank bist, dass du dich nicht in dem Maße, in dem du es gerne tun würdest, um dein Kind kümmern kannst oder ihr gar räumlich getrennt seid. Dies kann auch der Fall sein, wenn dein Kind (intensiv-)medizinisch betreut werden muss, weil es mit einer Krankheit oder Behinderung geboren wurde oder sich den Weg auf die Welt erkämpft hat und anschließend erkrankte. Auch können äußere Veränderungen innerhalb der Familie, des Wohnsitzes oder Ähnliches der Grund dafür sein, dass ein Wochenbett zu einem besonderen wird.
In manchen Situationen kann man dann kaum noch von einem „Wochenbett" sprechen. Denn das Drumherum macht es unmöglich, auch nur einen Moment an seine kuschelige „Wochenbetthöhle" zu denken, weil man viel zu sehr im Hier und Jetzt mit der unerwarteten Situation beschäftigt ist.

Wenn du so ein besonderes Wochenbett erlebst und dich der Gedanke daran, dass du so viel lieber mit deinem Kind im Arm in deinem Bett kuscheln würdest, statt an seinem Krankenbett zu wachen oder es abgeben zu müssen, weil du selbst nicht in der Lage bist aufzustehen, so sehr schmerzt. Wenn du dich dieser vermeintlich zauberhaften Zeit beraubt siehst und alles geben würdest, um es zu ändern – lass dir versichern: Du bist nicht allein. Und: Es gibt oft die Möglichkeit, ein Wochenbett nachzuholen. Und wenn die Wogen sich geglättet haben, die Zeit so zu gestalten, dass mögliche Lücken wieder geschlossen werden.

Es ist nicht meine Absicht, deine Situation kleinzureden, doch möchte ich dir Hoffnung machen: Es werden ruhigere und zuversichtlichere Zeiten kommen. Jetzt gerade ist es schwer und da sind so viele Gefühle. Vielleicht musst du gerade stark sein und dein Kind auch. Vertraue darauf, dass du über dich selbst hinauswachsen kannst! Es gibt Situationen im Leben, von denen wir vorher dachten, sie niemals meistern zu können. Wenn wir dann mittendrin stecken, was oft schneller als ein Lidschlag passiert, sind da Kräfte und Möglichkeiten, von denen wir

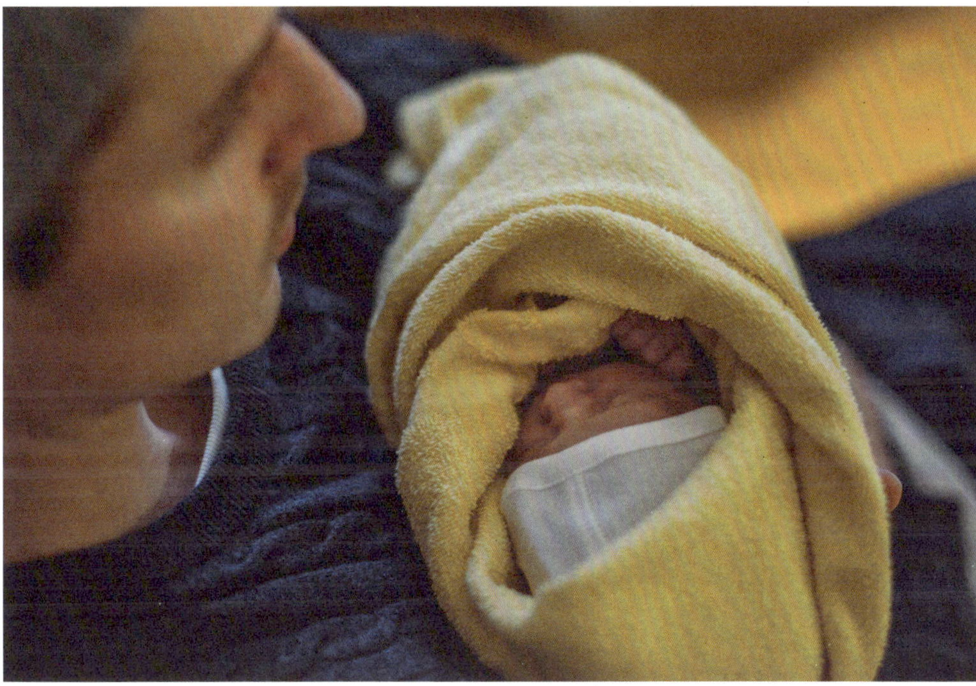

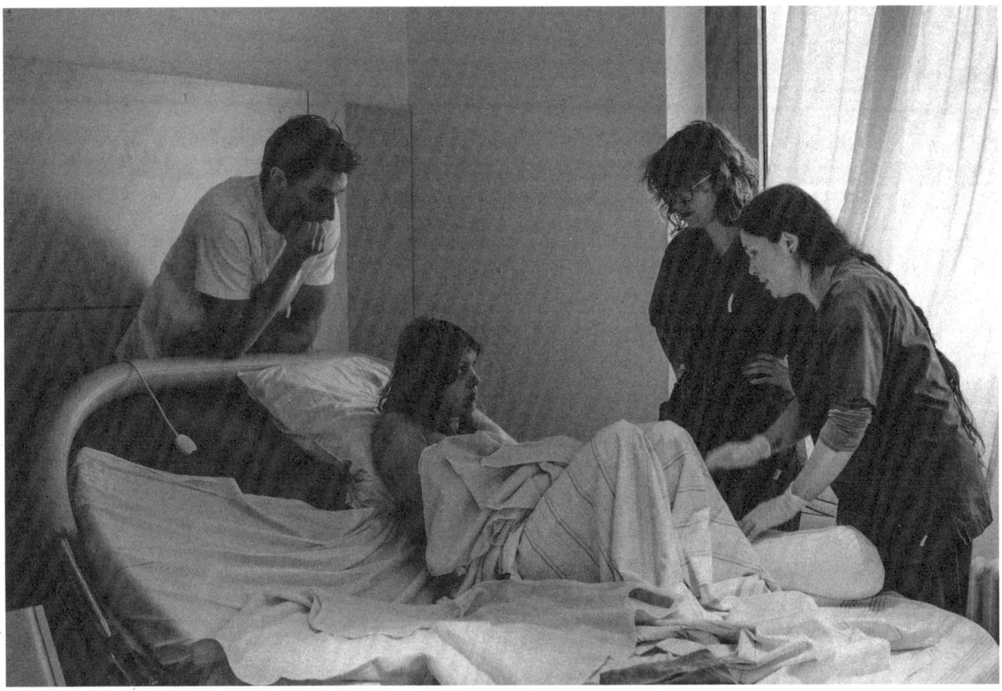

nicht einmal geträumt hätten. Eben auch, weil es gar keine Wahl gibt. Dennoch wünsche ich dir, dass du Augen und Ohren offen hältst, um mögliche Hilfsangebote und Unterstützungsmöglichkeiten in Anspruch zu nehmen – du musst das nicht alleine schaffen!

Herzensfaden

Die Verbindung zu einem Kind zu halten, das nicht bei einem ist, ist für alle Mütter früher oder später eine Aufgabe. Das Kind loszulassen und ihm trotzdem nah zu bleiben, ist eine Herausforderung, die du bewältigen wirst. Im besonderen Wochenbett wirst du unter Umständen früher dazu gezwungen sein, diese Herausforderung anzunehmen. Was vielen Frauen hilft, ist eine Imaginationsübung der Hebamme Brigitte Meissner. Hierbei stellst du dir vor, dass sich ein feiner, unzerstörbarer und unendlich dehnbarer Faden zwischen dir und deinem Kind spannt, der niemals reißen wird. Über ihn kannst du zu jeder Zeit an jedem Ort Kontakt zu deinem Kind halten. Ich darf dir hier die Anleitung von Brigitte Meissner mitgeben. Vielleicht findest du jemanden, der dir die Worte vorliest.

„Schließe einen Moment lang deine Augen. Spüre zu deinem Kind hin. Wenn du magst, sprich dabei innerlich mit ihm oder fühle einfach nur zu ihm hin. Nun stelle dir vor, wie sich von deinem Herz zu seinem Herzchen ein rosaroter Liebesfaden oder – wenn du dieses Bild lieber magst – eine rosa Herzensschnur hinzieht oder hinfließt. Die Farbe kann auch rot oder golden sein, oder jegliche Farbe, die in deiner Vorstellung spontan für den Herzensfaden zu deinem Kind hin auftaucht. Behalte dieses Bild in deiner Vorstellung. Du bist so immer in Verbindung mit deinem Kind. Bei Trennungen ist der Herzensfaden ausziehbar wie eine unendlich lange Schnur, die auch Räume und Wände durchdringt."
(Zitiert aus: Brigitte Meissner, *Emotionale Narben aus Schwangerschaft und Geburt auflösen*).

Wann immer dich die Sehnsucht nach deinem Kind packt, du besorgt bist oder die Verbindung in diesem Moment verstärken möchtest, stell dir diesen Faden vor. Vielleicht kannst du aus dem Wissen, dass du immer mit deinem Kind verbunden bleiben kannst, neue Kraft schöpfen, um all die Herausforderungen zu bewältigen.

Gefühle im besonderen Wochenbett

Im Wochenbett erleben viele Frauen eine Art Achterbahn der Gefühle. Und neben der schnell wechselnden Gefühlslage sind da vor allem viele unterschiedliche Gefühle. Tiefe Gefühle. Von Liebe und Glück bis zu tiefster Trauer und Verzweiflung ist oft alles dabei. Im besonderen Wochenbett ist dies nicht anders. Es gibt kein richtiges und falsches Fühlen. Du darfst sowohl alle Gefühle als auch alle Gedanken zulassen. Frauen, die solch eine besondere Situation erlebt haben, berichten manchmal davon, dass sie sich vor ihren eigenen Gedanken erschrocken haben und sich schuldig gefühlt haben. Gedanken wie „Vielleicht wäre es besser gewesen, wenn ich niemals schwanger geworden wäre!“ oder „Ich bin dem allem nicht gewachsen und wünschte mir, es wäre alles wie früher!“ sind völlig nachvollziehbar und kein Grund, sich zu schämen! Das, was du gerade erlebst, geht weit darüber hinaus, was ein Mutterherz einfach so ertragen kann. Lass Gefühle und Gedanken da sein und bewerte sie nicht. Sie werden sich wieder wandeln, und du wirst sehen, dass es für die noch so aussichtsloseste Situation eine Lösung gibt. Vertraue darauf! Du bist gut genug!

Wenn du merkst, dass dich die schweren Gedanken und Gefühle nicht mehr loslassen (was auch völlig nachvollziehbar ist!), kümmere dich gut um dich, und suche dir professionelle Unterstützung! Nicht weil du es nötig hast, sondern weil du es wert bist! Im Krankenhaus gibt es wahrscheinlich die Möglichkeit, einen Seelsorger oder Psychologen zu kontaktieren. Solltest du skeptisch sein, wünsche ich dir, dass du dies überwindest und es einfach wagst. Inwieweit du dich der Person gegenüber dann öffnest, entscheidest du. Einen Versuch ist es allemal wert! Alternativ wende dich bitte an deine Hebamme und deine Herzensmenschen. Bleib nicht allein mit diesen Gedanken! (siehe auch Text 9, Deine Seele im Wochenbett).

Wenn dein Kind stationär behandelt wird

Die Erfahrung, sein Kind schon in den ersten Minuten, Stunden oder Tagen in die Verantwortung anderer zu geben und ihnen zu vertrauen, ist prägend. Loszulassen, noch bevor man selbst eine enge Bindung aufbauen kann, ist nicht leicht und doch manchmal notwendig.

Vielleicht bist du von der Situation vollkommen überrumpelt worden. Gerade in dieser Zeit, in der du selbst so schutzbedürftig, emotional und unsicher bist. Das ist nicht fair und wirklich hart. Plötzlich dreht sich alles um dein Kind und darum, dass es ihm bald besser gehen möge. Schwestern und Ärztinnen auf Neugeborenen- (Intensiv-)Stationen sind darum bemüht, die Gesundheit deines Kindes zu verbessern oder zu erhalten, und tun ihr medizinisch Bestes, damit ihr als Familie bald wieder vereint sein könnt. Auch eure Familie ist in Gedanken bei eurem Kind.
Über alldem wird oft eines vergessen. Und das bist du. Ärztinnen und Schwestern deines Kindes sind vollauf damit beschäftigt, sich um dein Kind und all die anderen Kinder zu kümmern. Für deine Familie ist das Neugeborene sehr viel präsenter als du und deine Bedürfnisse. Und du selbst hast sicher so viel um die Ohren, dass du bisher keine Zeit dafür gefunden hast, dich mit dir selbst zu beschäftigen.
Dass das auf Dauer nicht funktionieren kann und muss, ahnst du wahrscheinlich. Darum möchte ich dich jetzt an dieser Stelle einladen, dir einen Moment Zeit zu nehmen. Zeit für dich. Lies folgenden Text, und überlege danach in Ruhe, was dir guttun kann.

Selbstfürsorge im besonderen Wochenbett

Auch wenn der Fokus natürlich auf deinem Kind liegt und du alles in deiner Macht Stehende tust, um für dein Kind da zu sein, bist du Wöchnerin. Du hast dein Kind monatelang unter deinem Herzen getragen, du hast es geboren. Auch dein Körper und deine Seele brauchen nach alldem Zeit, Schonung und Aufmerksamkeit, um sich zu erholen und zu regenerieren. Auch deine Wunden müssen heilen und dein Körper muss sich auf die neue Phase umstellen. Je nach Situation ist hierfür kaum Raum. Doch wann immer du die Möglichkeit findest: Tu dir in diesem Sinne Gutes!

Wochenbettbetreuung organisieren

Oft fallen Wöchnerinnen mit einem Kind, das stationär behandelt wird, aus dem üblichen Wöchnerinnen-Betreuungssystem heraus. Wenn du mehr Zeit auf der Neugeborenenstation als auf der Wöchnerinnenstation verbringst, schnell entlassen wirst und als Begleitperson deines Kindes

im Krankenhaus geführt wirst, fühlt sich niemand so richtig zuständig. Auf der Neugeborenenstation wird sich vor allem um dein Kind gekümmert, und deine Wochenbetthebamme, die dich zu Hause betreuen wird, stellt sich auf die Betreuung in der Zeit zu Hause ein.
Natürlich ist es wichtig, dass auch du betreut wirst! Denn, wie gesagt, dein Körper und deine Seele sind die einer Wöchnerin, und die verdienen es, liebevoll begleitet und unterstützt zu werden!
Der wichtigste Schritt deiner Selbstfürsorge ist, dass du dich selber darum bemühst, als Wöchnerin von Fachfrauen begleitet zu werden, da dies nicht automatisch funktioniert. Wende dich dazu an deine Wochenbetthebamme und berate dich mit ihr. Vielleicht kann sie dich auch im Krankenhaus besuchen. Über die Krankenkasse kann sie dies nur unter bestimmten Umständen abrechnen, aber dafür findet sich eine Lösung! Oder sie kann dir über das Telefon zur Seite stehen. Wende dich an die Wochenbettstation oder Stillberaterin. Vielleicht können sie dich betreuen oder gemeinsam mit dir eine Lösung finden.

Unterstützung organisieren

Unter bestimmten Voraussetzungen ist es möglich, eine Haushaltshilfe oder Mütterpflegerin von der Krankenkasse bezahlt zu bekommen. Dies ergibt besonders dann Sinn, wenn der Krankenhausaufenthalt deines Kindes länger dauert und ihr größere Geschwisterkinder zu versorgen habt. Vielleicht kannst du eine Freundin oder Bekannte damit beauftragen, sich um diese bürokratischen Angelegenheiten zu kümmern. Dazu muss sie sich bei deiner Krankenkasse erkundigen, unter welchen Umständen euch diese Unterstützung zusteht und welche Schritte dazu notwendig sind.
Sicher gibt es Menschen, die euch in dieser besonderen Situation unterstützen möchten, aber keine Ahnung haben, was sie tun können. Deshalb ist es wichtig, dass du überlegst, was dir helfen könnte, und es ihnen mitteilst. Das könnte zum Beispiel sein:

Essen organisieren: Eine gute Ernährung ist im Wochenbett wichtig. Im Krankenhaussetting ist diese oft kaum umzusetzen, die Zeit und die Möglichkeiten sind beschränkt. Doch oft ist es möglich, diesen Punkt an andere abzugeben. Freunde und Familie können Essen kochen und vorbeibringen. Hier eignen sich zum Beispiel Aufläufe, Salate und Eintöpfe.

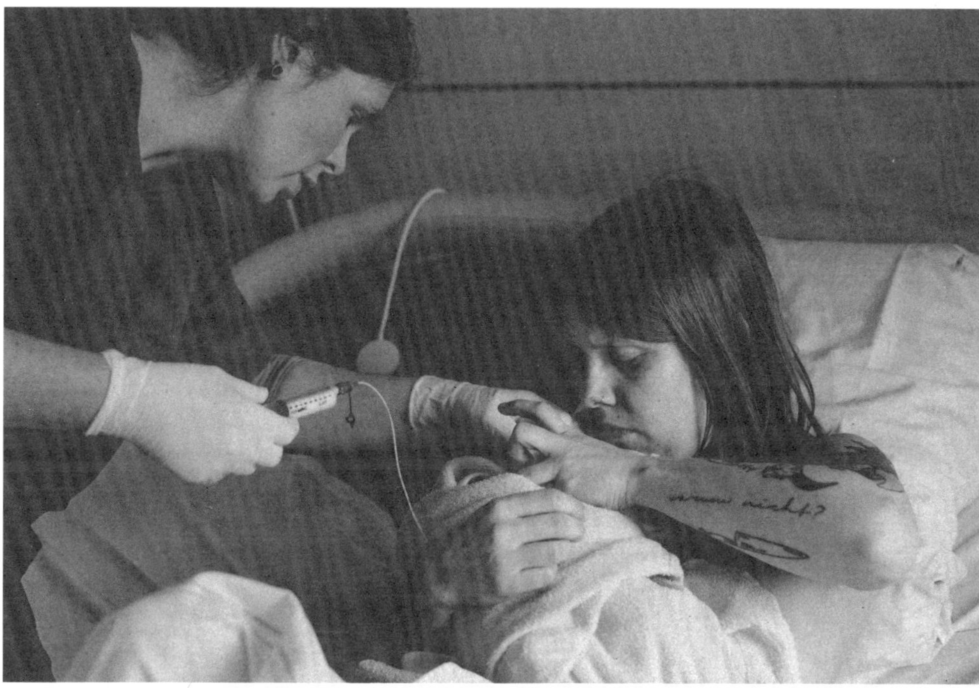
warum nicht?

In Kapitel 21 findest du einige Rezepte, die sich hierzu eignen. Vielleicht kannst du sie abfotografieren und an deine Lieben verschicken. Sie können Snacks vorbereiten und euch bringen oder gekochtes Essen aus dem Restaurant holen. Vielleicht tut dir auch ein guter Kaffee aus dem Lieblingscafé gut oder du brauchst einen Schokoladenvorrat.

Haushaltsaufgaben abgeben: Auch wenn du kaum zu Hause bist, fällt dort Arbeit an. Verteile notwendige Aufgaben, wie etwa Wäschewaschen, an andere (mehr dazu in Kapitel 2, Wochenbettorganisation).

Verschnaufpausen einrichten: Vermutlich wirst du so viel Zeit wie nur möglich bei und mit deinem Baby verbringen wollen. Doch irgendwann brauchst auch du eine Pause, um dich zu erholen oder um Dinge zu erledigen. Vielleicht ist es für dich eine Entlastung, wenn in dieser Zeit jemand anderes bei deinem Kind sein kann und verspricht, dich sofort zu informieren, wenn du gebraucht wirst.

Liebevolle Abwechslung einladen: Der Krankenhauskosmos ist ein ganz eigener – vielleicht tut es dir gut, beizeiten Besuch von Freundinnen oder der Familie zu empfangen und diesen Kosmos für eine Weile zu verlassen. Du kannst eine Freundin einladen, die sich die Zeit nimmt, dir den Rücken und die Schultern zu massieren und die Übung „Herzensfaden“ oder die Achtsamkeitsübung mit dir zu machen. Vielleicht schaut ihr auch eine DVD zusammen an oder blättert durch Zeitschriften. Ein wenig Abwechslung und Ablenkung von all den Themen rund um dein Kind und die Geschehnisse können sehr wohltuend sein. Wobei es natürlich auch eine Möglichkeit ist, das Herz auszuschütten ...

Pausen und Wohlfühlmomente schaffen: Je nach Situation kommt es dir für einen Moment vielleicht absurd vor, dich um Pausen und um dein eigenes Wohl zu kümmern, während dein Kind auf der Neugeborenenstation liegt. Dann solltest du dir vielleicht das Kapitel 17, Selbstfürsorge ansehen, denn natürlich ist es auch in dieser Situation wichtig, dass du angemessen auf dein eigenes Wohl achtest.

Der Umgang mit anderen

Die Geburt eines Kindes bewegt viele Herzen. Die Kreise, die dieses Ereignis zieht, sind oft sehr groß und reichen weit über deine nächsten Freunde und die Familie hinaus. Das Wunder des Lebens ist einfach immer wieder so besonders und emotional. Doch ebenso groß wie die Freude der anderen ist ihre Verunsicherung und ihre Angst, wenn der Anfang des Lebens so anders läuft als erhofft.
Oft trauen sie sich noch nicht einmal, zur Geburt zu gratulieren – da ist eine Unsicherheit: Tut man das? Oder könnte das verletzend wirken? Familien, die solch einen besonderen Start ins Leben erlebt haben, berichten oft, dass das Umfeld sich zurückzieht. Meistens mit der Absicht, nicht zu stören und der Familie Zeit zu geben, oder aus der Angst heraus, etwas Falsches zu tun oder vor der eigenen Berührtheit.
Sie verhalten sich nicht aus Bosheit so, sondern aus Hilflosigkeit. Sie sind mit der Situation überfordert oder können sich vielleicht schwer in eure Situation hineinversetzen. Außenstehende können sich kaum vorstellen, was ihr gerade durchmacht. Du darfst hierüber traurig, verletzt oder enttäuscht sein. Du hast gerade genug mit dir selbst zu tun und bist nicht für die anderen verantwortlich. Doch was euch allen helfen kann, ist, darüber zu sprechen. Je klarer du kommunizieren kannst, wie es dir geht, was du dir wünschst und brauchst, desto leichter wird es deinem Umfeld fallen, damit umzugehen. Habe keine Hemmungen, dich bei ihnen zu melden, auch wenn du das Gefühl hast, sie sollten sich von sich aus melden. Traue dich, sie zu fragen, ob sie dich tatkräftig unterstützen möchten und können. Nicht nur deinetwegen. Oft tut es uns Menschen gut, ins Handeln zu kommen, um mit unserer Angst oder unseren Beklemmungen zurechtzukommen. Eine Aufgabe zu haben, auf die man sich konzentrieren und in die man seine Energie stecken kann, wie zum Beispiel ein Abendessen vorbeizubringen, kann sehr hilfreich sein. Außerdem kann es das Gefühl vermitteln, gebraucht zu werden und wichtig zu sein. Jemanden mit gutem Essen zu versorgen, kann sehr glücklich machen. Was ich sagen möchte: Wenn es dir schwerfällt, Hilfe anzunehmen, tu es nicht für dich, tu es für den anderen und eure Beziehung.

Achtsamkeitsübung

Lass dich einen Moment auf diese Übung ein. Auch wenn sich im ersten Augenblick möglicherweise etwas in dir dagegen wehrt. Du kannst sie überall alleine machen: wenn du an dem Bett deines Kindes wachst, auf dem Nachhauseweg aus der Klinik bist oder wenn du einen Moment Pause hast. Oder du suchst dir jemanden, der dir dabei hilft. Vielleicht dein Partner, eine Freundin, deine Mutter oder eine andere Mutter, die in der Nähe ist und vielleicht in einer ähnlichen Situation ist wie du. Die Übung dauert nicht lange, ist aber wichtig. Sie hilft dir, dich zu erden. Oder anders gesagt, dich zu beruhigen und zu entspannen. In einer solchen Ausnahmesituation bist du mit deinen Gedanken und Gefühlen möglicherweise überall. Von außen betrachtet wirken Mütter in dieser Situation oft ein bisschen, als würden sie schweben. Aus lauter Sorge und Angst, wie flatternde Wesen, die weder hier noch da wirklich anwesend sind, getrieben. Allein. Unter so vielen.
Wenn du die Übung alleine machst: Lies dir die erste Aufgabe durch, schließe die Augen und konzentriere dich auf die Aufgabe. Mache sie so lange, wie es dir guttut. Dann öffne die Augen, um die nächste Aufgabe zu lesen, und so weiter. Wenn du eine Person hast, die dich begleiten kann, lass sie die einzelnen Aufgaben langsam und ruhig vorlesen. Zwischen den einzelnen Aufgaben sollte sie kurz Pause machen, damit du sie durchführen kannst.

1. Atme einige Male tief ein und aus. Ein und aus. Konzentriere dich nur darauf, wie dein Atem in dich hineinfließt und wieder heraus. Wie sich dein Brustkorb hebt und senkt. Lass dich darauf ein.

2. Fühle nun in deinen Körper hinein. Zunächst spüre die Stellen, an denen dein Körper die Erde berührt. Wenn du liegst, spüre die Unterlage, auf der du liegst. Spüre, wie deine Beine getragen werden, wie dein Kopf schwer auf dem Kissen liegt. Wenn du sitzt, spüre, wie du sicher von dem Stuhl getragen wirst. Wie dein Rücken sich anfühlt. Wie deine Füße den Boden berühren. Spüre, wie die Erde dich trägt.

3. Nun spüre bitte mit einem anderen Fokus in dich hinein und schenke jedem Körperteil einen Moment deine Aufmerksamkeit. Beginne an den Füßen, sind sie erschöpft vom vielen Umherlaufen? Wie

geht es deinen Beinen? Wie geht es deinem Becken? Wie fühlt sich dein Bauch an? Braucht er Halt? Wie fühlt sich dein Brustkorb an? Deine Schultern und dein Hals? Wie fühlen sich deine Augen an? Und die Kopfhaut? Versuche all das, was da hochkommt, da sein zu lassen. Lasse deine Tränen laufen, wenn sie laufen wollen. Lasse alle Gefühle da sein. Spüre sie und nehme sie an. Sie dürfen dableiben und auch gehen. Lass es geschehen. Dieser Moment gehört dir.

Wenn du selbst stationär behandelt wirst oder krank bist

Krankheit kann uns immer treffen. Wenn Mütter krank werden, ist dies immer eine besondere Situation – insbesondere wenn es in der Zeit rund um Geburt und Wochenbett geschieht.

Manchmal (selten!) verläuft die Geburt so, dass du danach erst einmal nicht für dein Kind da sein kannst. Dies kann zum Beispiel der Fall sein, wenn du operiert werden musstest und hierdurch bettlägerig bist und unter dem Einfluss von Narkose- oder Schmerzmitteln stehst. Auf diese Situation kann uns nichts und niemand wirklich vorbereiten, und oft ist sie mit einem großen Schreck, nicht nur bei dir, sondern auch bei deinem Partner verbunden. Auch kann sich im Laufe des Wochenbetts die Situation ergeben, dass du erkrankst.

Vertraue darauf, dass es besser werden wird. Besser werden muss. Solltest du jemals daran zweifeln: Du bist nicht verantwortlich für diese Situation. Gegen Krankheit kommt man nicht mit reiner Willenskraft an, auch wenn diese in Maßen sicher hilfreich ist. Das heißt: Du hast es nicht in der Hand und tust gut damit, loszulassen und zu vertrauen. Es wird besser werden.

Es ist sicher sehr, sehr schwer, in dieser Situation als Erstes an dich selbst zu denken. Aber genau das musst du tun. Wenn du krank bist, musst du dich zunächst um dich selbst kümmern. Auch dann, wenn jede Faser deines Körpers sich danach sehnt, dein Kind zu versorgen und in den neuen Familienalltag und deine Rolle als Mutter zu starten – du musst dazu erst gesund werden! Eine halb gesunde oder völlig entkräftete Mutter, die sich durchs Leben schleppt, tut weder ihrem Kind gut noch sich selbst. Nimm dir die Zeit und den Raum, um gesund zu werden und auf die Beine zu kommen! Alles, was du dir selbst Gutes tust, tust du auch für dein Kind!

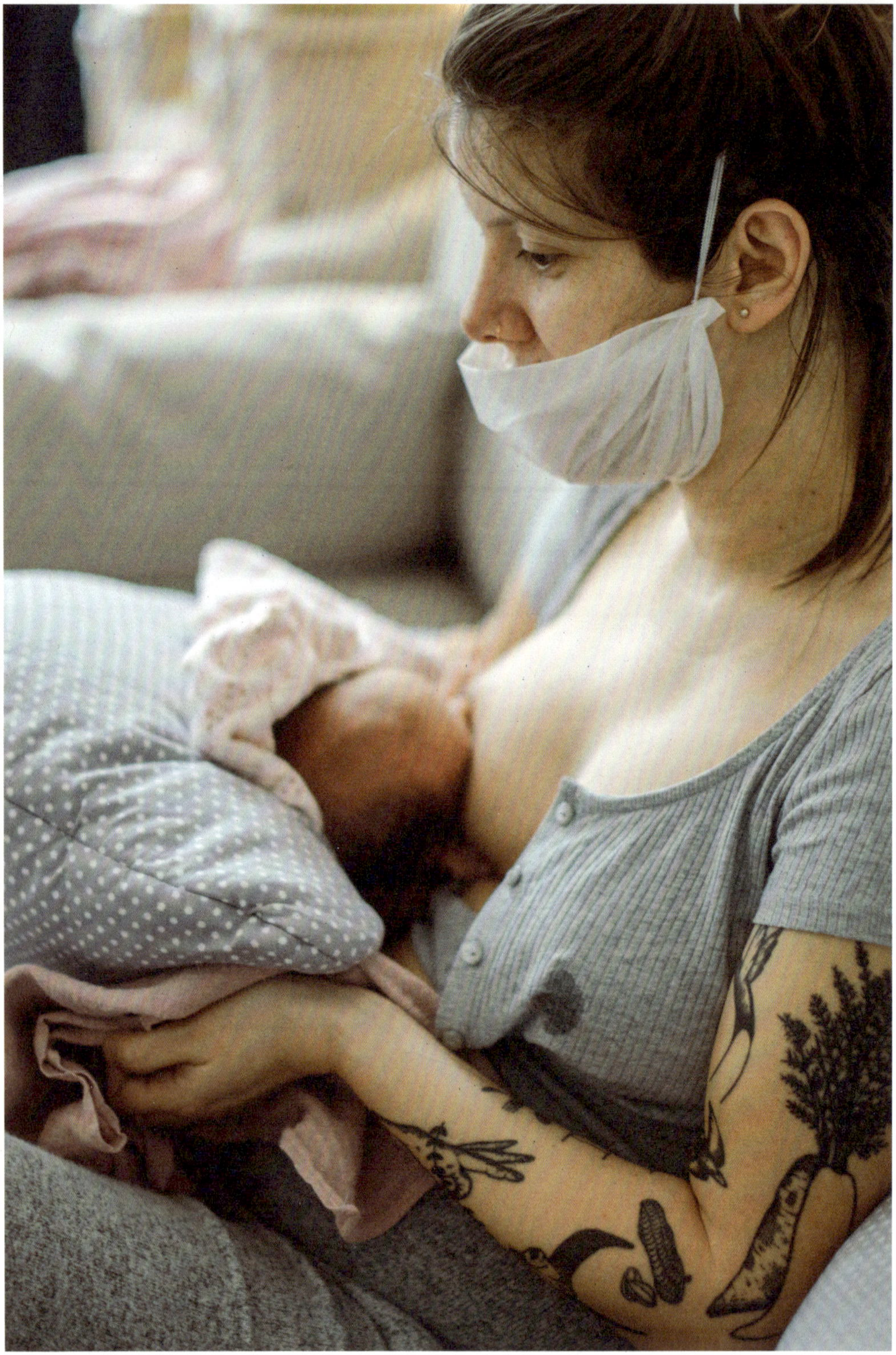

Natürlich ist die erste Zeit für das Leben eines Menschen wichtig und prägend. Und natürlich wünschte ich dir so sehr, dass du mit deinem Kind diese ersten Tage verleben könntest, deine Aufmerksamkeit auf dein Kind richten könntest und dich nicht mit dieser Erkrankung, den Schmerzen und den Sorgen herumplagen müsstest. Aber dem ist nicht so. Und darum ist es gut, nach vorne zu schauen. Es gibt ein paar Dinge, die du dir ganz gut merken solltest:

- Die Bindung zu deinem Kind verändert sich durch diese Situation. Doch sie muss dadurch keinen Schaden nehmen! Im Gegenteil: Diese Herausforderung lässt dich und dein Kind zusammenwachsen und euch gemeinsam gestärkt aus dieser Situation herausgehen. Auch als Eltern und Partner könnt ihr hieran wachsen.

- Die ersten Tage im Leben sind prägend – genauso wie all die Tage, die darauf folgen! Gerade jetzt fühlt es sich an, als ob ein einziger Tag ein ganzes Leben sei. Doch dem ist nicht so. Du wirst noch so viele Stunden und Tage mit deinem Baby verbringen.

- Auch wenn es wichtig ist, der eigenen Trauer Raum zu geben; lass dich von dieser nicht völlig vereinnahmen. Statt also nur darüber zu trauern, was nicht möglich ist und was verloren geht, fokussiere das, was möglich ist, und nimm dies ganz bewusst wahr. Vielleicht kannst du nicht mit deinem Baby zu Hause die Tage im eigenen Bett verbringen. Aber du kannst tagsüber mit dem Baby im Krankenhausbett kuscheln und versuchen, den Geruch dieses kleinen Zauberwesens eine Weile in der Nase zu behalten, auch wenn es schon nicht mehr da ist. Möglicherweise kostet es dich viel Kraft und einen starken Willen, deinen Blick so zu verändern. Trau dich, es lohnt sich!

- Vertraue den Menschen, die sich um dein Kind kümmern – sie tun es gut genug! Vielleicht hilft dir der Gedanke, dass dein Kind nicht nur zu dir auf die Welt gekommen ist: sondern auch als Kind deines Partners, als Nichte oder Neffe deiner Geschwister und als Enkel deiner Eltern. Natürlich bist und bleibst du eine der wichtigsten Personen für dein Kind und hast die festeste Bindung zu ihm. Doch auch die anderen können und dürfen sich um dein Kind kümmern. Vielleicht kannst du es trotz der schwierigen Situation als Geschenk sehen, dass durch diese Situation eigene Bindungen entstehen können.

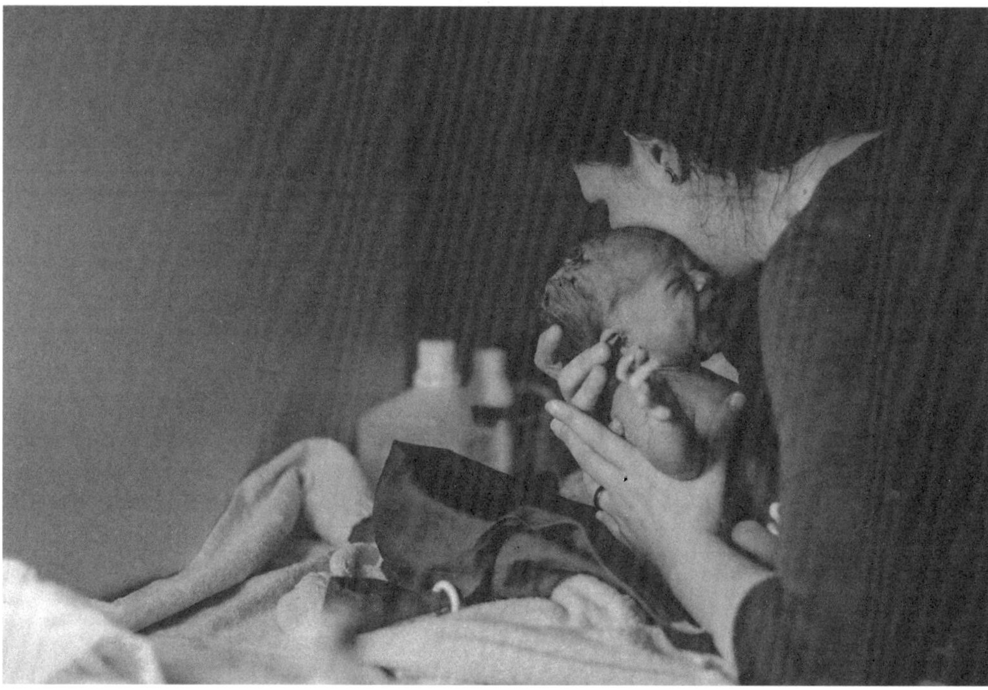

Ganz unabhängig davon, wie deine Situation genau ist: Es gibt immer die Möglichkeit, das Beste daraus zu machen. Ich meine das im ganz praktischen Sinne. Wichtig ist zum Beispiel, dass du dein Baby so oft und so viel es eben geht bei dir haben kannst. Mir hilft es manchmal zu überlegen: „Was wäre, wenn alles möglich wäre, das Beste im Angesicht der unveränderbaren Situation?“ Um dann alles in die Wege zu leiten, um eben dies möglichst zu realisieren. Viele Begrenzungen von Möglichkeiten finden sich in unseren Köpfen. Wenn wir es schaffen, diese aus der Welt zu räumen, wird so viel möglich!

Wochenbett nachholen

Wann auch immer es so weit ist, dass du die Möglichkeit bekommst, dir mit deinem Kind eine Wochenbetthöhle zu bauen (am besten zu Hause, aber auch im Krankenhaus kann es möglich sein!), baue sie euch! Auch wenn dein Kind dann schon ein paar Tage oder Wochen alt sein sollte; nehmt euch jetzt die Zeit, euch zurückzuziehen und euch in Ruhe kennenzulernen, zu kuscheln und vielleicht auch die Tränen laufen zu lassen. Ihr habt es in der Hand, jetzt die Zeit so zu gestalten, wie es euch guttut. Und um nachzuholen, was ihr verpasst habt. Nehmt euch diese Zeit und genießt jeden Moment! Die beste Medizin ist so viel Hautkontakt wie möglich, sowohl für dich selbst als auch für dein Kind. Besonders heilsam kann ein Bondingbad nach einer Idee der Hebamme Brigitte Meissner sein.

Bondingbad nach Brigitte Meissner

Dabei wird dein Kind von einer anderen Person gebadet und dir direkt anschließend, also nackt und nass, auf die Brust gelegt. Dies erinnert an das erste In-Empfang-Nehmen nach der Geburt. Lass dich auf dieses Bad ein. Du wirst erleben, wie tief es berühren und heilen kann. Das Bad kann auch noch Wochen nach der Geburt durchgeführt werden und es kann beliebig oft wiederholt werden.

Anleitung: Was du brauchst sind eine Person, die dich unterstützt, eine Babybadewanne oder einen Badeeimer, zwei große Handtücher, Zeit und Ruhe. Wenn dein Kind Fläschchen trinkt, könnt ihr dieses schon vor dem Bad vorbereiten.

Folgende Voraussetzungen sollten gegeben sein: Die Situation ist entspannt (kein Zeitdruck!) und die Atmosphäre lässt es zu, dass du dich fallen lassen kannst. Es ist warm genug. Du bist an einem ungestörten Ort, an dem du bequem liegen kannst (am besten das eigene Schlafzimmer). Die Menschen an deiner Seite wissen, was auf sie zukommt.

So wird es gemacht: Du legst dich mit bloßem Oberkörper, gut zugedeckt, ins Bett.
Dein Kind wird von einer zweiten Person direkt neben dir im Schlafzimmer für einige Minuten gebadet.
Anschließend wird dir dein Baby direkt aus dem Wasser nackt und nass (ohne es abzutrocknen) auf deine Brust gelegt und fest zugedeckt, sodass es nicht friert.
Nun kuschelt ihr und lasst alle Gefühle aufkommen, die da sind. Das Bad kann sowohl bei dir als auch bei deinem Kind sehr starke Gefühle auslösen. Wenn dein Kind weint und schreit, kannst du dir vielleicht vorstellen, dass es dir seine Geschichte der Geburt erzählt und die der Stunden und Tagen danach. Erzähle auch du deinem Kind von deinen Erlebnissen.

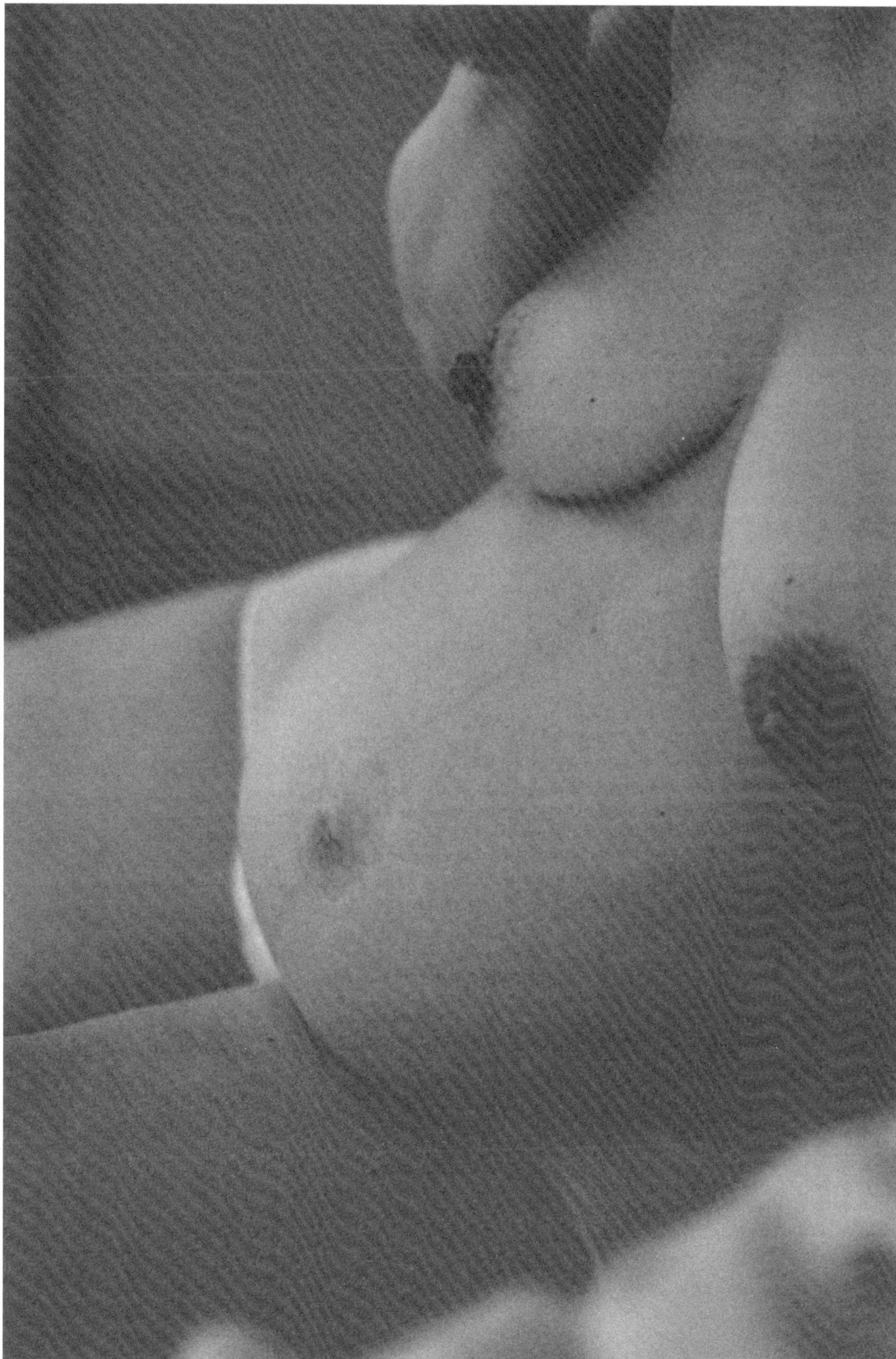

11. Deine Geburtsgeschichte

Du hast dein Kind geboren und darauf kannst du stolz sein. Dabei ist es völlig irrelevant, *wie* du dein Kind geboren hast. Jede Geburt ist es wert, geschätzt zu werden, und du verdienst tiefen Respekt für das, was du geleistet hast. Wer glaubt, dass eine Geburt besser oder ehrenwerter sei als eine andere, der täuscht sich gewaltig. Du hast eine Höchstleistung vollbracht, bist über dich selbst hinausgewachsen und hast dich selbst für einen Moment aufgegeben, um dein Kind auf die Welt zu bringen. Du bist eine Königin.

Dieses Ereignis, ganz gleich wie es verlief, ist für uns Frauen eine tiefgehende Erfahrung. Sie prägt uns und lässt uns wachsen. Für immer brennen sich uns Erinnerungen ein.

Deine Geburtsgeschichte ist es wert, erzählt zu werden. Gehört zu werden. Darum bitte ich dich, scheue dich nicht, von der Geburt zu erzählen. Erzähle sie so, wie du sie erinnerst. Mit großem Stolz und voller Freude. Oder auch mit Trauer und Wut. Erzähl sie so, wie du sie erlebt hast.

Suche dir deine Gesprächspartnerin oder den Gesprächspartner sorgfältig und bewusst aus. Dein Gegenüber sollte dir aufmerksam zuhören und achtsam mit dir umgehen. Wenn sie oder er dies nicht tut, beende jederzeit das Gespräch. Manchmal können andere unsere Erzählungen selbst schlecht aushalten oder haben das Gefühl, uns beruhigen zu müssen, indem sie unsere Erlebnisse verharmlosen – all das kann schmerzhaft sein. Schütze dich gut vor allem, was deiner Seele nicht guttut.

Geburtsbericht

Ich möchte dich einladen, deine Erlebnisse aufzuschreiben. Schreibe alles auf, was dich bewegt, was du erinnerst. Tu dies ohne Anspruch auf Genauigkeit oder chronologischen Ablauf. Schreibe auf, was dich bewegt. Viele Menschen interessieren sich im Laufe ihres Lebens für ihre eigene Geburt, und es ist ein wundervolles Geschenk an dein Kind, wenn es deine frischen Erinnerungen dazu erfahren kann. Außerdem kann es für dich selbst sehr heilsam sein, im Verarbeiten der Geburt noch einmal alles zu erinnern und festzuhalten.

Eine schwere Geburt

Wenn die Geburt nicht so lief, wie du es dir gewünscht hast, oder wenn du dich danach traurig, wütend oder enttäuscht fühlst, dann nimm diese Gefühle ernst. Allzu oft höre ich Frauen sagen: „Es war furchtbar. Aber das ist jetzt egal, jetzt ist alles gut, und das ist ja das Wichtigste."

Dem muss ich widersprechen. Es ist nicht egal, was dir unter der Geburt widerfahren ist. Auch wenn es „nur" war, dass man dir unachtsam begegnet ist oder du allein gelassen wurdest, du und dein Kind nicht so respektvoll und liebevoll behandelt wurden und du in deiner Selbstbestimmung beschränkt wurdest: Das ist nicht okay. Das ist unrecht und es ist nicht egal!

Du bist nicht undankbar, wenn du dies aussprichst. Du hast das Recht dazu. Deine Geschichte mit all deinen Erfahrungen und Erlebnissen ist es wert, erzählt und gehört zu werden! Auch wenn du und dein Kind gesund seid. Das ist ein riesiges Geschenk und keine Selbstverständlichkeit. Und dennoch ist es wichtig, dass du die Freiheit hast, zu fühlen und zu erzählen, was dir unter der Geburt passiert ist.

Es ist aus vielen Gründen wichtig, dass du dich und deine Erfahrungen ernst nimmst und dir erlaubst, alles zu fühlen, was da ist. Wenn du die Gefühle da sein lässt, sie fühlen und aushalten kannst, können sie schwächer werden und wieder gehen. Sie müssen dich keinesfalls für immer begleiten. Doch wenn du versuchst, sie zu unterdrücken und dich selbst mit der Phrase „Ende gut, alles gut!" zu trösten oder gar zu betäuben, wird es dich prägen und immer (mal wieder) irgendwo mitschwingen und wieder auftreten.

Eine Geburt kann „bilderbuchmäßig" verlaufen und die Frau trotzdem verletzt daraus hervorgehen. Dies liegt nicht in der Verantwortung der Frau, sondern in der Verantwortung derer, die sie begleiten und von denen die Gebärende in dieser Situation abhängig ist.
Viele Geburtshelfer und Geburtsbegleiterinnen scheinen noch immer den gesellschaftlich anerkannten Grundsatz zu verfolgen: „Hauptsache, gesund!". Und natürlich ist es ein hoher Wert und die größte Aufgabe von uns Geburtshelfern: Die körperliche Unversehrtheit und das Leben von Mutter und Kind zu schützen. Natürlich. Doch es ist nicht die alleinige

Aufgabe. Die seelische Gesundheit und vor allem die Würde der Frau zu wahren, ist genauso wichtig und ein Menschenrecht.

Die schlimmsten Gefühle, die Frauen während der Geburt erleben, sind: Das Gefühl, ausgeliefert zu sein, die Kontrolle zu verlieren, alleingelassen zu werden, das eigene Kind nicht beschützen zu können, respektlos behandelt zu werden und in der eigenen Intimität verletzt zu werden. All diese Gefühle können bei einer Gebärenden mit Leichtigkeit hervorgerufen werden. Unter der Geburt befindet sich die Frau in einer Extremsituation: Sie ist extrem offen und empfindlich, schutzbedürftig und vielleicht verunsichert. Dinge, die sie in diesem Moment erlebt, brennen sich tief ein. Macht sie positive Erfahrungen, stärkt es sie. Macht sie negative Erfahrungen, kann es sie zutiefst erschüttern.

Oft versucht das Umfeld, sich und die Frau mit der Phrase „Ende gut, alles gut" zu beruhigen. Es ist ein Versuch, sich zu schützen – ein Versuch jedoch, der die Frau noch tiefer verletzt. Es kann dir das Gefühl geben, nicht ernst genommen zu werden, undankbar zu sein oder dich gar schämen zu müssen. Doch das alles trifft NICHT zu!
Suche dir deswegen unbedingt Menschen, die dir zuhören und mit dir den Schmerz aushalten. Du solltest dich und deine Gefühle nicht verstecken müssen.
Wenn du diese Gefühle von Traurigkeit, Enttäuschung und Wut kennst, kann dir Folgendes helfen:

- Erlaube dir zu fühlen, was du fühlst. Ohne Filter.

- Suche dir Menschen, die dir zuhören – immer und immer wieder, bis du es oft genug erzählt hast.

- Vernetze dich mit anderen Müttern, die eine ähnliche (oder ganz andere) Erfahrung gemacht haben und dich verstehen.

- Schreibe deine Geburtsgeschichte und/oder deine Gefühle dazu auf.

- Suche das Gespräch zu den Menschen, die dich bei der Geburt begleitet haben. Erzähle ihnen von deinen Gefühlen und deinen Erinnerungen. Frage sie, wie sie es wahrgenommen haben. Oft unterscheiden sich die Selbstwahrnehmung und die Fremdwahrnehmung und vielleicht können Unklarheiten geklärt werden.

- Fordere den Geburtsbericht an (das steht dir zu!). Vielleicht kann deine Wochenbetthebamme ihn mit euch zusammen durchgehen?

- Solltest du das Gefühl haben, dass du und dein Kind etwas verpasst habt, holt es nach! Das klingt vielleicht erst einmal abwegig, die Geburt ist schließlich vorbei. Doch vieles kann nachgeholt werden. Eine besonders schöne und heilsame Idee ist das Bindungsbad nach Brigitte Meissner. Sprich mit deinem Kind, und erzähle ihm, was du erlebt hast und wie du dich fühlst. Unsere Kinder verstehen sehr viel mehr, als wir glauben (Text 10, Das besondere Wochenbett).

- Wenn du anhaltende Symptome hast oder dich schwer belastet fühlst, ist es unbedingt ratsam, professionelle Unterstützung in Anspruch zu nehmen. Vertraue dich unbedingt deiner Hebamme oder deiner Ärztin an! Dies ist kein Zeichen von Schwäche, sondern von Stärke! (Texte 9, Deine Seele im Wochenbett und 14, Sorgen und Ängste).

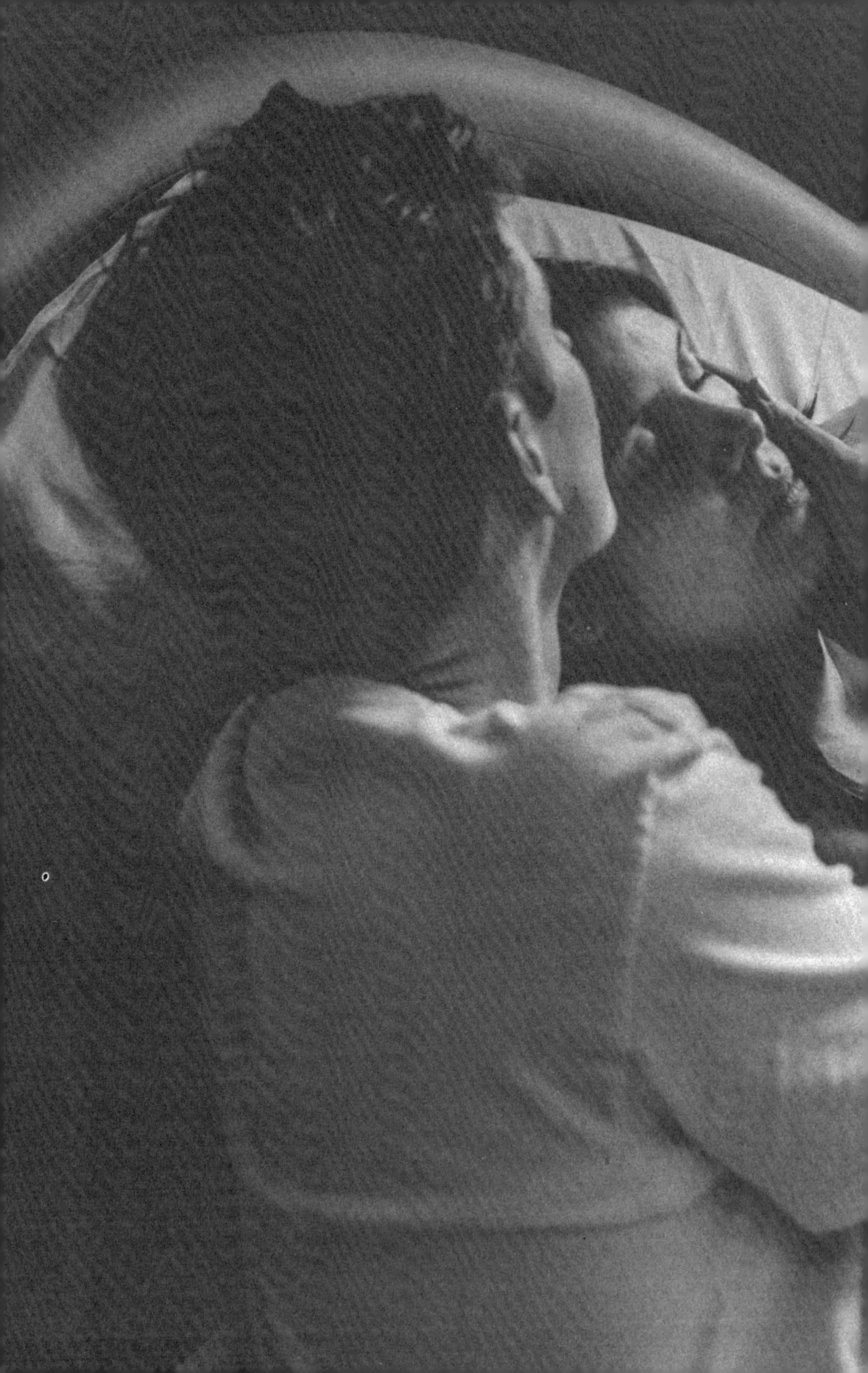

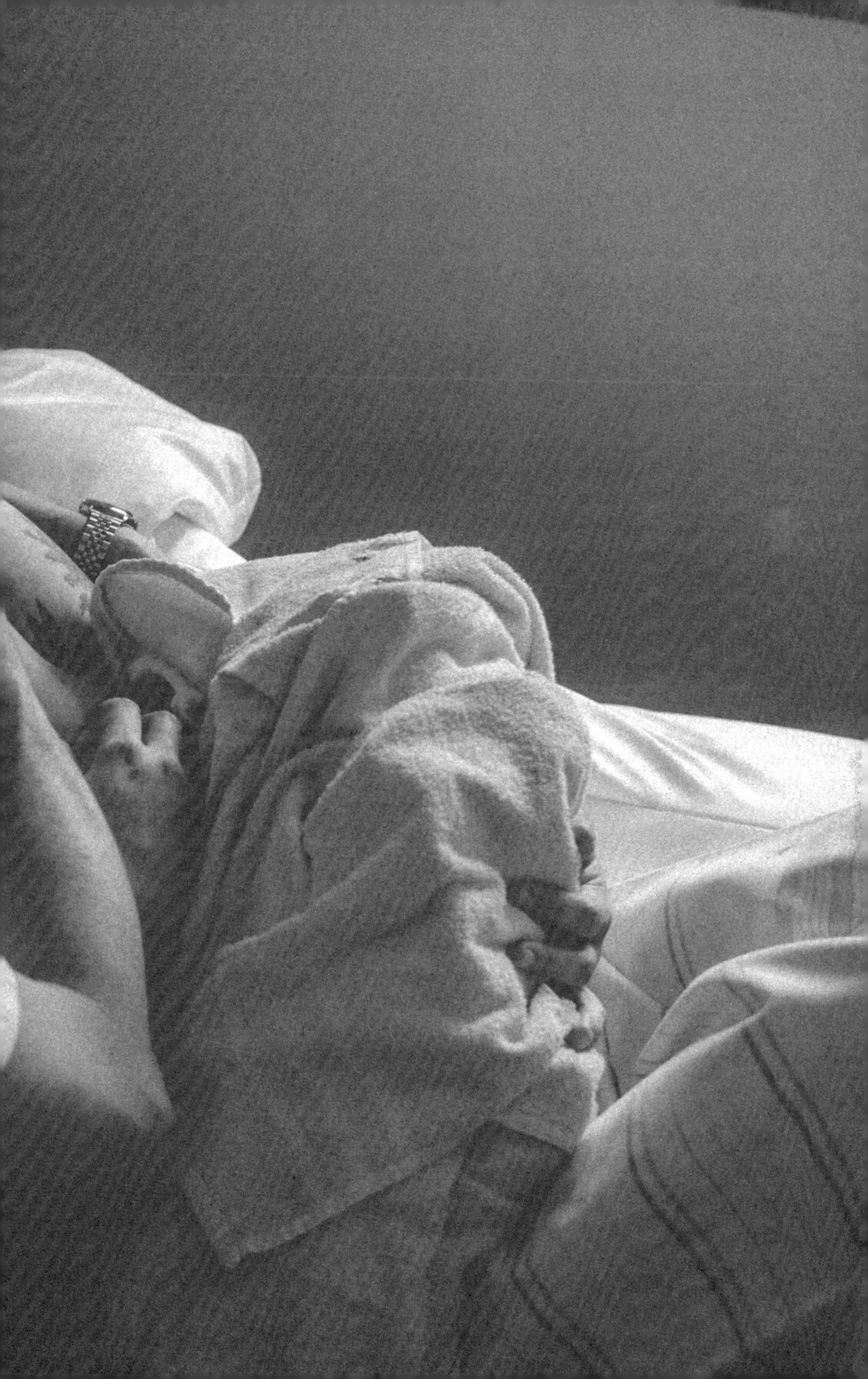

12. *Deine Mutterrolle: Was dir Kraft gibt*

Mit der Geburt stellt sich dein Leben auf den Kopf. Vielleicht empfindest du die allererste Zeit wie einen Sturm, der alles durcheinanderwirbelt. Glück und Schreck, Freude und Erschöpfung, Liebe und Verlust. All das liegt am Anfang so nah beieinander. Die Hormone tragen dazu bei, dass du all das innerhalb kürzester Zeit fühlen kannst. Und auch der Alltag wird durcheinandergewirbelt. Nichts ist mehr, wie es war. Und all das unter dem Zauber des neuen Lebens, das da bei euch eingezogen ist.
Dann rüttelt es sich irgendwann zurecht, und allmählich wird der Sturm ruhiger und zum lauen Lüftchen, welches aber immer wieder Fahrt aufnehmen kann. Das Leben mit Kind und das Muttersein sind eine große Herausforderung: der Anfang oft stürmisch und auch danach immer wieder phasenweise sehr fordernd.
Die Erwartungen von uns selbst und auch von außen an unsere Mütterrolle sind oft unendlich groß. Natürlich wollen wir eine gute Mutter sein und das Beste geben, das uns zur Verfügung steht. Doch unter all den Erwartungen wird oft vergessen, dass eine Mutter auch nur ein Mensch ist. Zum Glück ein Mensch ist. Kinder brauchen nämlich Menschen um sich, mit und an denen sie wachsen können, keine Roboter oder perfekten Wunderwesen. Erschöpfung, Müdigkeit, Gereiztheit und Überforderung sind genauso menschlich wie Glück und Freude, Liebe und Wohlwollen. All das dürfen wir Mütter empfinden und zeigen. Unsere Kinder können und sollten es sehen dürfen. All das darf da sein. Deine Aufgabe als Mutter ist es, diese Gefühle anzunehmen, sie nicht zu bewerten und mit ihnen umzugehen.

Grundlage deiner Mutterschaft sollte deine eigene freundliche und liebevolle Haltung dir selbst gegenüber sein. Das Wissen, dass nicht die Perfektion das Ziel ist, sondern dass gut genug gut genug ist. Das Wissen, dass die Liebe deines Kindes nicht an Bedingungen oder Leistungen geknüpft ist und dass du genau so, wie du bist, die beste Mutter für dein Kind bist.

Zusammen mit vielen anderen Müttern habe ich Ideen gesammelt, was wir dir für deine Mutterschaft wünschen. Woran wir dich gerne erinnern möchten. Wissen, welches wir an dich weitergeben wollen und welches wir uns selbst auch immer wieder ins Gedächtnis rufen.

- *Vertraue in dich, deine Intuition und in dein Bauchgefühl.* Du bist die Mutter deines Kindes und kennst es am besten. Zudem hast du die engste Bindung und Beziehung zu deinem Kind. Vertraue deinem Gefühl! Und wenn du mal keinen Zugang (mehr) dazu hast, gewinne ihn zurück. Ihr wart über Monate eins. DieseVerbindung besteht auch weiterhin, selbst wenn du es manchmal nicht spürst. Setze dich dabei aber nicht unter Druck. Wenn du mal nicht weiterweißt (was ganz sicher passieren wird!), zeigt dies nicht, dass etwas falsch läuft. Es erinnert dich daran, dass du ein Mensch bist. Ein Mensch, der diese Aufgabe nicht alleine bewältigen muss, ganz im Gegenteil! (Texte 25, Den eigenen Weg finden; 26, Zum eigenen Gefühl zurückkommen; 20, Das eigene Dorf bilden).

- *Vertraue deinem Kind.* Dein Kind wird als sehr kompetentes, aber unreifes Wesen geboren. Versuche, die Welt durch seine Augen zu sehen und zu verstehen. Versetze dich in dein Kind hinein und lerne es kennen und zu verstehen. Niemals tut ein so kleines Kind etwas, um euch zu verärgern oder weil es euch etwas Böses möchte (Text 4, Ankommen: Was dein Kind braucht).

- *Schaffe dir einen Kreis von Menschen, mit denen du gemeinsam diese wunderbare Reise der Mutterschaft bestreitest.* Nimm gleich zu Anfang Abstand von der Idee, dass nur du dich angemessen um dein Kind kümmern kannst. Du bist die Mutter und damit die engste Verbündete deines Kindes. Doch es ist ein Geschenk für alle Beteiligten, wenn auch noch weitere Personen eine innige und liebevolle Beziehung zu deinem Kind aufbauen können – von Anfang an. Auch Männer können sich wunderbar um ein Neugeborenes kümmern und liebevoll seine Bedürfnisse stillen. Nur das Stillen ist uns Frauen aus physiologischen Gründen vorbehalten. Wenn dein Partner auch eine große Verantwortung und Rolle in der Beziehung eures Kindes übernimmt, ist das kein Hindernis zwischen dir und deinem Kind – im Gegenteil. Und auch Großeltern, Tanten und Onkel sowie Freunde können euren Alltag ungemein bereichern. Freundinnen und andere Mütter, die dir nahestehen, können dich so sehr stützen. Öffne dich ihnen und stärkt euch gegenseitig! Wähle aus, wer dir guttut und wer nicht, und lasse dich nicht bedrängen! (Text 20, Das eigene Dorf bilden).

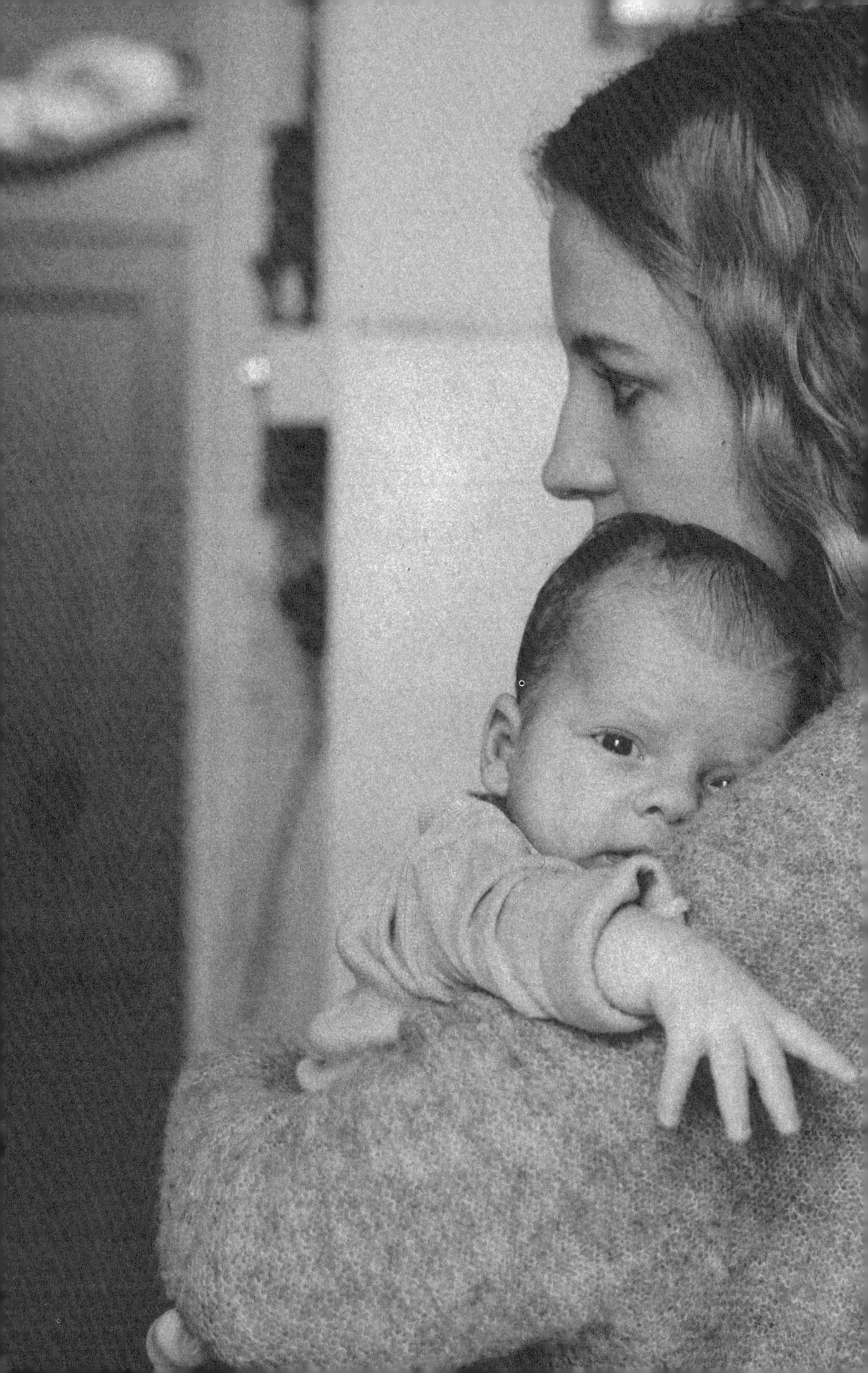

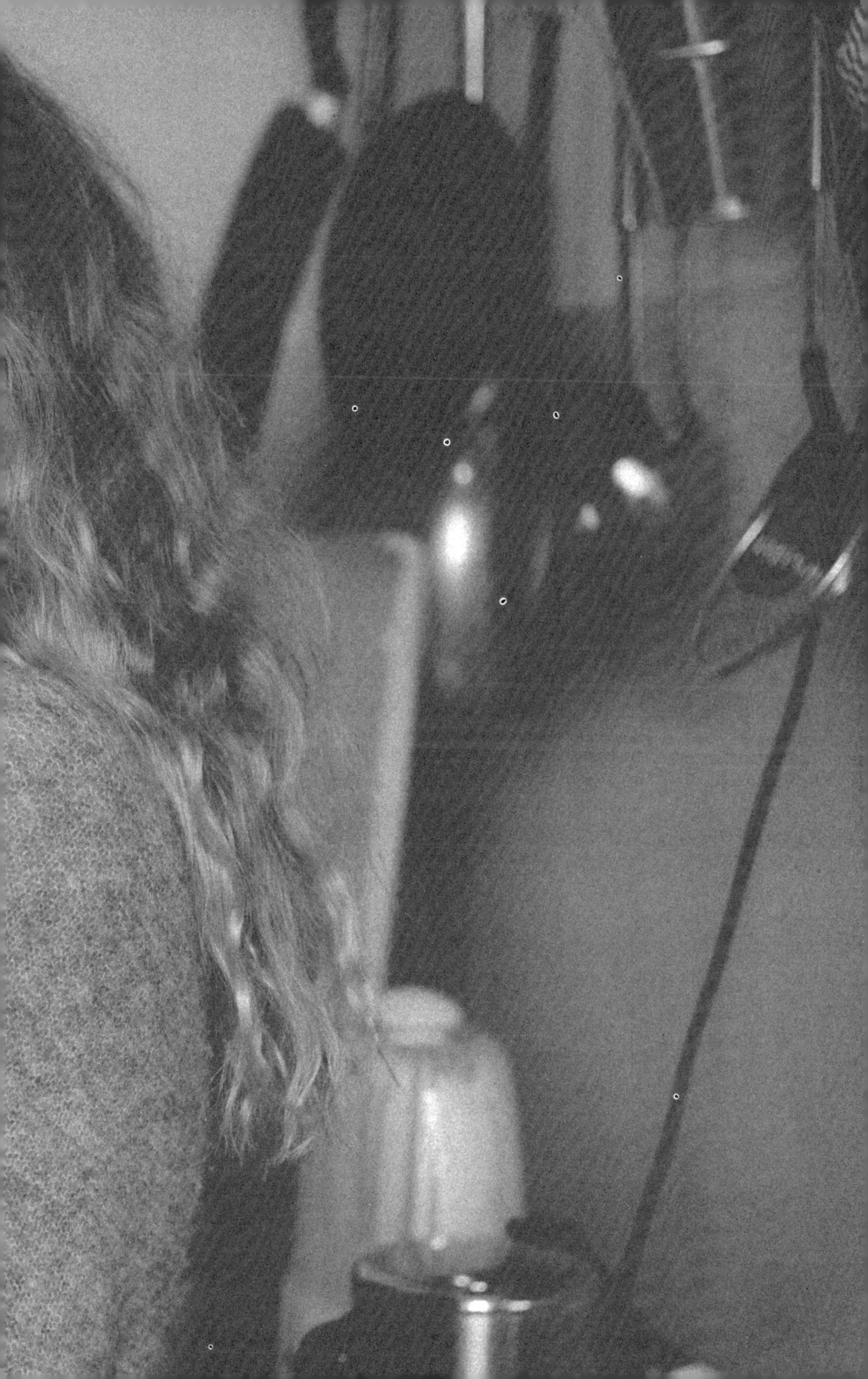

- *Fordere Hilfe ein, BEVOR du am Ende deiner Kräfte bist.* Es ist überaus menschlich, erschöpft zu sein und eine Pause zu brauchen. Je nach Phase ist es als Mutter über längere Strecken aber nicht möglich, eine ausreichend gute Pause zu haben, wenn nicht Hilfe von außen hinzukommt. Viele Kinder sind (am Anfang) eine 24-Stunden-Aufgabe. Dann ist Unterstützung von anderen unbedingt notwendig, bevor die Energiereserven aufgebraucht sind. Du bist unter Umständen diejenige, die frühzeitig um Hilfe bitten muss: Für andere ist deine Anstrengung vielleicht nicht so offensichtlich zu erkennen (Texte 20, Das eigene Dorf bilden und 17, Selbstfürsorge).

- *Lerne deine eigenen Bedürfnisse kennen und kommuniziere sie.* Gerade kurz nach der Geburt gibt es sicher Menschen in deiner Umgebung, die dir gerne zur Seite stehen und dir helfen, wo sie können. Lass sie wissen, was dir am meisten helfen würde. Oft fällt es schwer, die Bedürfnisse eines anderen, der gerade in einer ganz anderen Lebensphase ist, selbst zu erkennen! Nimm die Hilfe ohne schlechtes Gewissen an, es kommt sicher die Gelegenheit, etwas zurückzugeben.

- *Kümmere dich um dein eigenes Wohl.* Nimm dir so viel Zeit wie angemessen für deine eigenen Bedürfnisse. Natürlich ist die Zeit dafür gerade am Anfang begrenzt – lerne, die zur Verfügung stehende Zeit gut zu nutzen und zu genießen.

- *Nimm Abstand von deinem eigenen Perfektionismus.* Du wirst nicht alles perfekt machen. Vielleicht machst du Fehler. Sie sind wertvoll und werden dich wachsen lassen. Sei freundlich mit dir selbst. Und habe im Kopf, dass es für dein Kind der wesentliche Punkt ist, dass du da bist. Dass du Mensch bist (Text 15, Gut genug).

- *Nimm Abstand von den (vermeintlichen) Erwartungen anderer.* Ebenso individuell wie wir unser Leben und unseren Alltag gestalten, gestalten wir unsere Mutter- beziehungsweise Elternschaft individuell. Werte und Vorstellungen, die für die einen zählen, zählen für euch vielleicht nicht. Du und dein Partner dürft die Elternschaft und Familie mit eurem Kind so gestalten, wie ihr es für richtig haltet! Traut euch, in eurem Selbstbewusstsein zu wachsen! Lasst euch nicht von eurem Weg ablenken (Texte 25, Den eigenen Weg finden; 26, Entscheidungen treffen).

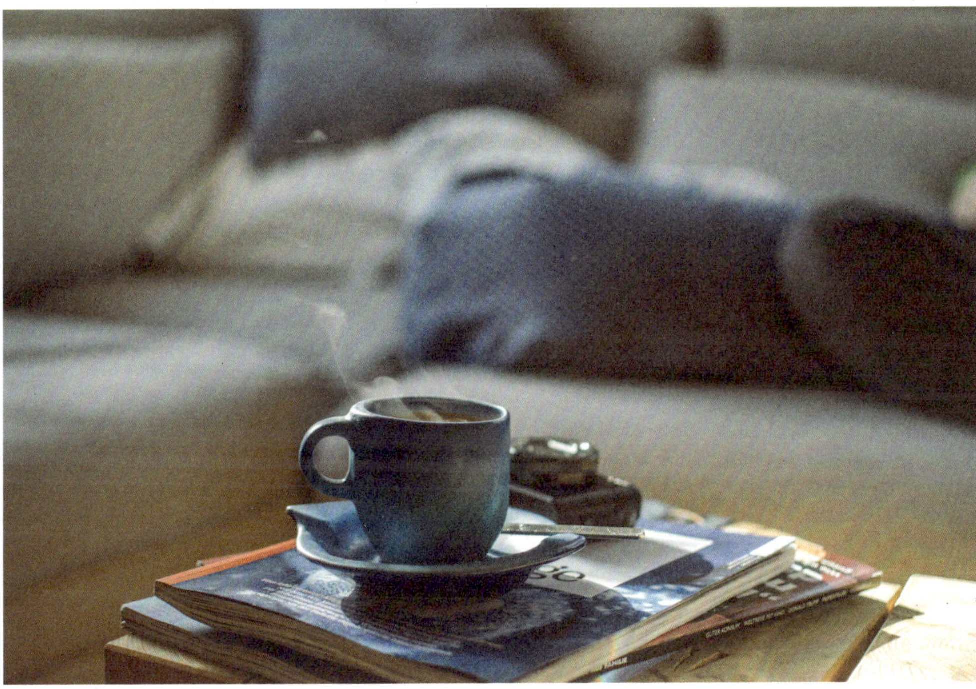

13. *Mutterliebe*

Oft wird uns suggeriert, dass eine Mutter nach der Geburt ihres Kindes immer und ganz automatisch auf Wolke sieben schwebt. Die Begründung dafür ist klar: Sie hat gerade das größte Glück ihres Lebens erfahren, sie hat ihr eigenes Kind geboren.

Doch so ist es meistens nicht. Geburt ist ein unendliches Wunder. Ein unbeschreibliches Ereignis im Leben einer Frau. Geburt ist voll Zauber, Kraft und Stärke. Ausdruck von Liebe. Aber Geburt ist auch Schmerz, Verlust und immer Abschied. Abschied von dem, was vorher war, Abschied von dem ungeborenen Kind, das unter deinem Herzen wuchs. Das jetzt in deinen Armen liegt. Völlig fremd und doch so vertraut.

Ende. Neuanfang.

Und dieser Anfang ist oft ein lauter Knall. Eine Erschütterung. Einer, der dich in die Knie gezwungen hat. Kurz vor dem Ende, ja, kurz vor dem Anfang musstest du kapitulieren. Die Kontrolle aufgeben und loslassen. Wie eine Urgewalt, die durch dich ging. Durch deinen Körper und deine Seele.

Nun bist du Mutter. Durchgeschüttelt.

Dein Körper, durchflutet von Oxytocin und Endorphinen. Bindung und Glück.

Endlich hältst du dein Kind in den Armen. Nass und weich. So unbeschreiblich weich. Deine und die Sehnsucht deines Kindes erfüllen sich. Ihr begegnet euch zum ersten Mal.

Ohne Frage: großes Glück.

Aber eben auch so viel mehr. Schmerz und Schrecken. Liebe und Erschöpfung. Hoffnung und Sehnsucht.

Die Hormone helfen uns, das Geburtserlebnis in weicheren Farben und Tönen zu erinnern und unser Kind liebevoll in Empfang zu nehmen. Sie helfen uns, eine Bindung zu ihm aufzubauen, und wecken in uns den Wunsch, es zu umsorgen und zu beschützen. Doch jede Frau empfindet diese ersten Minuten, Tage und Wochen anders.

Auch der erste Moment nach der Geburt wird sehr unterschiedlich erlebt. Manch eine Frau hätte in diesem Moment gerne eine kurze Pause und wäre kurz einen Moment für sich, bevor sie ihr Kind begrüßt. Andere erschrecken, weil das kleine Wesen, das da auf ihrer Brust liegt, aussieht wie ein kleines verschrumpeltes Etwas und der erste Gedanke nicht ist: „Oh wie niedlich!", sondern vielmehr: „SO siehst du aus?". Das alles ist in Ordnung und darf sein!

Manchmal ist die Liebe zum Kind sofort da. Manchmal wächst sie und wird immer stärker. Es gibt keine Norm, wie du dich nach der Geburt zu fühlen hast. Auch wenn es dieses Bild von der Mutter auf Wolke sieben in vielen Köpfen, besonders durch die Medien geprägt, gibt: Es bedeutet nicht, dass du dich so zu fühlen hast, dass es so oder so besser wäre. Wenn du im Glück badest und die Liebe dich durchflutet – welch Zauber! Wenn du Glück und Liebe, aber eben auch das ganze restliche Spektrum an Gefühlen (auch auf dein Kind bezogen) fühlst – welch Zauber!

Liebe und Mutterliebe wird auf so unterschiedliche Weise empfunden und gelebt. Sie darf schwanken, wachsen und sich verstecken. Es macht uns nicht zu besseren oder schlechteren Müttern! Du bist die b e s t e Mutter für dein Kind. Und du bist ein Mensch. Wenn du Zeit brauchst, in deiner Liebe zu diesem Menschen anzukommen, ist das wundervoll und menschlich. Gönn dir Zeit und Ruhe. Die braucht es, um zusammenzuwachsen. Sich kennenlernen und nah sein. Das ist großes Glück. Und lässt all das entstehen, was euch tragen wird.

Die Bedingungen, unter denen dein Kind zur Welt kommt, haben große Auswirkungen auf dein Erleben und damit auch auf deine Gefühle nach der Geburt. Wenn dein Kind unter schwierigen Bedingungen, wie etwa einem Kaiserschnitt oder durch eine interventionsreiche Geburt, geboren wird oder euer Kennenlernen nicht unmittelbar nach der Geburt beginnen kann, kann das eine enorme Herausforderung für euch sein. In diesen Situationen kann das hormonelle System, das uns die Leichtigkeit nach der Geburt beschert, durcheinandergebracht werden. Diese von der Natur eingefädelte Erleichterung entfällt dann, und ihr tut gut daran, dafür zu sorgen, dass ihr euch ein paar Brücken zur Erleichterung baut, sobald das möglich ist. Gerade in dieser Situation ist es sehr schwierig,

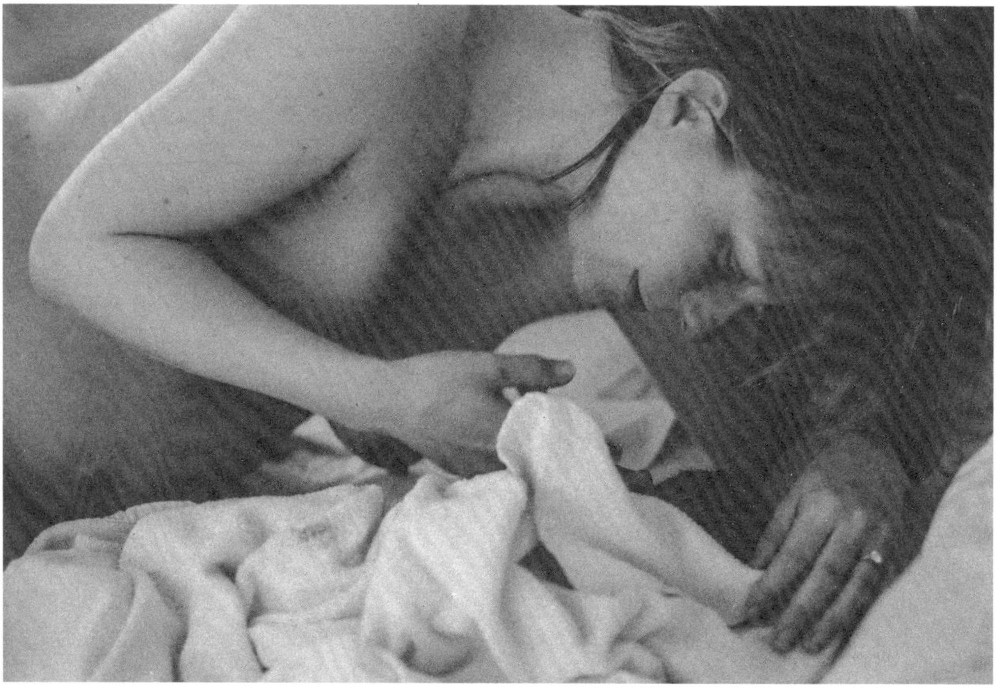

an sich selbst zu denken und sich etwas Gutes zu tun. Doch genau jetzt ist es sehr wichtig und sinnvoll (Text 10, Das besondere Wochenbett).

Das Wichtigste für Mutter und Kind ist nach der Geburt der direkte Hautkontakt zueinander. Dadurch werden Hormone ausgeschüttet, die euch beiden den Start leichter machen. Sobald es also möglich ist, sollten (wenn nötig kreative) Lösungen gesucht werden, um dies zu ermöglichen.

Bitte erlaube dir zu fühlen, was du fühlst. Es ist alles richtig und gut, so wie es ist. Mutterliebe und Mutterglück kommen auf verschiedene Weise und wir müssen keinem vorgegebenen Bild entsprechen. Deine herzlichen und ehrlichen Bemühungen um das Wohl deines Kindes können genau das sein, was dein Kind braucht. Auch sie sind Ausdruck deiner Liebe.

Gönnt euch Zeit und Ruhe, euch kennen- und lieben zu lernen.

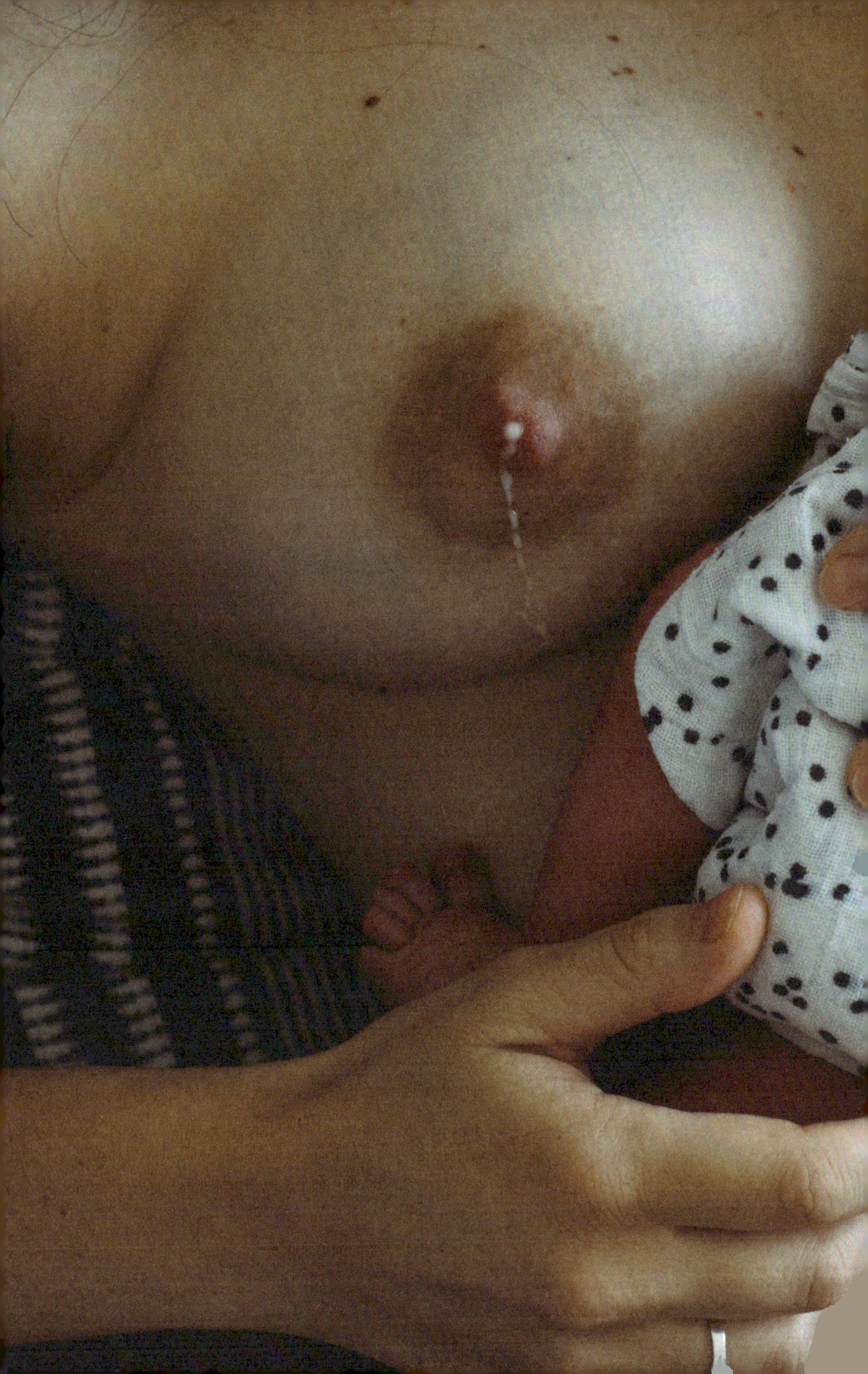

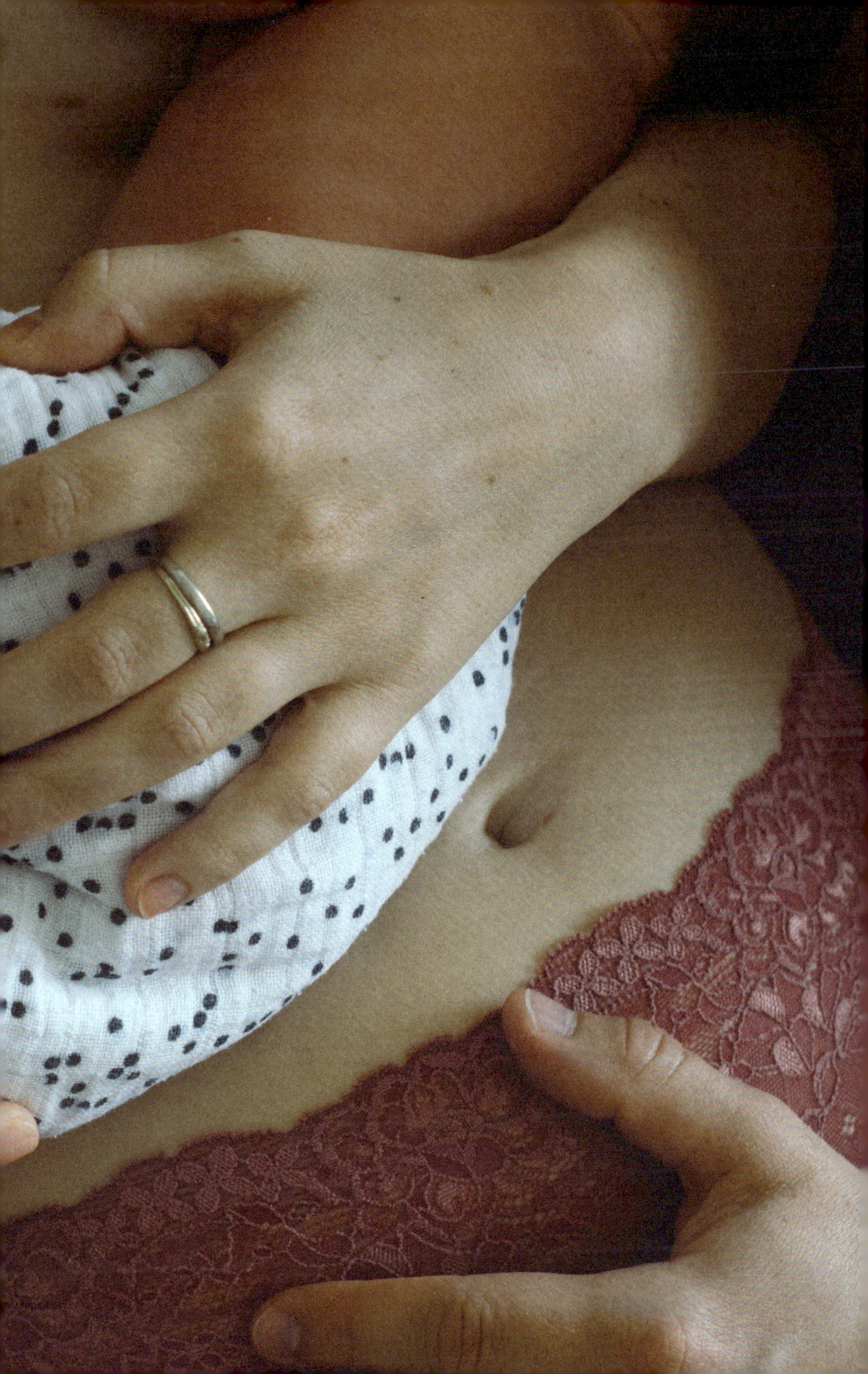

14. *Sorgen und Ängste*

Schon in der Schwangerschaft lernst du sie kennen: die Angst und die Sorgen um dein Kind und das Leben mit ihm. In der Schwangerschaft beziehen sich die Sorgen oft auf die Gesundheit des Kindes und darauf, dass „alles gut gehen wird". Manch eine Mutter nimmt an, dass sich diese Sorgen von allein legen werden, wenn sie erst ihr Kind in den Armen hält. Doch meist ist dies nicht so. Nach der Geburt kommen andere Sorgen und Befürchtungen auf. Die meisten Mütter können wohl davon erzählen, dass sich diese im Laufe der Zeit immer wieder verändern, mal stärker und mal schwächer zu spüren sind, doch fast immer da sind.

So könnte man fast annehmen, dass diese Sorgen und Ängste ein Teil des Mutterseins sind. Schon in der Schwangerschaft wird man sich der Verantwortung bewusst, die dieses neue Leben mit sich bringt. Und die Verantwortung für einen anderen Menschen zu tragen, das ist eine große Aufgabe. Außerdem beginnt schon vor der Geburt die Liebe zu diesem Menschen zu wachsen. Die Verbindung zu ihm festigt sich. Es ist wohl eben dieser Umstand, dass dieser Mensch zu dem wichtigsten in unserem Leben wird, der mit sich bringt, dass neben dem Glück auch Sorgen kommen. Das, was uns das Liebste und Kostbarste im Leben ist, wollen wir schützen und wahren. Doch wissen wir, dass dies nicht immer in unserer Hand liegt.

Ein gewisses Maß an Sorgen und Ängsten gehört in den Alltag als Mutter. Nimm sie freundlich an, und sieh die Kraft, die in ihnen steckt. Doch achte auf dich: Wenn die Sorgen überhandnehmen und dich nicht mehr loslassen, kümmere dich um dich. Sprich sie aus und schreib sie auf, suche dir gegebenenfalls Unterstützung. Auch im Sinne deines Kindes ist dies sehr wichtig. Denn zu große Sorgen und Ängste können eine Last für dein Kind sein.

Es gibt niemals eine Garantie auf Gesundheit und Wohlergehen. Auch nicht auf unsere Kinder bezogen. Wir können als Eltern viel tun, um ihr gesundes und geborgenes Aufwachsen zu fördern. Wir können unser Bestes tun und doch gibt es keine Garantie.

Sorgen und Ängste können uns helfen, aufmerksam und wachsam zu sein. Um genau hinzusehen und um Gefahren aus dem Weg zu räumen. Doch wenn sie zu dominant werden, können sie uns sehr belasten, lähmen und den Alltag erschweren.

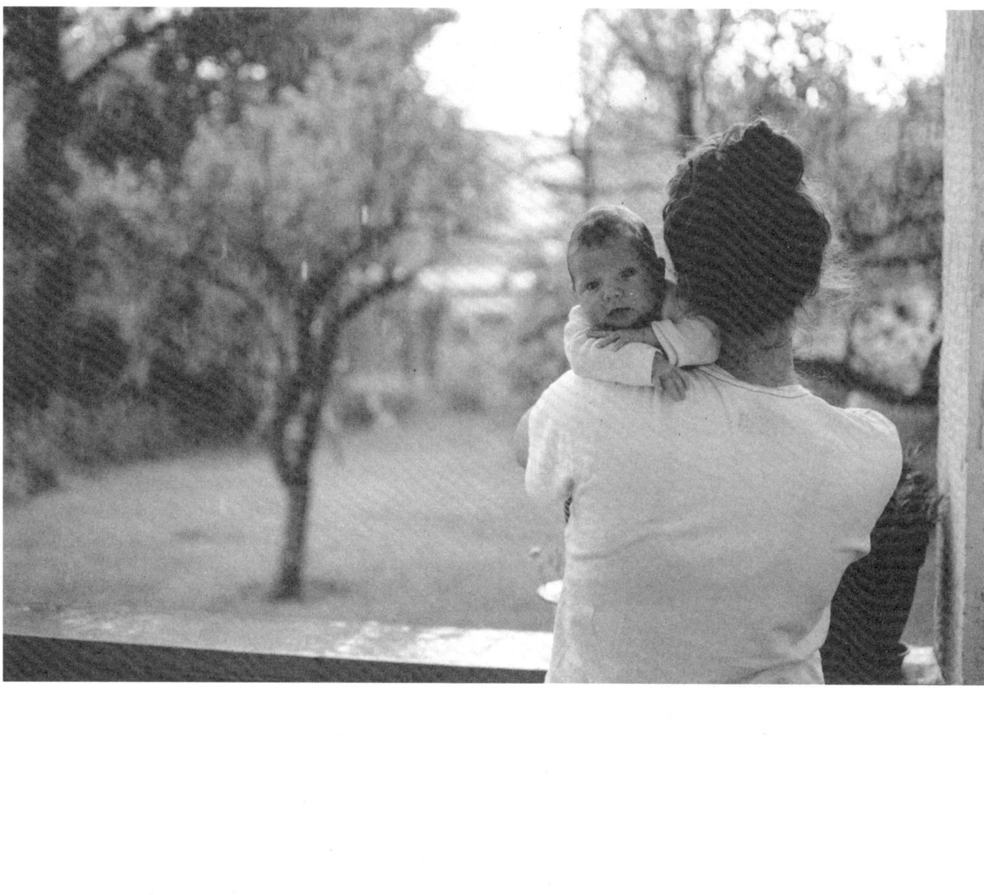

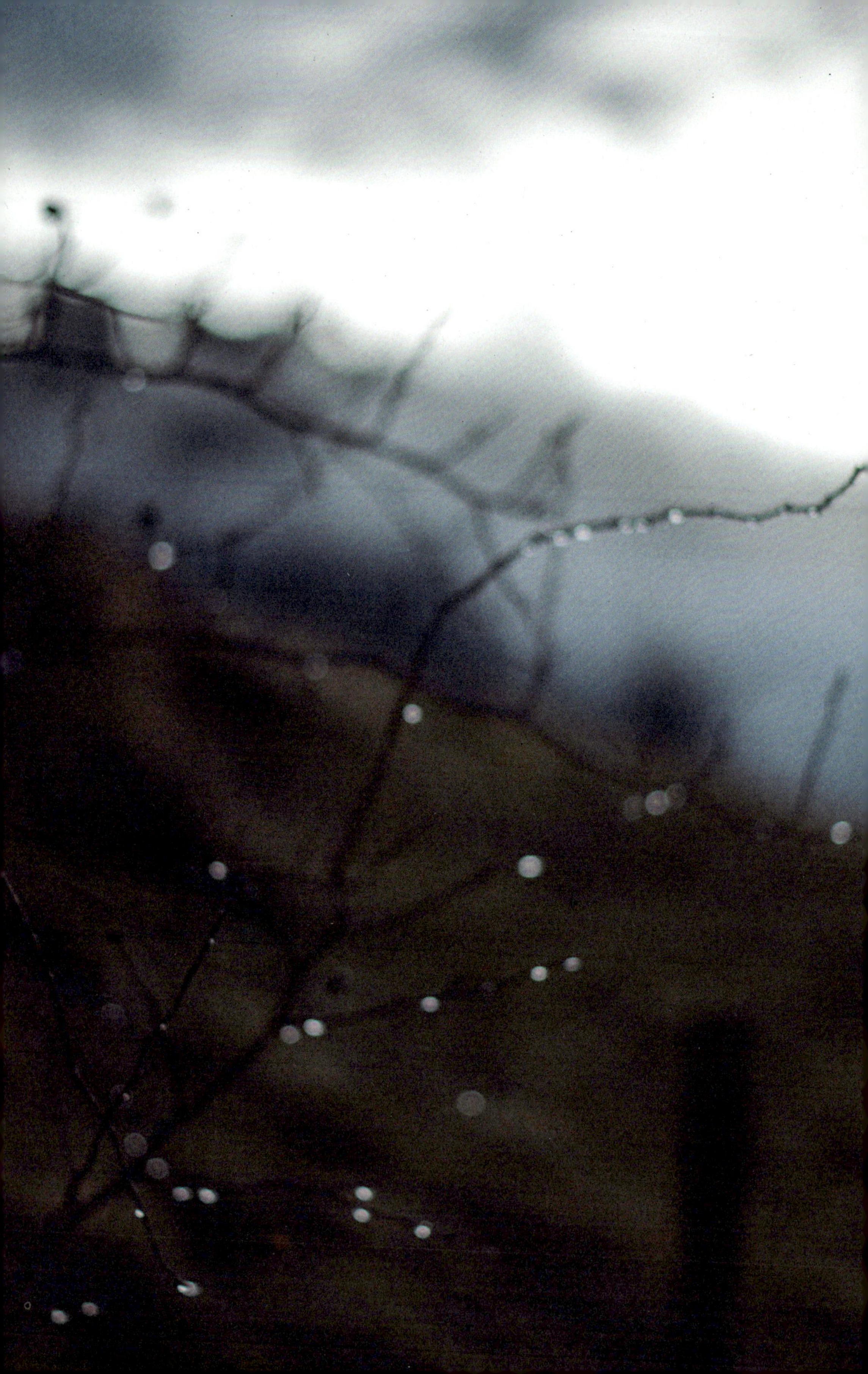

Ganz gleich, ob deine Sorgen konkret sind oder ob du feststellst, dass du noch gar nicht genau weißt, was deine Sorgen sind: Schreibe deine Sorgen und Ängste möglichst genau auf. Vielleicht fällt es dir schwer, ihnen so deutlich zu begegnen, und vielleicht verstärkt sich das Gefühl in diesem Moment. Tu es trotzdem. Wenn die Gefühle einmal da sein dürfen und du es zulässt, kannst du einen Weg finden, mit ihnen umzugehen. Und außerdem können sich diese Gefühle schon allein dadurch, dass sie da sein dürfen und gesehen werden, vielleicht ein Stück lösen und weiterziehen.

Schreibe also deine Sorgen auf, und notiere dir dazu, für wie realistisch beziehungsweise wie wahrscheinlich du sie hältst. Oft sind unsere Sorgen sehr unrealistisch. Sich das bewusst zu machen, ist ein wichtiger Schritt. Wenn deine Sorge realistisch und wahrscheinlich ist, überlege, wie du damit umgehen und sie vielleicht abwenden kannst. Gibt es jemanden oder etwas, was dir dabei helfen könnte?

Sorgen und Ängste an sich lösen keine Probleme. Vielmehr belasten sie dich oder schwächen dich. Wenn du dich ihnen stellst und sie annimmst, können sie weiterziehen. Der Versuch, dich vor ihnen zu verstecken, wird scheitern – sie werden dich einholen. Jedes Gefühl, das da ist, hat das Recht, gesehen zu werden und Raum zu bekommen. Steigere dich nicht hinein und klammere dich nicht fest. Lass sie da sein mit dem Bewusstsein, dass sie gehen dürfen. Wenn du bemerkst, dass du sehr von deinen Gefühlen, Sorgen und Ängsten im Alltag belastet bist, öffne dich. Spreche mit vertrauten Personen darüber: Es gibt keine falschen oder schlechten Gefühle oder Gedanken. Du solltest damit nicht alleine bleiben.

15. *Gut genug*

Vielleicht kennst du auch den Wunsch, alles fehlerfrei zu machen und die weltbeste Mutter für dein Kind zu sein? Hast du ein Bild im Kopf von einer Mutter, die alles richtig macht und ihrem Kind nur das Allerbeste zukommen lässt? Dieser Perfektionismus findet sich in vielen von uns, leben wir doch in einer Zeit, in der scheinbar alles optimiert und perfektioniert werden soll, und scheinbar auch kann.

Es wird Momente, Situationen und Tage geben, an denen du nicht die Mutter sein kannst, die du gerne wärst. An denen du nicht durchweg geduldig, liebevoll und gelassen sein wirst. Tage, an denen du erschöpft, müde und vielleicht auch wütend sein wirst. Du wirst Fehler machen. Das ist okay. Du bist ein Mensch. Ein wundervoller.

DU BIST GUT GENUG.

Denn du gibst dein Bestes. Und das ist gut genug. Auch wenn das Beste, das du geben kannst, an manchen Tagen weniger ist als an anderen.

Du hast viel davon gehört und kannst auch hier davon lesen, was das Beste für die meisten Neugeborenen ist: zum Beispiel, gestillt zu werden und nur mit Wasser und Öl gesäubert zu werden. Vielleicht entscheidest du dich dennoch dafür, die Dinge anders zu tun. Aus deinen ganz persönlichen Gründen. Und das ist völlig in Ordnung. Du hast dein volles Recht und brauchst keine Legitimation dazu, es so zu machen, wie du es machst. Und: Es gibt keine Garantie. Für nichts. Du kannst dein Kind sein Leben lang mit reinem Wasser waschen und trotzdem entwickelt es irgendeine Hautkrankheit oder Allergie. Du kannst dein Kind lange stillen und es bekommt trotzdem irgendwann Diabetes. Es gibt keine Garantie und auch keine auf alles und immer übertragbare beste Lösung.

Für unsere Kinder sind wir als Menschen wichtig. Für sie ist es wichtig, dass wir DA sind. Dass wir authentisch sind und vor allem in Beziehung zu ihnen stehen. Sie erwarten nicht, dass wir alles richtig machen oder alles wissen. Was sie brauchen, ist ein liebevolles, authentisches, wertschätzendes und verständnisvolles Gegenüber, das auch mit sich selbst liebevoll, wertschätzend und verständnisvoll umgeht. Auch dann, wenn es mit sich selber hadert und unzufrieden oder unglücklich ist. Sie wachsen an und mit uns – ebenso wie wir in der Beziehung zu ihnen wachsen dürfen.

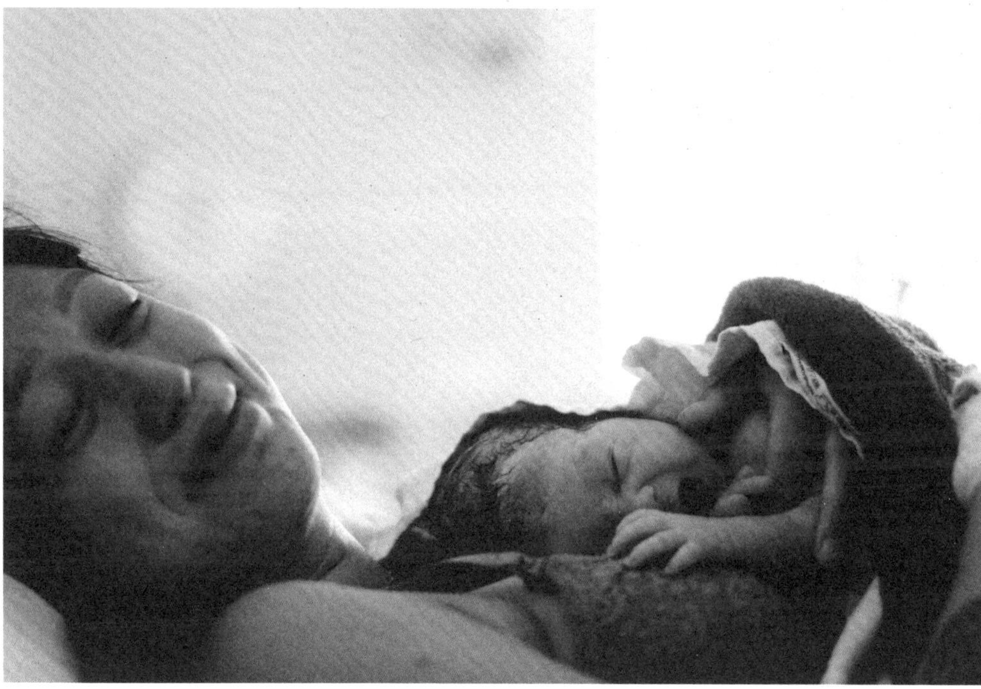

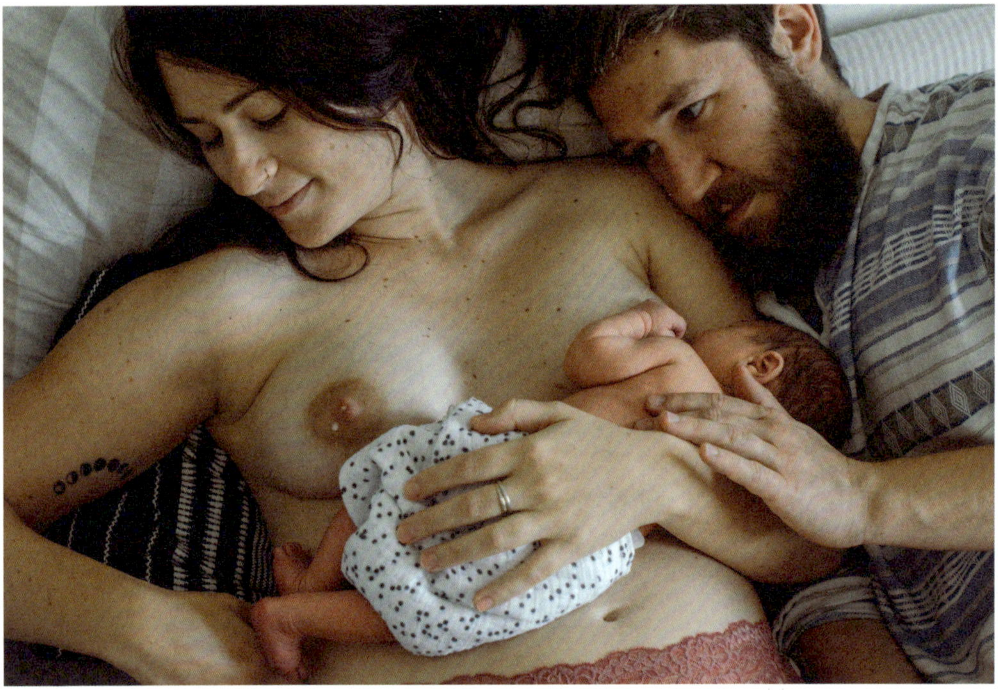

Kinder brauchen Vorbilder. Wir sind ihre Vorbilder. Und wenn du dich einmal fragst, was für eines du sein möchtest: Würdest du dann eher sagen, dass du ihnen Vorbild darin sein willst, wie man fehlerfrei, vollkommen kontrolliert und stringent konsequent ist? Oder möchtest du ein Vorbild sein, das zeigt, wie wunderbar bunt das Leben ist? Wie breit die Spanne der Gefühle von Glück bis Trauer ist? Wie man liebt und verzeiht und Fehler macht? Wie man fällt und wieder aufsteht? Wie man sich selbst achtsam und wohlwollend gegenübersteht? Wie Fehlerhaftes und Unvollkommenes passieren – und letztlich nicht wirklich schlimm sind?

Brauchen nicht auch die Kinder, wenn sie selbst später unvermeidlicherweise Fehler machen, das Vorbild und die Gewissheit, dass es letztlich nicht wirklich schlimm ist, dass einen das nicht umbringt: dass man (sich) Fehler verzeihen und aus ihnen lernen kann?

Dein Kind würde nicht davon profitieren, wenn du perfekt wärst. Es braucht keinen Roboter und kein Wunderwesen. Es braucht dich. Ganz genau so, wie du bist.

Darum gib den Wunsch nach Perfektionismus auf. Übe dich stattdessen im Annehmen und Verzeihen. Verzeihe dir, wenn du Fehler gemacht hast. Sei freundlich mit dir, wenn du gerade nicht so kannst, wie du gerne würdest. Sorge gut für dich. Wenn du merkst, dass die Belastung zu hoch wird, sorge für Entlastung und Unterstützung von außen! Stehe dafür ein, dass es für dich besser wird. Und entschuldige dich bei deinem Kind, wenn es nötig ist. Es macht dich nicht kleiner – ganz im Gegenteil.

Du bist gut genug.

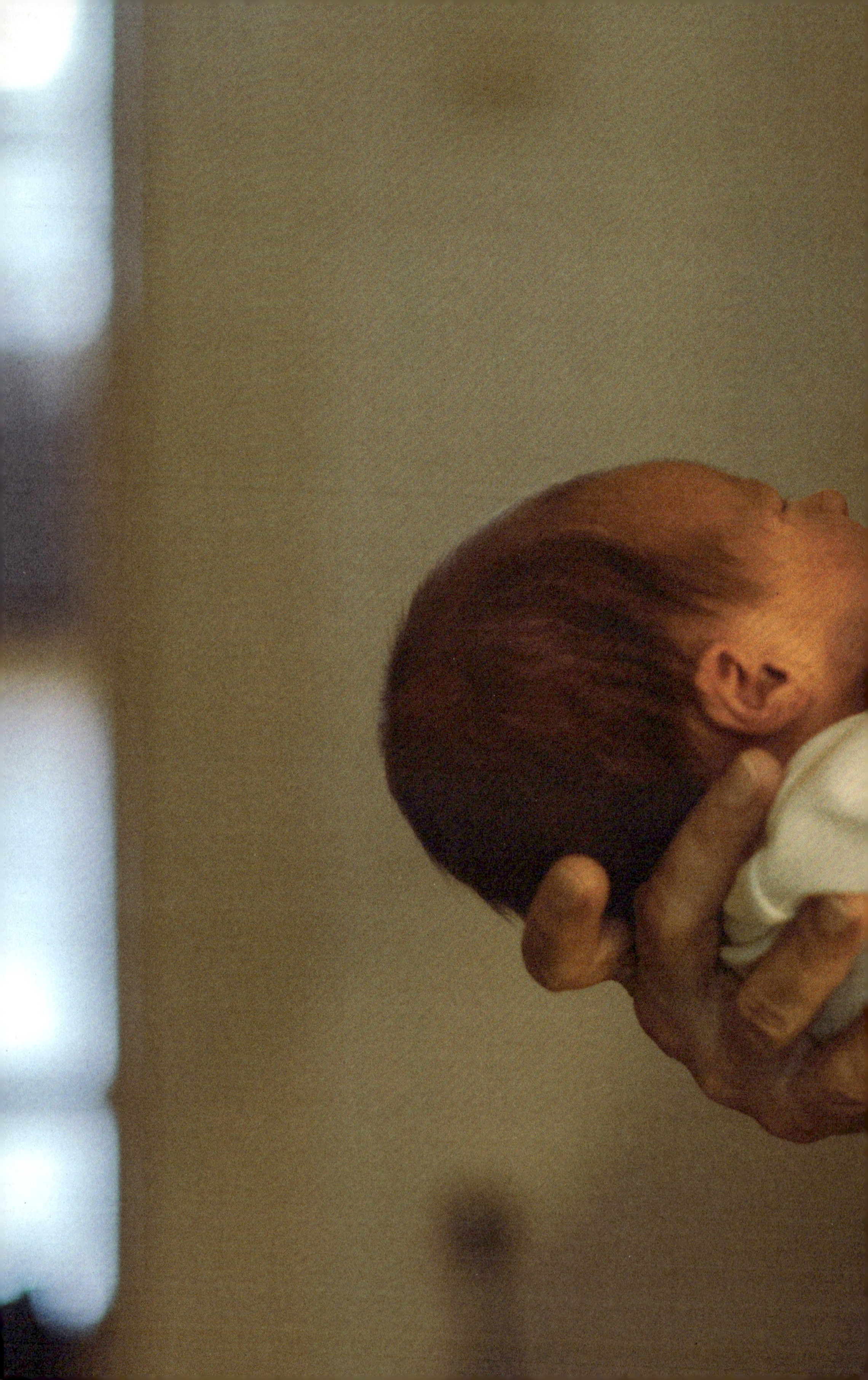

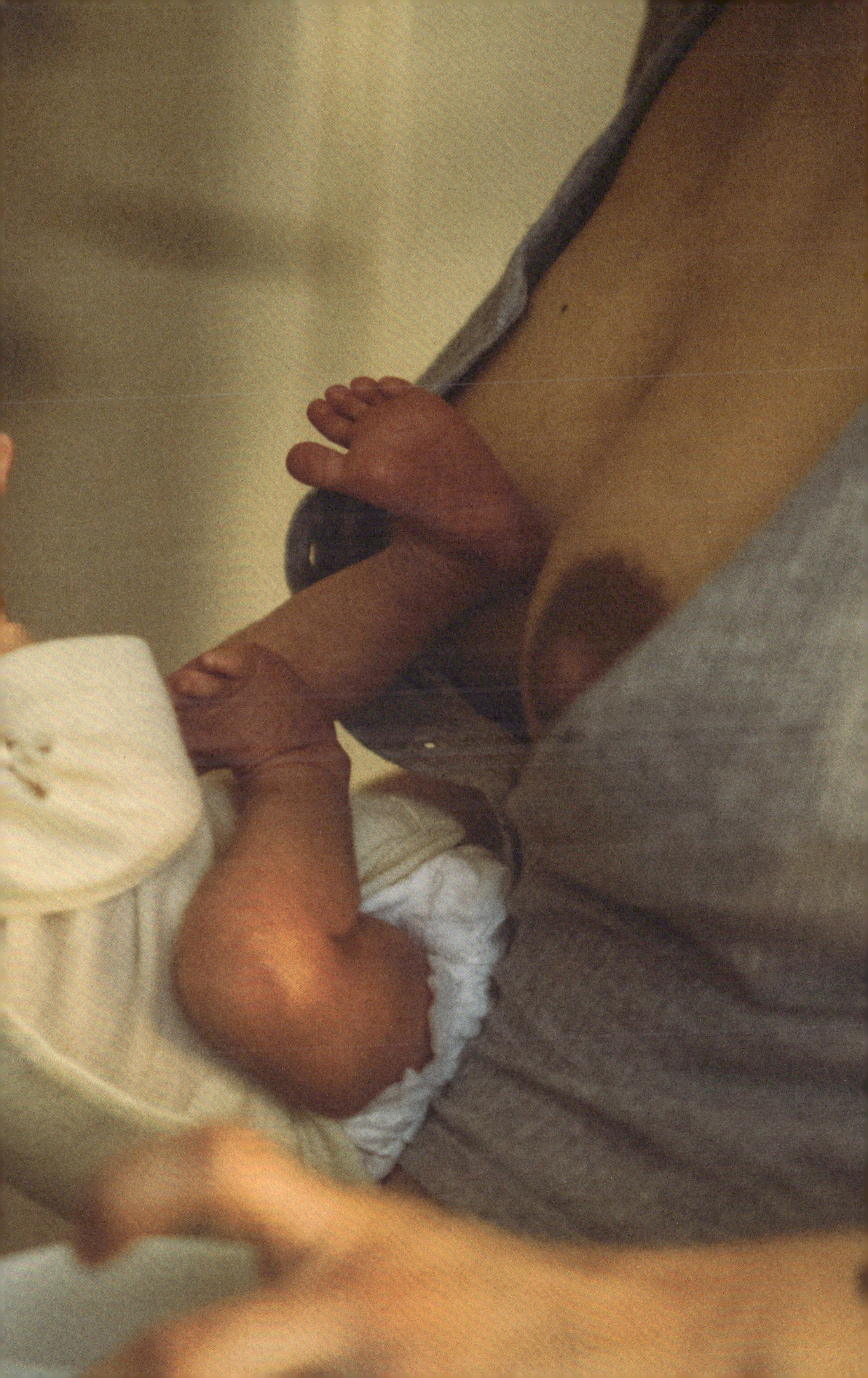

16. *Entspannte Eltern – zufriedene Kinder. Oder eben auch nicht*

Warum es kein Geheimnis für ein zufriedenes Baby gibt

Manchmal hört oder liest man von Geheimnissen oder Strategien, die einem ein glückliches und zufriedenes Baby in Aussicht stellen. Ich halte dies für Täuschung und vermute, dass dies viele Eltern verunsichert. *Denn es gibt kein Geheimnis zufriedener Babys. Es gibt zufriedene Babys, und es gibt Babys, die zumindest phasenweise unzufrieden sind.* Ebenso gibt es Methoden und Maßnahmen, die das Wohlbefinden vieler Babys steigern, und natürlich sollten wir Eltern bemüht sein, das Wohlbefinden unserer Kinder zu erhalten oder zu steigern. Doch das bringt nicht zwangsläufig ein entspanntes und zufriedenes Kind mit sich. Manchmal können wir uns auf den Kopf stellen – das Baby ist und bleibt unzufrieden und dazu hat es auch ein gutes Recht! Wir Erwachsenen sind ja auch für gewöhnlich nicht 24/7 entspannt und zufrieden. Es gibt Dinge, die machen uns berechtigterweise unzufrieden, oder lassen uns anspannen. Manchmal ist das deutlich nachzuvollziehen und manchmal auch nicht. Ebenso ist es bei unseren Kindern.

Für viel erstrebenswerter, als um jeden Preis ein entspanntes und zufriedenes Baby zu haben, halte ich den Versuch, das Baby so anzunehmen, wie es ist, und es auf seinem ganz eigenen Weg zu begleiten. Dies kostet dich als Mutter und deinen Partner viel Kraft und Nerven. Aber es lohnt sich.

Denn wenn ihr es etwas geübt habt, wird es leichter sein, und ihr werdet feststellen, wie gut es tut. Natürlich meine ich damit weder, dass ihr die Bemühungen, dem Kind Gutes zu tun, einstellen solltet, noch, dass ein Kind jemals mit seinem Unwohlsein alleine gelassen werden sollte. Doch es gibt einen deutlichen Unterschied: Bemühe ich mich um das Wohl meines Kindes mit der Absicht, sein Wohl zu steigern, und nehme es an, wie es ist? Oder verfolge ich das Ziel, ein entspanntes Kind zu haben, und richte meine Maßnahmen auf dieses Ziel aus? Die Intention der Handlung macht einen großen Unterschied.

Stell dir vor, dir ginge es schlecht und du würdest dich in einer Zeit befinden, in der du viel Trauer und Schmerz empfindest. Deine beste Freundin würde dir einen Kuchen backen und dir vorbeibringen und versuchen, dir ein paar gute Stunden zu bereiten. Wenn sie dies mit der Intention täte, deinen Schmerz zu beseitigen und dich wieder „glücklich“ zu machen, wäre sie wahrscheinlich enttäuscht, wenn du am Ende ihres Besuches noch immer traurig wärst. Kommt sie jedoch, um deinen Schmerz mit dir auszuhalten und zu teilen, dich auf deinem Weg zu begleiten und dir etwas Gutes zu tun, wird sie es gut aushalten, wenn dein Schmerz auch nach der Zeit nicht verschwunden ist. Warum auch immer du in dieser Phase stecken würdest: Ein Kuchen wird nicht die Lösung sein. Darum wird der Versuch, den Schmerz damit wegzuwischen, erfolglos bleiben. Doch Kuchen kann dir (vermutlich) dennoch eine Freude bereiten und dein Wohl steigern.

Ebenso ist es mit deinem Kind. Du kannst all das tun, was ihm guttut. Zum Beispiel Stillen, im Tragetuch tragen, gemeinsam schlafen, den Bauch massieren oder auf dem Gymnastikball hüpfen – du weißt es am besten. Vielleicht steigerst du damit das Wohlbefinden deines Kindes und es beruhigt sich und ist zufrieden. Vielleicht steigerst du zwar das Wohlbefinden dadurch, löst aber nicht seine Schmerzen oder seine Trauer, und es beruhigt sich nicht. Deine Bemühungen sind in diesem Fall aber nicht verschwendet oder umsonst gewesen. Im Gegenteil.

Insbesondere wenn du Mutter eines Kindes bist, das häufig(er) angespannt oder unzufrieden ist, hast du schon die Aussage „Entspannte Eltern, entspanntes Kind!“ gehört. Auch diese Aussage empfinde ich als kränkend für Eltern, die ein Kind haben, das eben nicht entspannt ist. Bedeutet das nun also, dass die Eltern sich „nur“ entspannen müssten, damit das Kind entspannt? Ich bin sicher, dass der Zusammenhang so nicht richtig begriffen wird. Natürlich ist es sehr hilfreich, wenn die Eltern, die ein solches Kind begleiten, entspannt sind. Doch nicht primär, damit sich das Kind entspannen kann, sondern der Eltern selbst wegen! Der Rat „Entspann dich doch mal!“ ist genauso wenig hilfreich wie der Rat „Jetzt schlaf doch mal!“ Beides funktioniert nicht durch Aufforderung, sondern dann, wenn die Bedingungen dazu gegeben sind. Stattdessen wären diese Aufforderungen angemessen: „Sorge für dich! Überlege, was du brauchst, damit du dich entspannen kannst. Kann ich vielleicht etwas für dich tun?“ Denn natürlich lässt sich ein weinendes, forderndes Kind – das dabei ein weinendes und forderndes Kind bleibt – leichter schaukeln, wenn man selbst ausgeruht und positiv gestimmt ist. Und natürlich überträgt sich die Stimmung der Eltern auf das Kind und umgekehrt. Aber ein einfacher, ursächlicher Zusammenhang besteht zwischen beidem nicht unbedingt. Darin liegt eine große Last. Aber auch eine große Möglichkeit.

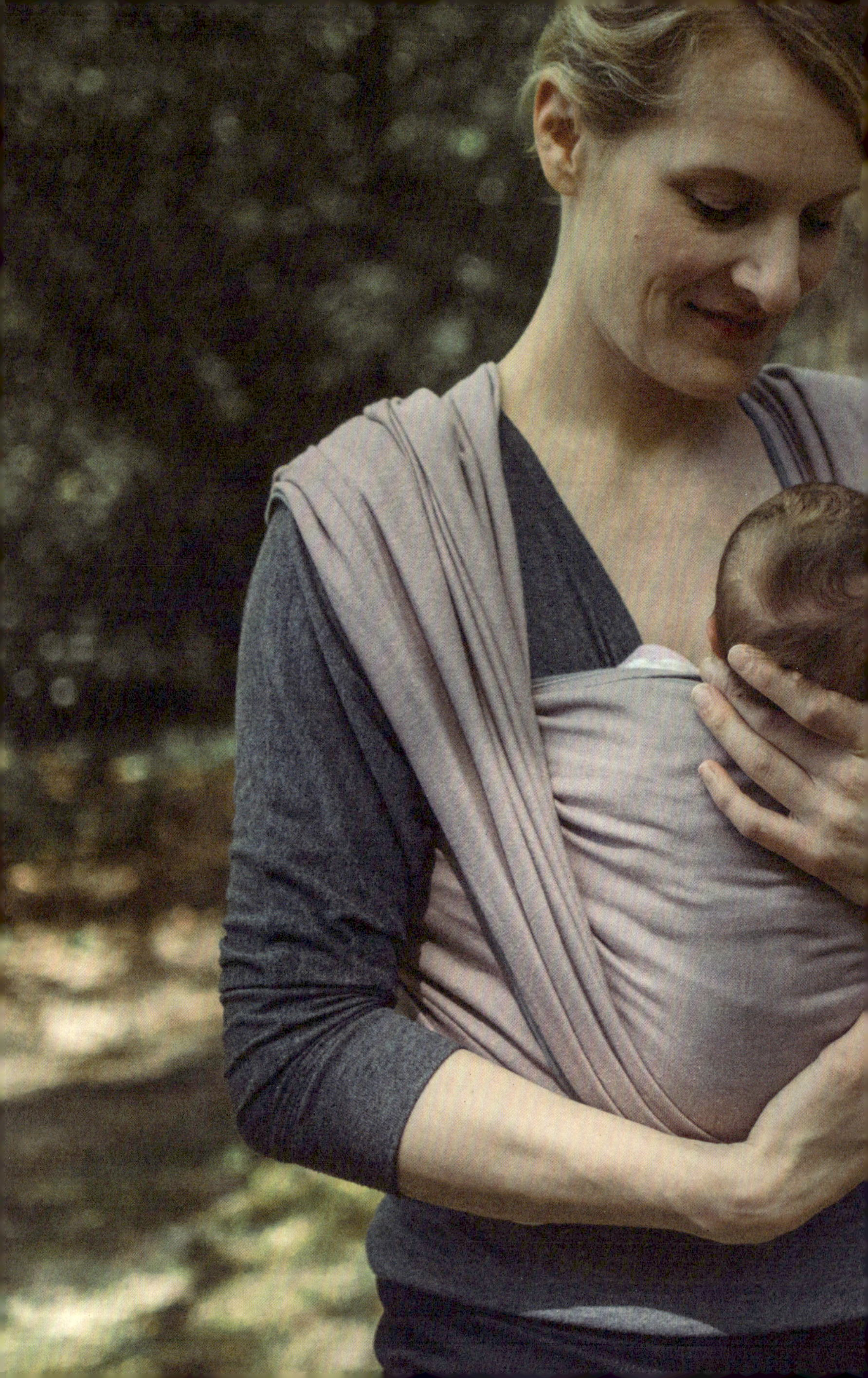

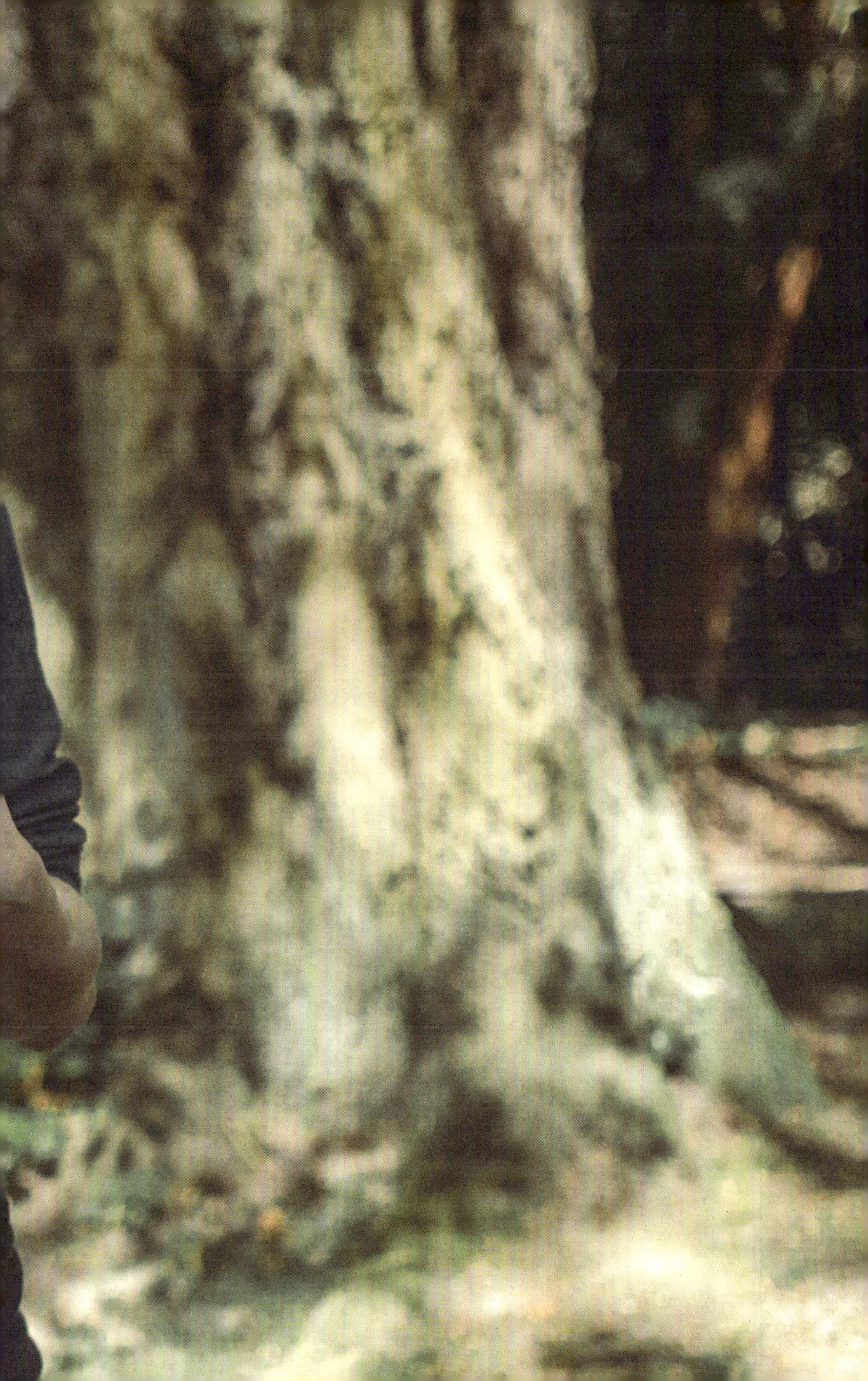

17. Selbstfürsorge

Selbstfürsorge als Mutter

Was Selbstfürsorge bedeutet, ist natürlich sehr individuell. Letztlich ist es das Sich-selbst-wichtig-und-wertvoll-Halten und die eigenen Bedürfnisse im Blick zu haben. Als Mutter stellt man die eigenen Bedürfnisse oft ein wenig zurück und das ist auch angemessen. Doch es sollte nicht zur Selbstaufgabe führen. Es ist ein Lernprozess, die eigenen Bedürfnisse, die deines Kindes und der anderen Familienmitglieder unter einen Hut zu bringen – und es verändert sich auch von ganz allein mit der Zeit. Ein sehr junger Säugling braucht seine Mutter zeitlich gesehen sehr viel mehr als ein Kleinkind. Aber in jeder Phase sollte Raum für die Erfüllung deiner Bedürfnisse sein.

Selbstfürsorge beginnt mit einer inneren Haltung. Der Haltung, dass du weißt, dass du wertvoll bist und du selbst das Beste verdient hast.

Selbstfürsorge bedeutet also, dass du deine Bedürfnisse nicht dauerhaft und konsequent hinter die der anderen Familienmitglieder stellst, sondern angemessen wertschätzt. Die Selbstfürsorge sollte unbedingt Raum und Zeit beinhalten, über die du frei verfügen kannst. Idealerweise ist diese Zeit für dich fest im Wochenablauf eingebaut, sodass du die Sicherheit hast: An diesem Tag habe ich eine Pause und kann regenerieren. Das kann dir in schwierigen und anstrengenden Phasen ungemein helfen, weiterzumachen und nicht den Kopf in den Sand zu stecken. Fordere diese Zeit ein, und mache deutlich, wie wichtig es dir ist. Falls sich das nicht alleine mit deinem Partner organisieren lässt, nimm Hilfe von Freunden und Familie in Anspruch. Es ist kein Zeichen von Narzissmus, sondern eine Investition in das Wohl der ganzen Familie!

Auch das Wahrnehmen von Gefühlen und eigenen Grenzen gehört dazu, sich gut um sich selbst zu kümmern.

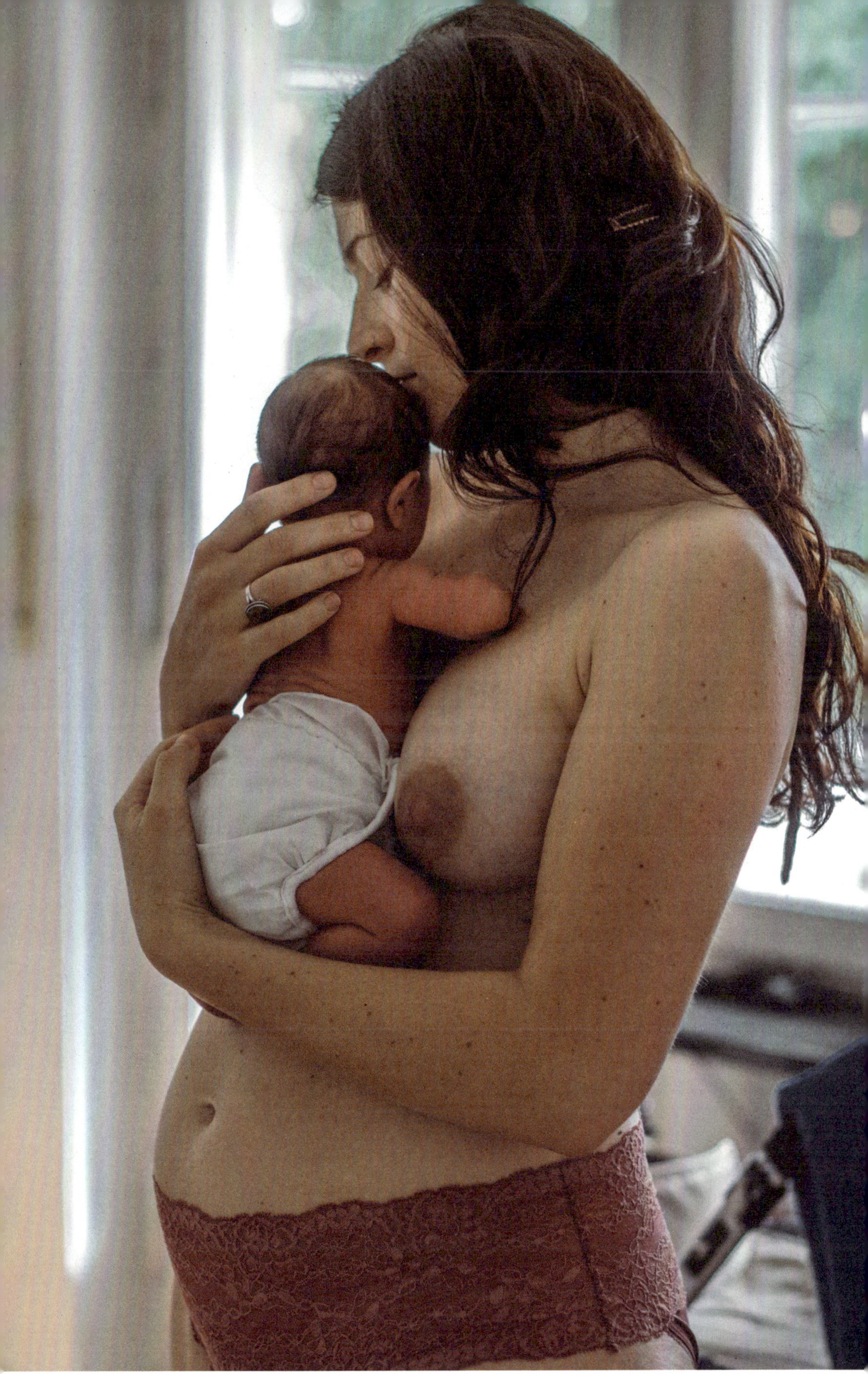

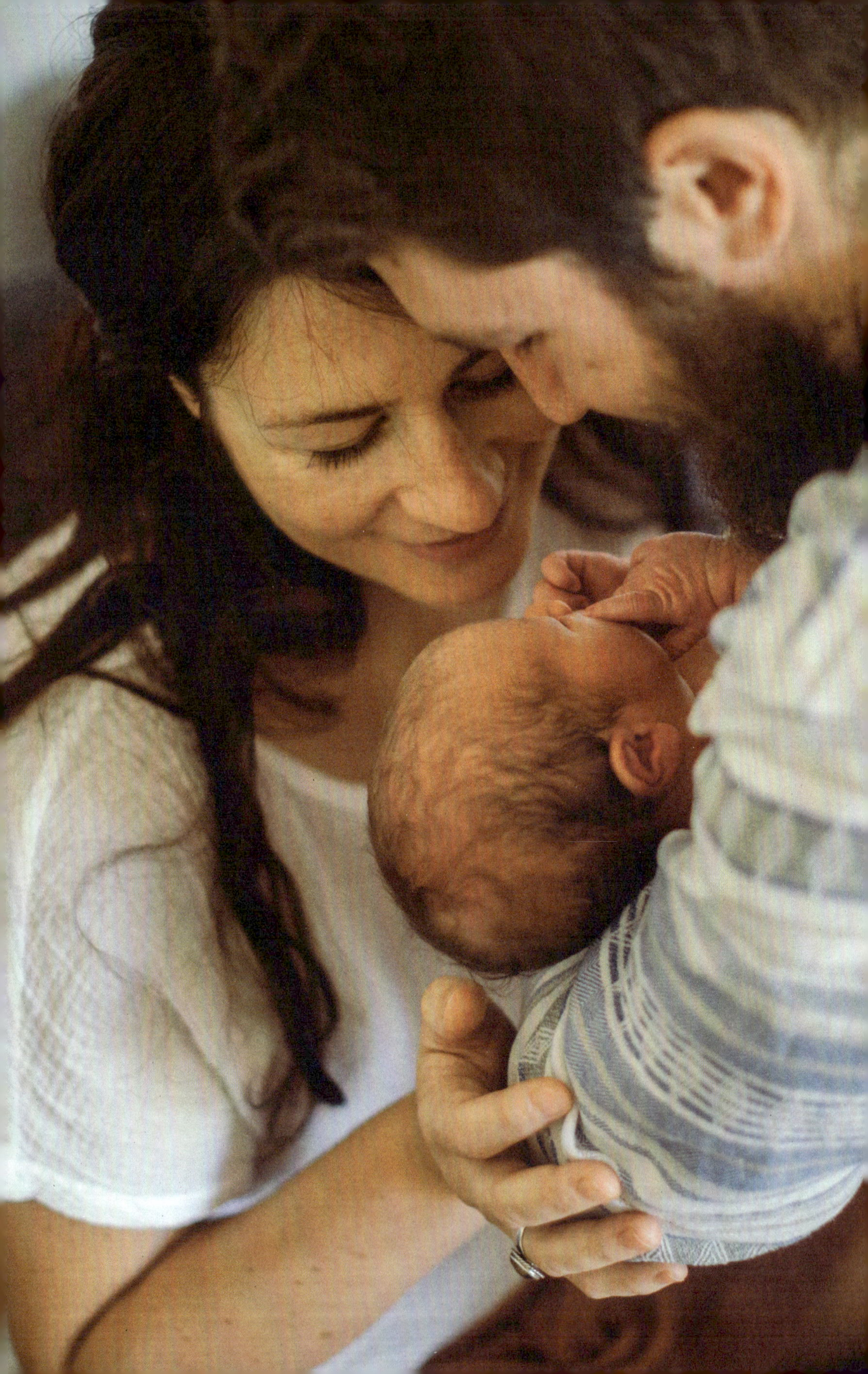

Im Wochenbett haben die Hormone eine große Auswirkung auf deine Gefühlswelt. Vielleicht fühlst du dich manchmal wie in einer Gefühlsachterbahn. Von größten Glücksgefühlen hin zu tiefster Trauer innerhalb weniger Minuten; Tränen, die einfach fließen – aus Dankbarkeit und gleichzeitiger Überforderung –, und die eigene Verwunderung eben über all dies kommen dir bekannt vor. So richtig verstehen kann das keiner. Es gibt da einfach auch gar nichts zu verstehen. Vielmehr tut es gut, das alles auszuhalten und anzunehmen. Du solltest dich dafür nicht schämen und es nicht verheimlichen. Du bist gut genug. Mit all dem, was da gerade ist.

Der Umstand, dass gerade alles neu und herausfordernd ist, führt vielleicht dazu, dass du den Zugang zu dir selbst anders erlebst als zu anderen Zeiten. Du bist im Begriff, dich in deine Rolle als Mutter einzufinden, und das bedarf sehr viel Kraft. Vielleicht fühlst du dich phasenweise nicht wie du selbst. All das berichten viele Mütter aus diesen ersten Wochen. Es scheint Teil des Prozesses zu sein. Sei freundlich mit dir!

18. *Wochenbettglück einfangen*

In vielen Texten geht es darum, Raum zu schaffen für das, was nicht leicht und nicht nur schön ist. Doch auch wenn dem so ist und viele Frauen Hürden während des Wochenbettes nehmen müssen, gibt es natürlich auch ganz viele wunderschöne und einzigartige Momente in dieser Zeit. Ganz egal, wie die Umstände sind: Es ist ein unglaubliches Gefühl, sein neugeborenes Kind zu fühlen. Zu berühren, zu küssen. Das eigene Kind – ist das nicht unglaublich?

Weil das Schwere mehr wiegt als das Leichte und das Schöne, wünsche ich dir, dass du deine Aufmerksamkeit immer wieder auch auf diese positiven Momente richten kannst. Denn es ist tatsächlich so: Wir sehen das, was wir sehen wollen; beziehungsweise das, worauf wir unsere Aufmerksamkeit lenken.

Eine gute und sehr effektive Möglichkeit, seine Aufmerksamkeit darauf zu lenken, was gut ist, und das eigene Glück zu steigern, ist das Schreiben eines Glückstagebuches. Bei dieser Methode schreibst du dir jeden Abend drei Dinge auf, die dich an diesem Tag glücklich gemacht haben. Sicher wirst du jeden Tag drei Dinge finden. Manchmal sind es vielleicht ganz kurze Momente oder kleine Dinge. Und manchmal ist es vielleicht das ganz große Glück, das dir an diesem Tag widerfahren ist. Es stärkt dein Glücksgefühl nachhaltig, wenn du mit diesen positiven Dingen im Kopf den Tag beendest. Doch nicht nur das: Du wirst merken, wie du nach einiger Zeit schon während des Tages auf Glückssuche bist und die schönen Momente mit Gedanken einfängst, um sie am Abend in dein Glückstagebuch einzutragen. Und nach einigen Tagen kannst du dein Glückstagebuch durchblättern und dich an all die schönen Momente erinnern und vielleicht auch Rückschlüsse ziehen. Gibt es etwas, was mehrfach auftaucht? Dann kannst du vielleicht schauen, wie du dieses Glück vielleicht noch stärker in deinen Alltag integrieren kannst. Wenn zum Beispiel jedes Mal „Yoga“ in deinem Tagebuch auftaucht, wenn du Yoga gemacht hast, könntest du überlegen, ob es die Möglichkeit gibt, an weiteren Tagen Yoga zu machen oder es in deine Morgenroutine mit einzubauen. Oder wenn da steht: „mit dem nackigen Baby im Bett kuscheln“, könntest du dies vielleicht noch weiter intensivieren?

Außerdem erhältst du einen wunderbaren Schatz über deine Zeit im Wochenbett, in dem nur das Glück und der Zauber dieser Zeit festgehalten ist und alles andere keinen Platz findet. Ich bin mir sicher, dass du später

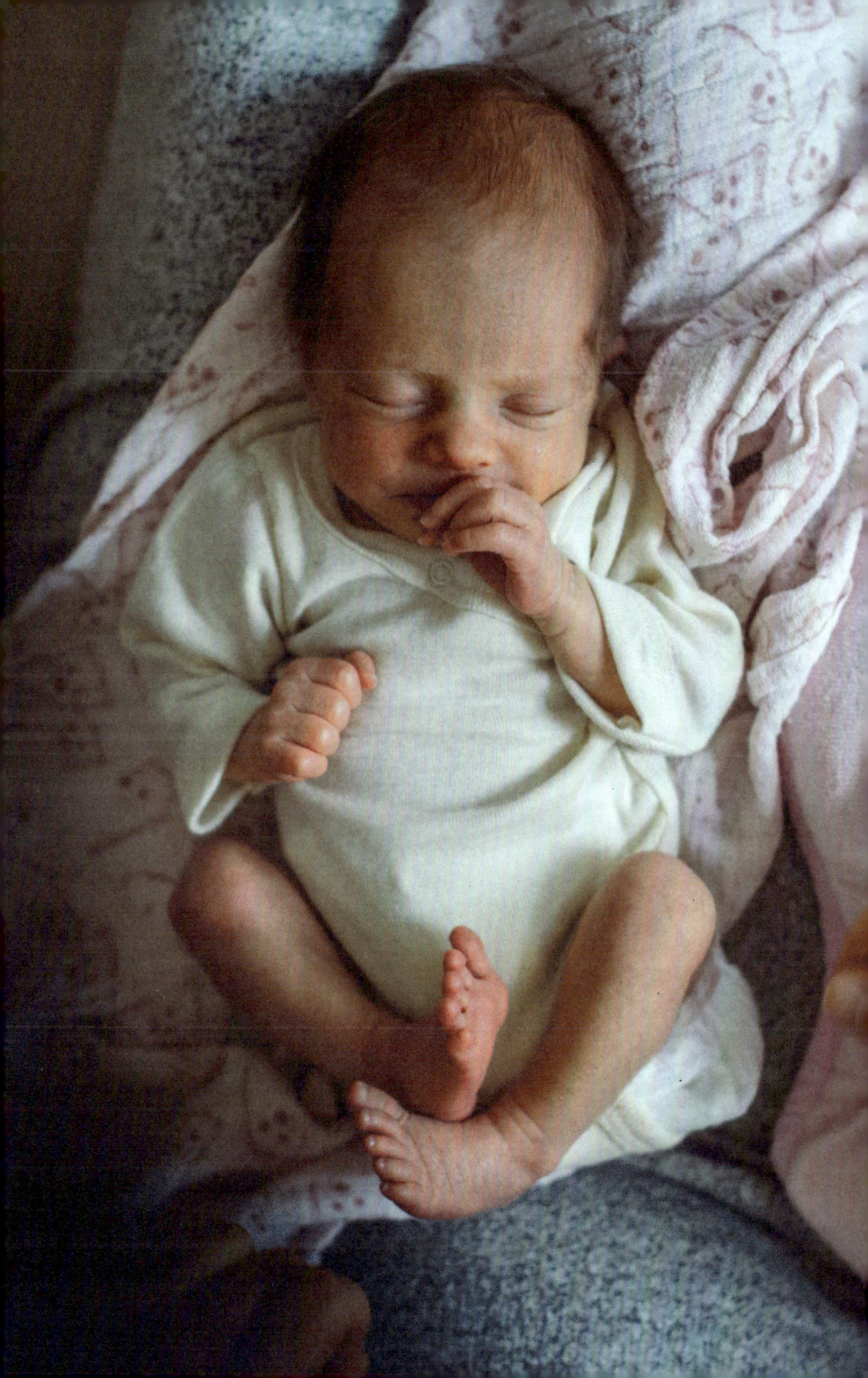

mit einem Lächeln im Gesicht die Seiten betrachten wirst und dich an all die schönen Momente erinnern wirst.
Eine andere Möglichkeit kann sein, dass du all die schönen Sachen in Bildern oder Texten festhältst. Ebenso als Schatz und als Erinnerungsmöglichkeit für dich selbst, dein Kind und eure Familie. Oder auch um es mit anderen zu teilen.

Zwischen all der Erschöpfung, den Zweifeln und Unsicherheiten steckt auch ganz viel Glück. Dein Glück. Suche es, halte es fest. Konserviere es, so gut es geht. Es ist der süße Schatz dieser ersten Zeit mit deinem Kind, der dir bleiben wird.

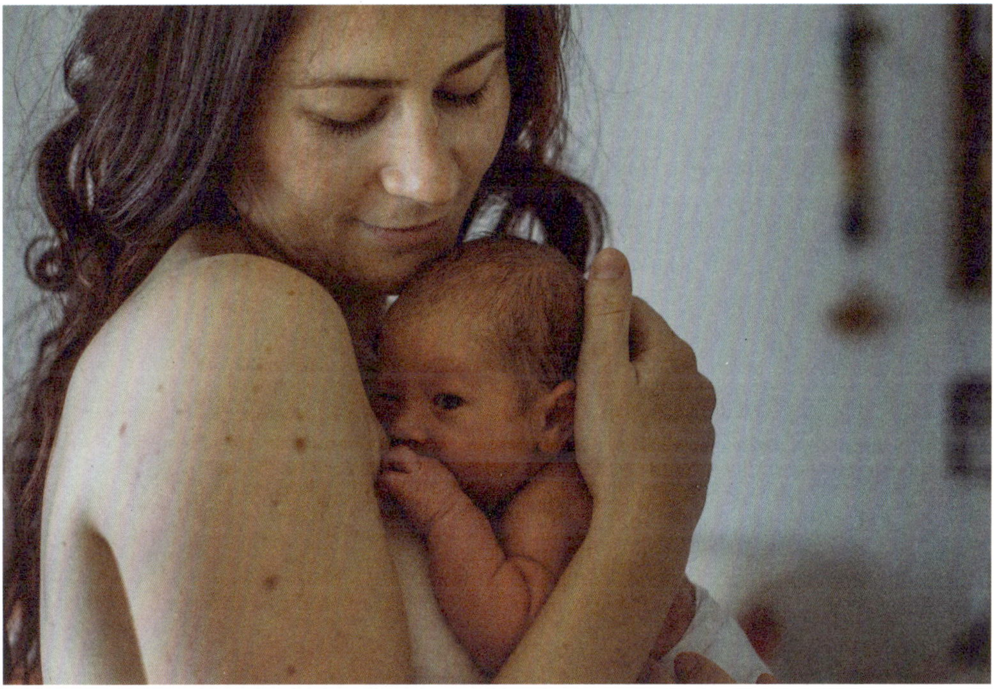

19. *Neuer Alltag*

Wie unser Alltag aussieht, wird zu einem großen Teil von unseren Verpflichtungen geprägt. Denn sie geben oft eine Struktur vor. Bei Berufstätigen sind es der Arbeitsplatz und dessen Rahmenbedingungen – bei Müttern sind es oft die Kinder, ihre Bedürfnisse und die Betreuungszeiten. Wodurch auch immer dein Alltag bis zum Ende dieser Schwangerschaft geprägt war: Mit der Geburt deines Babys verändert er sich drastisch.

Ein 24-Stunden-Job

Ein Neugeborenes zu versorgen, ist ein Ganztagsjob, der nicht einfach so nebenherläuft – und das auch gar nicht sollte! Die Zeit des Ankommens und des Kennenlernens ist eine intensive Zeit, und je mehr du dich darauf einlassen kannst, desto besser. Ein Neugeborenes fordert deine Aufmerksamkeit früher oder später ein – einfach, weil es sie braucht. Erwarte also nicht, dass du deinen Alltag wie vor der Geburt weiterlaufen lassen kannst, nur eben mit Kind. Je größer deine Bereitschaft ist, dich auf den neuen Alltag einzulassen und zu sehen, welche neuen Strukturen sich bilden, desto leichter wirst du dich an den Alltag mit deinem Kind gewöhnen können. Denn es ist tatsächlich so: Am Anfang bestimmt dein Kind euren Alltag zu großen Teilen. Wie lange das Sinn ergibt und wie gut euch allen das tut, werdet ihr beizeiten herausfinden. Aber in den ersten Wochen gibt es da wenig dran zu rütteln. Vielen Frauen fällt dies nicht leicht.

Erwartungen an den Alltag

Darum möchte ich dich einladen, dich von jeglichen Erwartungen an einen „guten/gelingenden" Alltag frei zu machen. Wer sagt denn, dass es erstrebenswert ist, morgens früh aus dem Bett zu kommen, sich für den Tag bereit zu machen, jeden Tag an die frische Luft zu gehen oder abends das Baby um eine bestimmte Zeit ins Bett zu bringen? Wieso scheint es fast eine feststehende Tatsache zu sein, dass der Haushalt möglichst sauber und reibungslos laufen soll und damit ein Zeichen für gutes Gelingen ist?

Ganz unabhängig davon, wer das sagt: Glaubst du, dass dem so ist? Ich glaube, dass eine Mutter, die mir am Mittag im Schlafanzug, ungeduscht

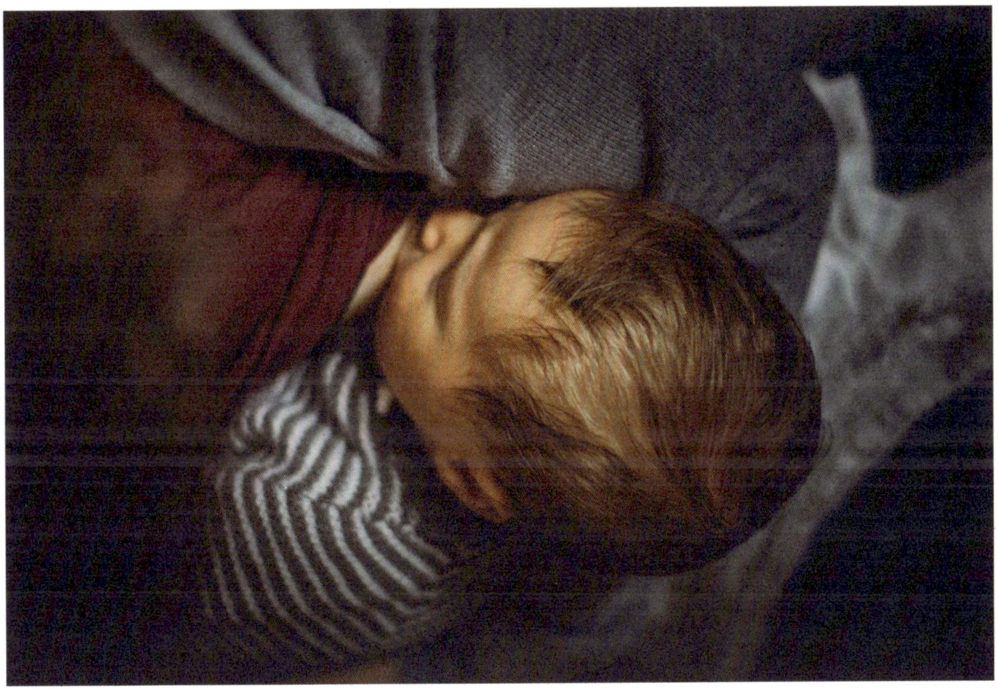

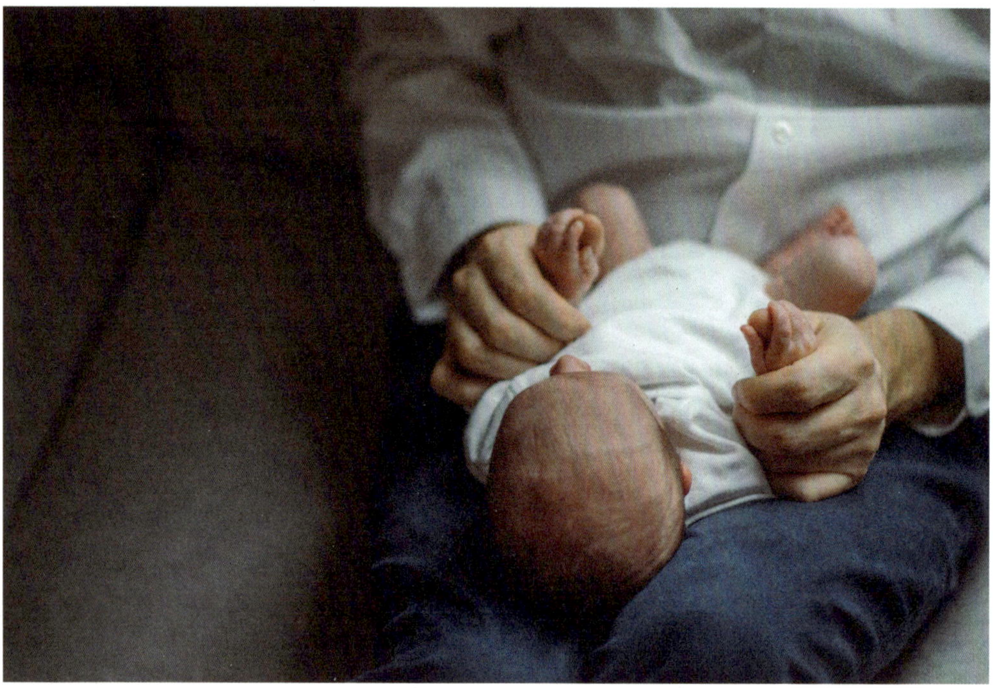

und mit fettigen Haaren die Wohnungstür zu einer Wohnung öffnet, in der sich die Wäscheberge türmen und die Staubmäuse eine kleine, feine Party feiern, keineswegs irgendwie die Kontrolle verloren haben muss. Vielmehr glaube ich, dass diese Frau Prioritäten setzt und ganz genau weiß, dass eine Zeit kommen wird, in der sie sich wieder mehr um den Haushalt kümmern kann. Und in der auch ihre Uhren wieder so ticken werden wie bei vielen anderen und sie nicht für immer die Nächte zu Tagen machen wird. Denn genau so ist es: Diese extreme Zeit, in der ein großer Teil der „Normalität", wie ein üblicher Tag-Nacht-Rhythmus oder die Erledigung von Alltagsaufgaben, sehr weit weg scheint, ist begrenzt!

Natürlich ist es sinnvoll, die eigenen Bedürfnisse wahrzunehmen. Und ich will dich an dieser Stelle nicht überreden, dich an fettige Haare zu gewöhnen, wenn das dein Wohlbefinden einschränken würde. Auch ist es angemessen, den Haushalt an bestimmten Stellen auf Dauer nicht völlig aus den Augen zu verlieren. Ich möchte dir vorschlagen, dich von eigenen und fremden Erwartungen zu verabschieden und genau hinzusehen, was du brauchst und wie es am besten funktioniert.

Mache deinen Alltag in den ersten Wochen zu eurer Zeit. Tut, was euch guttut. Was notwendig, aber lästig ist, kannst du vielleicht delegieren oder so gestalten, dass es möglichst einfach ist. Ein geregelter und reibungslos funktionierender Alltag kommt bestimmt wieder. Genieße die Pause davon in vollen Zügen! Lass es dir gut gehen (Text 2, Wochenbettorganisation).

Müdigkeit

Das Letztere ist vielleicht an manchen Tagen leichter gesagt als getan. Denn auch wenn du es schaffst, dich von den Erwartungen und dem üblichen Drumherum zu befreien, ist der Alltag in den ersten Wochen nicht immer ein Spaziergang. Nicht nur, dass dein Kind dich so viel und häufig am Tag braucht, nein, da sind noch andere Dinge, die es schwierig machen können. Das ist zuvorderst der mögliche Schlafmangel, der seinen Tribut fordert. Du wirst vermutlich einige Unterbrechungen während der Nächte haben und insgesamt nicht so viel erholsamen Schlaf bekommen, wie du eigentlich bräuchtest. Vielleicht wirst du bald schon nachvollziehen können, warum Schlafentzug auch als Foltermittel eingesetzt wurde.

Tatsächlich können viele Mütter viel besser mit weniger Schlaf auskommen, als sie sich im Vorfeld vorstellen konnten. Außerdem kann es eine gute Hilfe sein, sich klarzumachen, dass dies Teil des neuen Alltags ist. Statt alleinig auf Veränderung zu hoffen (die sowieso eintreten wird – früher oder später), wünsche ich dir, dass du einen Umgang damit findest. Vielleicht hilft es dir, den so oft gehörten Ratschlag „Schlaf, wenn das Baby schläft!" ernst zu nehmen. Es ist tatsächlich sinnvoll, den eigenen Schlaf nicht an einer bestimmten Uhrzeit zu orientieren, sondern daran, wann das Baby schläft. Je mehr und dichter ihr gemeinsam schlaft, desto wahrscheinlicher passt du dich an den Schlafrhythmus deines Kindes an. Probiere es wirklich einfach mal aus: Ein ausgedehntes Nachmittagsschläfchen kann durchaus mehr Erholung bringen als einige unterbrochene Nachtstunden Schlaf.

Die Kunst, einen Moment lang nichts zu tun

Die Müdigkeit macht den Spagat zwischen Langeweile und größter Anspannung im Alltag nicht leichter. Ja, richtig gelesen: Auch die Langeweile kann und wird Teil deines neuen Alltages werden. Irgendwie ist es absurd: Auf der einen Seite scheint es so zu sein, dass viele frisch gewordene Mütter an manchen Tagen kaum die Zeit finden, unter die Dusche zu kommen – und nun liest du hier von Langeweile. Tatsächlich wirst du in den ersten Wochen viele Stunden mit deinem Baby alleine verbringen. Wenn die erste große Welle an Besuchern abgeebbt ist, dein Partner sich wieder seinen beruflichen Verpflichtungen zuwendet und deine Freunde und Familie ihrem üblichen Alltag nachgehen, wirst du viel Zeit mit deinem Kind in eurer Wohnung verbringen. Oft wirst du mit deinem Kind beschäftigt sein, sodass du es eben in diesem Moment nicht unter die Dusche schaffst, doch dein Geist wird dabei nicht so sehr gefordert sein. Denn einen Großteil des Tages (und auch der Nacht) wirst du mit dem Stillen (oder dem Fläschchenfüttern) beschäftigt sein. Dabei sitzt oder liegst du möglichst bequem und oft wirst du dein Baby anschauen und dich nicht sattsehen können. Doch manchmal wirst du auch Langeweile empfinden. Das ist nichts Schlechtes oder Schädliches, doch ist es vielleicht ungewohnt. Ich wünsche dir, dass du in diesen Momenten nicht

das Gefühl hast, du müsstest nebenher etwas erledigen oder schaffen, sondern dich auf diese Momente einlassen kannst. Wenn du es schaffst, im Hier und Jetzt zu sein und die Situation so anzunehmen, wie sie ist – also dass du mit deinem Kind (schon wieder!) irgendwo sitzt oder liegst und währenddessen „nichts" tust, außer da zu sein –, dann kann das eine schöne und bereichernde Erfahrung sein. Wenn es dir gefällt, kannst du es als meditative Übung sehen, die dein Glück durchaus steigern kann. Du wirst dich immer an diese Momente erinnern: „Damals, als dein Baby noch so klein war und so wunderschön." Für dein Kind bedeutet dieses „einfach nur da sein" die Welt.
Doch es ist natürlich auch völlig in Ordnung, den Geist gelegentlich in diesen Momenten mit anderen Dingen zu beschäftigen. Wäge bitte gut ab, womit du dich zum Beispiel während des Stillens beschäftigst. Vielleicht sind ein gutes Buch, ein Hörbuch oder das Schreiben deines Glückstagebuchs (siehe „Wochenbettglück einfangen") bereichernder und entspannender als der Fernseher oder das Smartphone. Aber auch hier schaust du wieder, was dir guttut und was du brauchst. Also: Nutze diese Zeiten des „Nichtstuns" für dich selbst und dein Kind. Genieße die Momente, um dein Kind in aller Ruhe zu betrachten und es wahrzunehmen, spüre in dich selbst hinein, wie es dir gerade geht und was du im Moment brauchst. Oder gestalte diese Momente so, dass sie deinen Alltag bereichern.

Den ganzen Tag beschäftigt sein und doch nichts schaffen

Vielleicht hast du eine To-do-Liste (im Kopf), die im Babyalltag scheinbar immer länger statt kürzer wird. Und du kennst den Gedanken am Abend: „Den ganzen Tag war ich beschäftigt und nichts habe ich geschafft!"
Für dieses Dilemma gibt es eine furchtbar einfache Lösung: Du brauchst eine neue To-do-Liste! Denn wir Mütter leisten so viel, Tag und Nacht, was sich jedoch nicht auf unseren Listen findet (oder steht auf deiner Liste zum Beispiel Stillen und Wickeln?) und was auch sonst unsichtbar erscheint. Wenn du es dir selbst sichtbar machst, werden auch andere es leichter sehen. Anbei findest du eine Jeden-Tag-grüßt-das-Murmeltier-Mütter-To-do-Liste oder auch Tägliche-Wochenbett-To-do-Liste. Wie du siehst, ist sie schon ziemlich voll mit Dingen, die du jeden Tag tust. Und du tust sie gut. Wenn du alle Punkte abgehakt hast,

hast du schon viel geschafft, und an manchen Tagen ist es fast mehr, als ein Mensch leisten kann. Sei auf jedes Häkchen stolz, und habe im Kopf, wie wichtig für dein Kind und dich und eure Familie jeder einzelne Punkt ist. Am Ende der Liste ist noch ein wenig Platz für deine Ergänzungen. Solltest du dort Staubsaugen, Blumen gießen oder Rechnungen bezahlen hinzufügen, stehen diese Dinge genau an der richtigen Stelle, nämlich hinter all dem, was im Moment am wichtigsten ist. Auch wenn es eine Wiederholung ist: Überprüfe genau, ob die hinzugefügten Dinge wirklich auf deiner Liste stehen müssen oder ob du sie wieder streichen kannst. Vielleicht kannst du sie auch an jemanden übertragen. Du tust, was du kannst. Und das ist wunderbar.

Babymama-To-do-Liste

- Baby kuscheln und küssen
- Stillen
- Wickeln
- Tragen
- Halten
- Trösten
- Etwas Gutes essen
- Meiner Familie sagen, wie lieb ich sie habe, und fest drücken
- Mich fragen, was ich für mein Wohlbefinden brauche
- Mir selbst sagen, wie wertvoll und wichtig ich bin
-
-
-
-
-
-
-
-
-
-
-
-
-
-
-
-
-
-
-
-
-
-
-
-
-
-
-

20. *Das eigene Dorf bilden: Über das Annehmen von Hilfe und das Organisieren von Besuchen*

Die Zeit des Wochenbetts ist eine Zeit des Ankommens, der Erholung und des Kennenlernens. Auf der einen Seite brauchst du dazu Ruhe und Ungestörtheit. Auf der anderen Seite wird dies nur durch Unterstützung von anderen möglich. Nicht nur tatkräftige Menschen, die für dich kochen oder die Wäsche machen, sind sehr wichtig in dieser Zeit, sondern auch Menschen, die für dich da sind. Die dich auch emotional umsorgen – mit Verständnis, mit stärkenden Worten und Armen, die dich halten und umarmen.

„Es braucht ein ganzes Dorf, um ein Kind großzuziehen" (afrikanisches Sprichwort).

Wie du dir dein eigenes Dorf schaffst

Mit dem „Dorf" sind in diesem Zusammenhang Menschen gemeint, die euch auf eurem Weg begleiten.

Es ist eine relativ neue Entwicklung, dass angenommen wird, dass Mütter, unter Umständen gemeinsam mit ihrem Partner, alleine die Versorgung des Neugeborenen und gegebenenfalls der Geschwister übernehmen sollten. In vielen Kulturen unserer Welt gibt es eine „Wochenbettkultur" und auch bei uns gab es sie einst. Diese beinhaltet immer, dass die Wöchnerin von anderen umsorgt wird. Oft von der eigenen Mutter, von der Familie, den Freunden und Nachbarn. Eben von dem Dorf, das einfach da ist. In unserer Gesellschaft sind wir weit davon abgekommen. Dabei ist es nicht ausgeschlossen, sich sein eigenes „Dorf" zu bilden. Vielleicht ist es ein kleines Dorf. Doch wichtiger als die Größe ist die Qualität. Ein gutes Dorf zeichnet sich beispielsweise dadurch aus, dass es versteht, in welcher Situation du dich befindest und was du brauchst. Dass es da ist, wenn es benötigt wird, und auch Verständnis und Geduld zeigt, wenn du dich für eine Weile einigelst und nichts von dir hören lässt. Nicht jedes Mitglied deines Dorfes wird die gleichen Fähigkeiten und Möglichkeiten mitbringen – doch gemeinsam können sie dich durch diese besondere Zeit tragen. Wichtig ist die Kommunikation mit den Menschen deines Dorfes. Je klarer du ihnen mitteilst, was du brauchst und was du dir wünschst, desto leichter werden sie es umsetzen können.

Um Hilfe zu bitten, fällt uns meist schwer. Doch wenn du es wagst, wirst du überrascht sein, wie viele Menschen sich freuen werden, helfen zu können. Schließlich bittest du nicht darum, dir deine Arbeit abzunehmen, weil du in den Urlaub fahren möchtest, um dir die Sonne auf den Bauch scheinen zu lassen (wobei das zukünftig vielleicht auch eine Idee sein könnte), sondern weil du eine der größten Herausforderungen bewältigst und eine gesellschaftlich extrem wichtige Funktion und Rolle übernimmst: Du versorgst dein Kind und auch dich selbst, um deiner Mutterrolle auch in den nächsten Jahren gerecht zu werden. (Einige Ideen, wie dich dein Dorf unterstützen kann, findest du in Text 2, Wochenbettorganisation.)

Wenn du kein „Dorf" hast

Es gibt Lebenssituationen, die es schwer machen, sich ein Dorf zu bilden – etwa, weil man gerade an einen anderen Ort gezogen ist und dort wenige Kontakte hat. Wenn dem so ist (aus welchem Grund auch immer!), ist es immer eine Möglichkeit, sich Unterstützung zu „kaufen". Das ist keinesfalls verwerflich. Eine Haushaltshilfe, eine Babysitterin oder einen Einkaufsservice zu organisieren, macht im Wochenbett so viel Sinn und sollte unbedingt in Erwägung gezogen werden. Außerdem kann ein kleines Dorf innerhalb kürzester Zeit entstehen, wenn man es zulässt. Es muss nicht nur aus engsten Bezugspersonen und besten Freunden entstehen.

Suche dir neue Kontakte, Mütter zum Beispiel, die sich in einer ähnlichen Situation wie du befinden. Gerade in den ersten Wochen ist natürlich die Frage, wo man solche Frauen findet – der Schlüssel ist hier wieder, dass du dich öffnest. Erzähle Menschen, mit denen du dich wohlfühlst, davon, wie es dir geht und was du dir wünschst. Auch hier wirst du vermutlich überrascht sein, wie viele Menschen sich in ähnlichen Situationen befanden oder befinden und wie gut es tut, sich darüber auszutauschen, und was für Türen sich dadurch öffnen. Vielleicht taucht plötzlich eine Nachbarin auf, die dir Gesellschaft bei deinen Spaziergängen leistet, oder eine andere Mutter, die sich freut, mittags eine Portion warmes Essen für dich mitzukochen. Nach dem Wochenbett kann es eine schöne Möglichkeit sein, Gleichgesinnte im Rückbildungskurs oder anderen Kursen mit Baby zu finden – wenn du dich mit solchen Kursen oder Veranstaltungen wohlfühlst.

Vom Umgang mit Besuchern

Wie bei so vielen anderen Themen auch ist es wünschenswert, dass du *deinen* Weg mit dem Thema Besuch findest und nur den Besuch und nur so viel Besuch empfängst, wie es für dich wirklich gut und schön ist. Natürlich geht es nicht darum, sich freiwillig in eine emotionale Isolation zu bringen. Vielmehr geht es darum, die eigenen Bedürfnisse wahrzunehmen und durchzusetzen. Ein Besuch der besten Freundin, Mutter oder Schwester, die einfach „da sind", kann so guttun! Lade sie dazu ganz explizit ein und lass es dir gut gehen oder weine und jammere. Das Wichtigste: Sei du selbst! Mit allem, was da gerade ist!

Eines ist sicher: Du hast die Macht über die Besucherliste. Wer zu dir und deinem Kind kommt, wann und in welchem Rahmen, entscheidest du. Idealerweise unterstützt dich dein Partner darin, und ihr findet gemeinsam einen guten Weg, um mit diesem Thema umzugehen. Vielleicht wunderst du dich, warum ich darüber extra schreibe: In der Zeit nach der Geburt bist du durch die Hormone empfindlicher als sonst. Du brauchst, genauso wie dein Neugeborenes, Ruhe und Geborgenheit. Diese Bedürfnisse können von ungünstigem Besuch nachhaltig gestört werden, was weitreichende Folgen haben kann. Natürlich freuen sich Freunde und Angehörige über die Geburt eures Kindes, und viele haben ein dringendes Bedürfnis, es möglichst bald kennenzulernen. Deine Bedürfnisse und die deines Kindes stehen in dieser Situation aber ganz klar über denen Dritter. Manch einer wird schwer Verständnis dafür aufbringen, dass es für dich größter Stress ist, zu einer verabredeten Zeit geduscht und angezogen Besuch zu empfangen. Vielleicht haben sie es nicht erlebt, wie es ist, nach einer schlaflosen Nacht mit einem schmerzenden und milchtropfenden Körper sich anderen zu öffnen, oder sie haben es vergessen. Nichtsdestoweniger ist es absolut richtig, wenn du auf dich und deine Bedürfnisse hörst. Du möchtest ihnen dein Kind schließlich nicht vorenthalten, sondern auf den richtigen Moment warten, um es ihnen vorzustellen. Und ganz sicher ist euer Kind auch in sechs Wochen noch ganz verzückend niedlich.

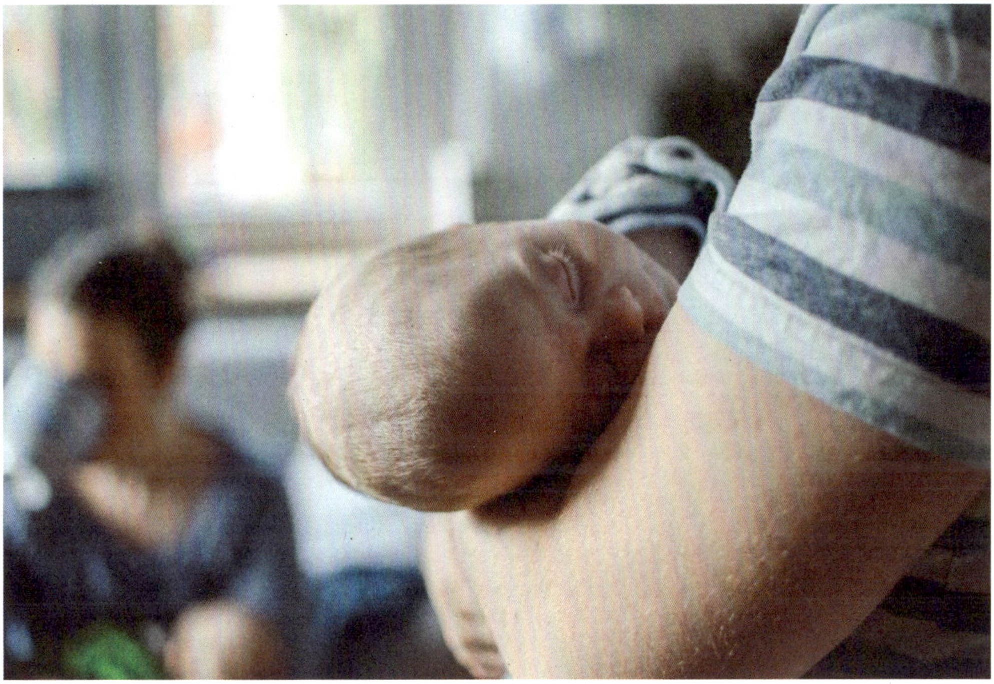

Rahmenbedingungen für Besuche schaffen

Schon bei der Verabredung des Termins ist es ratsam, die eigenen Rahmenbedingungen festzulegen und mitzuteilen.
So ist es eine Überlegung, klarzustellen, dass ...

- ihr nach Bedarf den Termin kurzfristig verschieben werdet, wenn es nicht in euren (täglich variierenden) Babyalltag passt.
- du dich während des Besuchs mit dem Baby natürlich jeder Zeit nach Bedarf ins Schlafzimmer zurückziehen wirst.
- die Besucher nicht verköstigt werden, ihr euch aber über mitgebrachtes Essen oder Kuchen freut.
- der Besuch auf eine begrenzte Zeit festgelegt wird.
- ihr euch über helfende Hände freut (Einkauf von dem Besuch erledigen und euch mitbringen lassen oder am Ende des Besuchs einen Sack Wäsche mitgeben zum Beispiel).
- und wie ihr euch gegebenenfalls den Umgang mit größeren Geschwistern wünscht (siehe Kapitel 24, Geschwisterkinder).

Lass deinen Partner wissen, was dir wichtig ist und was du dir wünschst. Es wird ihm unter Umständen leichter fallen als dir, die Verwandten noch um eine Woche zu vertrösten oder den Besuch nach einer Stunde freundlich zu bitten, euch nun wieder allein zu lassen. Habe keine Angst davor, jemanden vor den Kopf zu stoßen. Ihr findet sicher einen respektvollen und liebevollen Umgang damit. Aber wenn ihr eure eigenen Bedürfnisse hintenanstellt, schadet ihr euch selbst am meisten damit. Und das ist sicher auch nicht im Sinne derer, denen ihr wichtig seid.
Es ist eine Kunst, das richtige Maß zwischen zu viel Besuch, der dich stresst, und einer Isolation, die dich belastet, zu schaffen. Doch du solltest es einfach probieren und immer wieder in dich horchen, was du brauchst.

Vielleicht ist es eine Idee, deinen Freunden, Familie, Nachbarn und allen, die zu deinem Dorf gehören, schon vor der Geburt von dem Bild eures Dorfes zu erzählen. Vielleicht gefällt ihnen die Vorstellung, gemeinsam mit anderen für dein Wohl zu sorgen, sich abzusprechen und gemeinsam zu lernen und zu erfahren, was ihr nach der Geburt braucht. Gemeinschaft kann so bereichernd sein – nicht nur für dich als neugeborene Mutter, sondern auch für alle anderen.

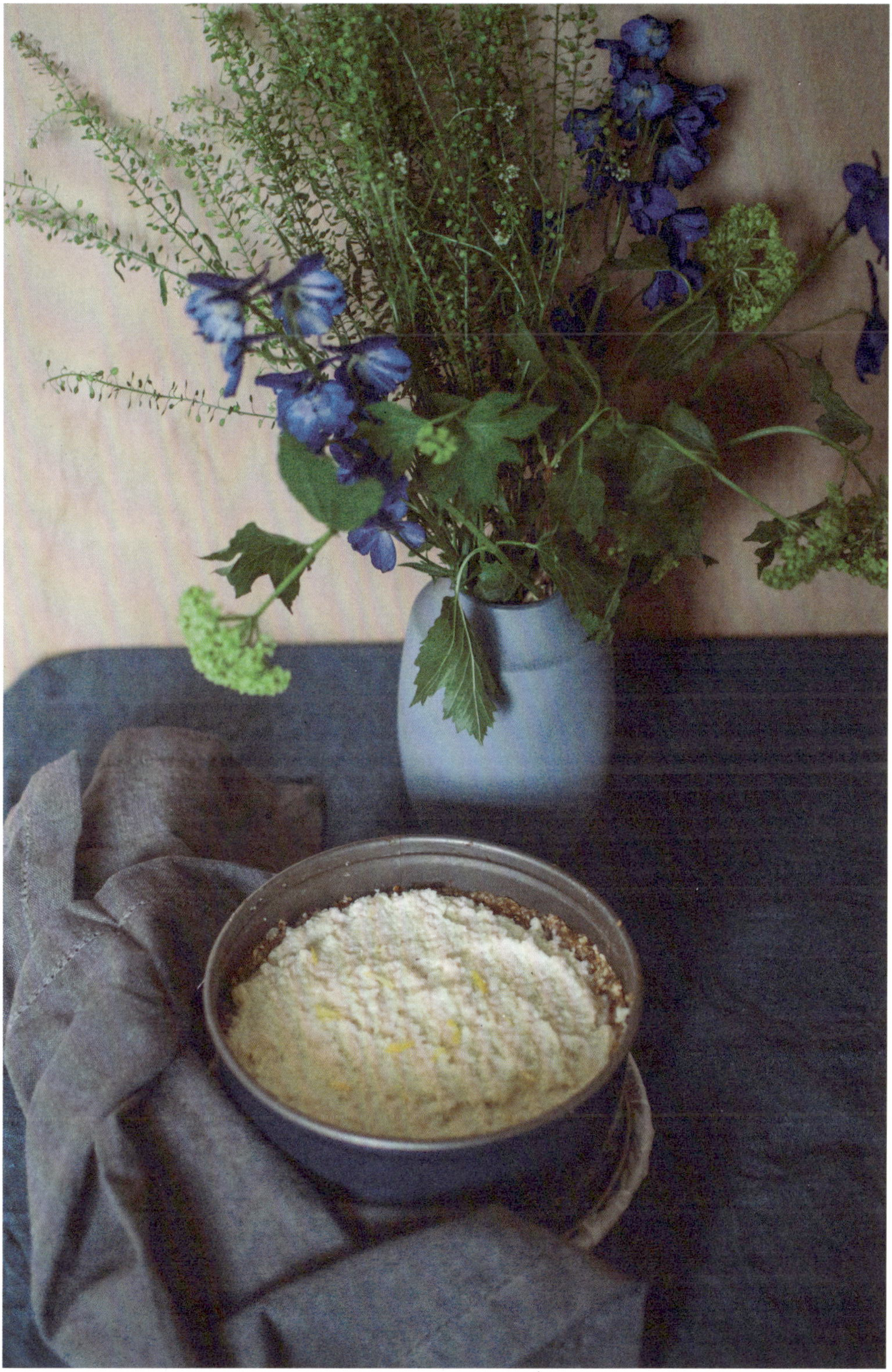

21. *Ernährung im Wochenbett und Rezepte*

Deine Ernährung im Wochenbett ist aus verschiedenen Gründen sehr wichtig:

- Um wieder zu Kräften zu kommen und Energie zu tanken.
- Um deinen Bedarf an Nährstoffen zu decken.
- Um deine Verdauung positiv zu unterstützen.
- Um deiner Seele Gutes zu tun.

Um diese Ziele zu erreichen, solltest du deine Ernährung darauf ausrichten. Wegweisend sind einerseits dein Appetit und deine Gelüste. Andererseits sollte dein Speiseplan ganz bewusst mit Lebensmitteln und Gerichten gefüllt sein, die viele Proteine, (gute) Fette und komplexe Kohlenhydrate enthalten. Du kannst in dieser Zeit vermehrt darauf achten, Vollkornprodukte zu bevorzugen, oft und viel Gemüse und Obst zu essen und ausreichend viel zu trinken.
Im Wochenbett ergibt es Sinn, sich von den üblichen Essenszeiten und Mahlzeiten zu verabschieden. Wenn der gesamte Tag-Nacht-Rhythmus verschoben ist, brauchen dein Körper und deine Seele vermutlich zu abweichenden Zeiten abweichende Nahrung. Bitte iss dann, wenn du Hunger hast, das, worauf du Hunger hast. Vielleicht bedeutet das, dass für eine Weile keine Familienmahlzeiten möglich sind. Das ist völlig okay, es werden auch wieder andere Zeiten kommen.
Suppen, Eintöpfe und Aufläufe eignen sich in dieser Zeit besonders gut. Nicht nur, weil sie (von anderen) vorbereitet und bei Bedarf von dir ohne große Mühe fertiggestellt werden können (siehe dazu Kapitel 2, Wochenbettorganisation), sondern weil warmes Essen sehr guttut. Lass dich so oft wie möglich mit frischen Lebensmitteln bekochen.

Ungeeignete Lebensmittel

Es schwirren nach wie vor (je nach Kulturkreis) viele Ammenmärchen umher, was eine Wöchnerin beziehungsweise Stillende nicht essen sollte. Tatsächlich gibt es aus der Wissenschaft keine Belege dafür, dass potenziell blähende Speisen, die die Mutter zu sich nimmt, zu vermehrten Blähungen beim Kind führen. Es konnte ebenfalls nicht belegt werden, dass Säuglinge durch den Konsum bestimmter Lebensmittel (oft fälschlich in Verdacht geraten hier Zitrusfrüchte) wunde Haut im Windelbereich bekommen.

Stillende und Wöchnerinnen dürfen also essen, wonach ihnen ist, und müssen sich nicht einschränken. Das prophylaktische Weglassen bestimmter Lebensmittel wird nicht empfohlen. Andersherum macht es natürlich Sinn, Lebensmittel, von denen du persönlich den Eindruck hast, dass sie deinem Kind nicht guttun (am ehesten werden es die sein, die du selbst nicht gut verträgst), über die Zeitspanne von einigen Tagen konsequent wegzulassen und zu beobachten, ob es eine Veränderung gibt. Immer mal wieder kommt das Thema „Kuhmilchunverträglichkeit" auf. Solltest du den Verdacht haben, dass dein Kind auf die kleinen Mengen Kuhmilch, die in die Muttermilch übergehen, reagiert, sprich bitte mit deiner Hebamme oder Ärztin darüber. Auch hier kann der Weglass-Versuch wichtige Erkenntnisse liefern.

Ungeeignete Getränke

Alkohol geht in die Muttermilch über und sollte deswegen, wenn überhaupt, in kleinen Mengen und direkt anschließend an eine Stillmahlzeit getrunken werden. So hat der Körper möglichst viel Zeit, um bis zur nächsten Stillmahlzeit den Alkohol abzubauen.

Kaffee und schwarzer Tee in kleinen Mengen (etwa 1–2 Tassen pro Tag) stellen meist kein Problem dar. Wenn du das Gefühl hast, dass dein Kind hierdurch unruhiger wird, verzichte lieber darauf.

Pfefferminz- und Salbeitee wirken milchreduzierend. Doch wie bei allem macht die Menge die Wirkung. Eine Tasse wird keine große Wirkung haben. Eine ganze Kanne kann da schon mehr ausrichten, was bei einer Milchüberproduktion sehr hilfreich sein kann.

Satt werden

In Bezug auf das Thema Ernährung im Wochenbett scheint mir am wichtigsten, dass du dich entspannst. Das Wichtigste ist, dass du isst. Wirklich. Weder Zeitmangel noch ein paar Kilo mehr auf den Hüften dürfen dazu führen, nicht oder zu wenig zu essen. Wenn es der Zeitmangel ist, der dich hindert, versuche deine Prioritäten zu verändern und dir die Möglichkeiten zu schaffen, gutes Essen zu dir zu nehmen. Das geht ganz bestimmt. Lies dazu auch noch einmal das Kapitel 2, „Wochenbettorganisation". Wenn du das Gefühl hast, Gewicht verlieren zu wollen oder

zu müssen, lies bitte Kapitel 19, „Dein Körper nach der Geburt", noch einmal. Die richtige Zeit, um eine Diät zu machen, ist nicht jetzt.
Wenn dich dein eigener Anspruch, dich „gesund" zu ernähren, so hemmt, dass du am liebsten gar nichts mehr zu dir nehmen möchtest, möchte ich dir das Mantra „gut genug" ans Herz legen. Es muss nicht perfekt sein, sondern du musst satt werden.

Wochenbettrezepte

Im Folgenden findest du einige meiner „Wochenbettrezepte". Es sind Gerichte, die sich in meinen Augen sehr gut für das Wochenbett eignen – besonders dann, wenn jemand anderes sie für dich kocht. Sie bestehen alle aus guten Zutaten, die am besten im Bio-Supermarkt eingekauft werden. Einige der Zutaten sind in der Anschaffung teuer (zum Beispiel das Mandelmuß, die Quinoa oder das Kokosöl). Da sie jedoch so wertvoll für dich und deine Gesundheit sind, lohnt es sich, sie zu verwenden. Vielleicht kannst du sie dir zur Geburt schenken lassen oder dir selbst schenken und sie demjenigen, der für dich kocht, zur Verfügung stellen. Es gibt viele weitere Verwendungsmöglichkeiten für diese Lebensmittel, du musst also keine Sorge haben, am Ende etwas davon nicht zu verbrauchen. Besonders ans Herz legen möchte ich dir in diesem Zusammenhang das Kochbuch „Schnell und gesund kochen" von Veronika Pachala und Clara Beyer. Darin findest du nicht nur viele gesunde Rezepte, sondern auch Wissen rund um gesunde Ernährung und wie sich diese in den Alltag einbauen lässt. Dieses Thema sollte dich IM Wochenbett nicht besonders beschäftigen. Hier legst du deinen Fokus auf andere wichtige Dinge. Falls du jedoch die Gelegenheit hast, dich schon in der Schwangerschaft damit zu beschäftigen – nur zu. Und wenn du erst im Wochenbett darauf stößt, ist das auch wunderbar. Dann kannst du dir dieses Buch noch einmal näher ansehen, wenn ihr nach einigen Wochen zurück im Alltag ankommt.
Die nun folgenden Gerichte sind mild und vegetarisch, beziehungsweise vegan. Sie sollen dir als Inspiration dienen und dich dazu ermuntern, einfach loszulegen: Rezepte an Freunde und Familie zu verteilen und später selbst schnelle und gesunde Rezepte für dich selbst zu kochen. Auch wenn eine vegetarische/vegane Ernährung in der Stillzeit möglich ist (sprich bitte mit deiner Hebamme darüber, worauf du hierbei achten musst), fühle dich bitte frei, den Rezepten Fleisch und Fisch hinzuzufü-

gen, wenn du Appetit darauf hast. Alternativ kannst du dir auch immer Grillkäse, Soja-Schnitzel oder -Würstchen, Tofu oder ein Ei dazu braten (lassen), ganz wonach dir ist.

Es sind keine Gerichte aus der Gourmetküche. Ich denke, sie sind so einfach, dass auch jemand, der nicht oft kocht, damit zurechtkommen kann. Und das ist Sinn und Zweck der Sache. So kannst du auch von ungeübten Köchen bekocht werden, ohne dass sie sich sorgen müssten, dass es nicht hinhaut.

Genieße das gute Essen, es geht dabei um Genuss, aber auch so viel mehr.

Mandel-Couscousauflauf

Dieses Rezept eignet sich im Wochenbett am besten, wenn es für dich gekocht wird. Die Zubereitungszeit, bis das Essen auf dem Tisch steht, dauert etwa 45 Minuten. Die Menge reicht für etwa 4 Personen oder für mehrere Mahlzeiten.

Zutaten:

- 600g Möhren
- 1 kleiner Blumenkohl
- 1 kleine Zwiebel
- 2 EL Öl
- 1 EL gerebelter Thymian
- Salz und Pfeffer
- 400ml Kokosmilch (1 Dose)
- 300ml Gemüsebrühe
- 1 EL Currypulver
- 200g Instantcouscous
- 70–100g Mandelblättchen

So wird's gemacht:

- Ofen auf 180 Grad Umluft vorheizen.
- Möhren schälen und in dünne Scheiben schneiden, Zwiebel schälen und klein würfeln, Blumenkohl in Röschen (mundgroß) teilen.
- Pfanne erhitzen und Öl hineingeben.
- Zwiebel, Karotten und Blumenkohl bei mittlerer Hitze andünsten bis sie gar sind.
- Gemüse salzen und pfeffern, Thymian dazugeben.
- Währenddessen Couscous roh in eine Auflaufform geben.
- Gemüse aus der Pfanne in die Auflaufform über den rohen Couscous verteilen.
- Currypulver ohne zusätzliches Fett kurz in der Pfanne anschwitzen, bis es zu duften anfängt (bei einer heißen Pfanne dauert das nur einige Sekunden), Gemüsebrühe und Kokosmilch dazugeben. Kurz aufkochen, abschmecken.
- Über den Auflauf gießen. Dabei darauf achten, dass sich die Flüssigkeit verteilt, und eventuell mit einem Löffel ein wenig umrühren.
- Mandelblättchen darüberstreuen.
- Auflauf in den Ofen für circa 15 Minuten.

Tipps

- Wenn das Gericht vorbereitet und zu einem späteren Zeitpunkt gegessen werden soll, kann der Auflauf fertiggestellt werden bis zu dem Schritt, an dem er in den Ofen geschoben wird. Er muss dann nur noch im Ofen erwärmt werden.
- Gekühlte Reste können am Folgetag in einem Topf mit der Zugabe von etwas Wasser oder Mandelmuß (sehr lecker) langsam erwärmt werden.
- Alternativ können die Reste eingefroren werden.
- Schmeckt auch kalt.

Sesam-Rosmarin-Ofengemüse (optional mit Kräuterquark)

Das Rezept eignet sich im Wochenbett am besten, wenn es für dich gekocht wird. Die Zubereitungszeit, bis das Essen auf dem Tisch steht, dauert etwa 50 Minuten. Die Menge reicht für etwa 3 bis 4 Personen. Weitere Tipps (auch wie du es so verändern kannst, dass du es für dich selbst etwas schneller kochen kannst), siehe unten.

Zutaten

Du kannst hier das Gemüse deiner Wahl verwenden, zum Beispiel:

- 2 Karotten, 4 Kartoffeln, 1 Rote Bete, 1 Süßkartoffel, 1 kleiner Blumenkohl
- Circa 3 EL Olivenöl (kann bei mehr/weniger Gemüse variieren, ggf. lieber etwas zu viel als zu wenig)
- Rosmarin (wenn möglich frisch, dann 5–6 Ästchen; oder getrocknet aus dem Gewürzregal, dann 2 TL)
- Circa 5 EL Sesam
- Optional 100–200 g Fetakäse
- Salz und Pfeffer
- Backpapier

Optional

Kräuterquark

- 250 g Speisequark
- Circa 3 EL Gartenkräuter (frisch oder auch tiefgefroren; je nach Kräutermischung und Geschmack Menge anpassen)
- (Kräuter-)Salz

So wird's gemacht:

- Backofen auf 200 Grad Umluft vorheizen.
- Gemüse schälen, waschen und in mundgroße Stückchen schneiden.
- Alles zusammen in eine Schüssel geben, Öl und Sesam dazugeben, salzen und pfeffern. Wenn du getrockneten Rosmarin nutzt, gib diesen jetzt dazu; gut umrühren.
- Gemüsemischung auf ein mit Backpapier ausgelegtes Backblech geben. Wenn du frischen Rosmarin verwendest, waschen und auf dem Gemüse verteilen.
- Backblech auf mittlerer Schiene in den Ofen schieben, circa 30 Minuten braten.
- Nach circa 10 Minuten Gemüse vorsichtig etwas umrühren/umdrehen.
- Fetakäse in kleine Würfel schneiden und nach weiteren 10 Minuten (also nach insgesamt 20 Minuten) auf das Blech über das Gemüse verteilen.
- Nach weiteren 5 Minuten (insgesamt 25 Minuten im Ofen) testen, ob das Gemüse weich genug ist.

Kräuterquark

- Quark in eine Schüssel geben und mit den Kräutern verrühren, mit dem (Kräuter-) Salz abschmecken.

Tipps

- Dieses Gericht ist super, um es vorzubereiten und in wenigen Schritten fertigzustellen. Dazu Gemüse vorbereiten, Sesam dazugeben und kalt stellen. Öl und frischen Rosmarin bereitlegen. Nun muss nur noch alles zusammen in den Ofen gegeben werden. Quark gegebenenfalls schon fertigstellen.
- Super Geschenk: geschältes, gewaschenes und geschnittenes Gemüse mit Sesam in einer Box oder Tüte, dazu ein Rosmarin-Pflänzchen und ein gutes Öl. Die Beschenkte hat im Handumdrehen eine wunderbare Mahlzeit. Gegebenenfalls kann das rohe, fertig geputzte und geschnittene Gemüse auch direkt eingefroren werden. Zur Fertigstellung dann einfach auf ein Blech geben, kurz antauen lassen und eine etwas längere Garzeit berücksichtigen.
- Schmeckt auch kalt.
- Du kannst dieses Rezept auch etwas umwandeln, wenn du dich im Wochenbett selbst bekochst. Verwende dazu maximal die Hälfte des vorgeschlagenen Gemüses (eben so viel, wie du essen magst). Eine Kombination aus Kartoffeln, Möhren und Rote Bete ist unkompliziert und lecker. Die Zubereitungszeit reduziert sich natürlich deutlich und dauert nur ein paar Minuten. Die Zeit, in der das Gemüse im Ofen ist, kannst du nutzen, um die Beine kurz hochzulegen.

Quinoagemüse (warm oder kalt): Unser Familienlieblingsrezept

Dieses Rezept eignet sich im Wochenbett am besten, wenn es für dich gekocht wird. Die Zubereitungszeit, bis das Essen auf dem Tisch steht, dauert etwa 50 Minuten. Und die Menge reicht für etwa 3 Personen. Weitere Tipps siehe unten. Kleinkinder unter zwei Jahren sollten bevorzugt eine andere Getreideart bekommen. Hier eignet sich zum Beispiel Couscous, der ganz ohne großen Aufwand nebenher quellen kann (beachte dazu die jeweiligen Packungsangaben).

Zutaten

- 150 g Quinoa
- 2 Süßkartoffeln
- 1 Brokkoli
- 3,5 EL Olivenöl
- Pfeffer
- Salz
- 350 g Kichererbsen (aus der Dose oder besser aus dem Glas)
- 1 TL Paprikapulver
- 60 g Mandelmuß
- 1 EL Currypulver

So wird's gemacht

- Backofen auf 180 Grad Umluft vorheizen.
- Quinoa gut waschen und mit der doppelten Menge gesalzenem Wasser circa 25 Minuten köcheln lassen (wenn nicht anders angegeben).
- Süßkartoffeln schälen und in mundgroße Würfel schneiden, Brokkoli in Röschen beziehungsweise auch mundgroße Stückchen schneiden und waschen.
- Süßkartoffeln in eine Schüssel geben, 1,5 EL Öl darübergeben, mit Salz und Pfeffer würzen und auf einem mit Backpapier ausgelegten Backblech großflächig verteilen und in den Ofen schieben, Timer auf 5 Minuten stellen.
- Brokkoli in die (nun leere) Schüssel geben, ebenso 1,5 EL Öl darübergeben, salzen und pfeffern.
- Kichererbsen abtropfen lassen und in eine Schüssel geben, 1 TL Öl und Paprikapulver darüber geben und vermischen, salzen.
- 5 Minuten später als die Süßkartoffeln (anderer Garpunkt!) nun den Brokkoli und die Kichererbsen auf das Backblech geben, für circa 20–25 Minuten in den Ofen schieben.
- 100 ml heißes Wasser, Mandelmuß und Currypulver unterrühren, erhitzen lassen. Die Soße wird während des Erwärmens dickflüssiger, das soll sie. Gut(!) salzen, nach Geschmack mehr Currypulver verwenden.
- Quinoa, Gemüse und Soße in einer Schüssel vermengen und entweder direkt servieren oder abkühlen lassen und kalt stellen.

Tipps

- Der Geschmack hängt sehr stark vom Currypulver ab. Es gibt große geschmackliche Unterschiede. Ich empfehle, eines aus dem Biosupermarkt zu nehmen. Die, die ich bis jetzt probiert habe, haben gut geschmeckt.

- Wenn dieses Gericht vorbereitet und später warm verzehrt werden soll, kann die fertig gekochte Quinoa mit der Soße zusammen verpackt werden. Das rohe Gemüse (die Süßkartoffeln separat!), die vorbereiteten und gewürzten Kichererbsen und der Brokkoli können zusammen verpackt werden.

- Wenn das Gericht fertiggestellt werden soll, muss das Gemüse nacheinander (siehe oben) nur noch auf das Backblech gegeben werden, und die Quinoa mit der Soße kann mit ein wenig Wasser in einem Topf erwärmt werden.

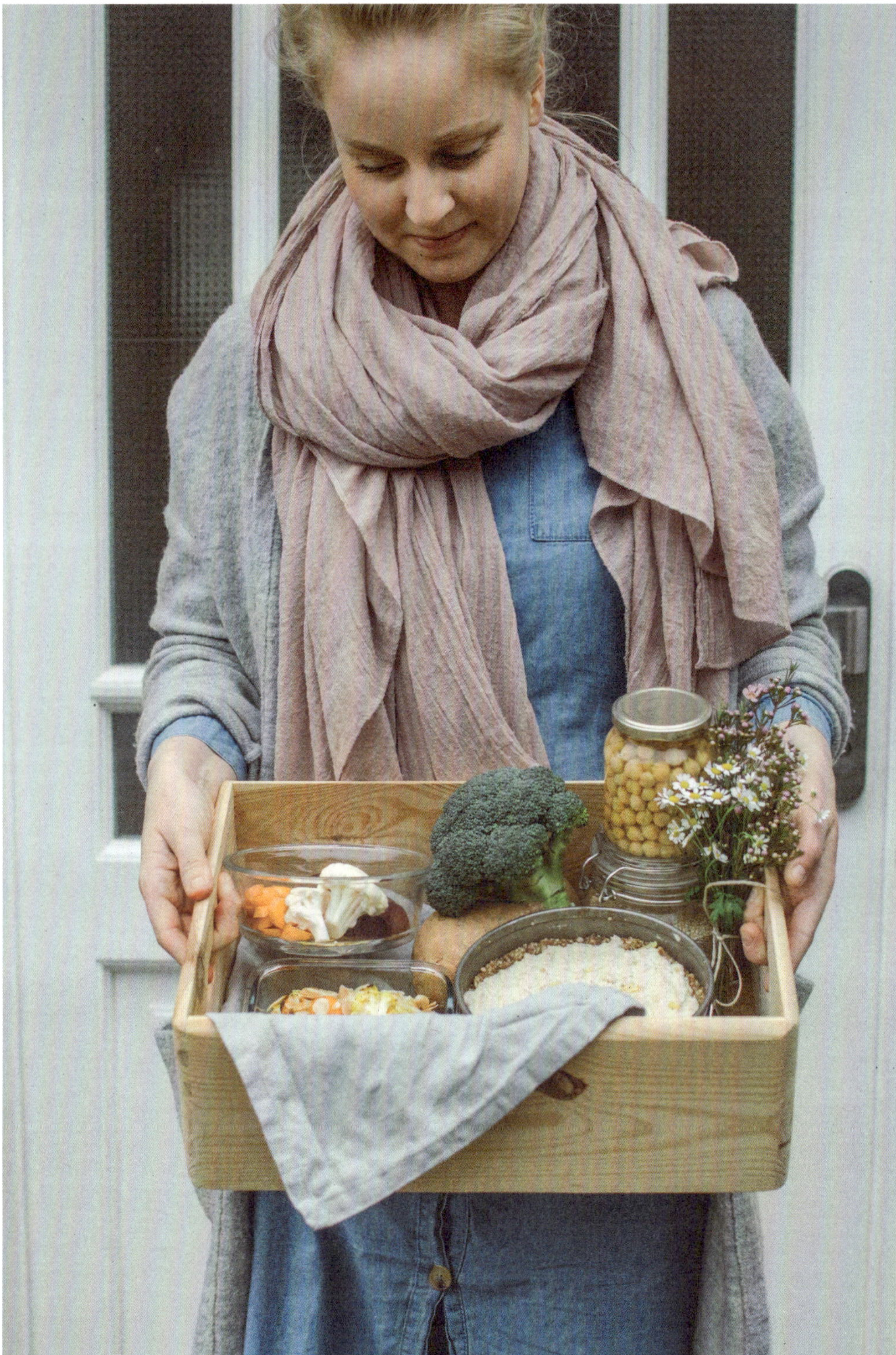

Zucchini-Sonnenblumenkern-Nudeln

Dieses Gericht ist relativ schnell in 20 Minuten gemacht. Die angegebene Menge reicht für etwa 2 bis 3 Personen.

Zutaten

- 250 g (Dinkel-)Vollkornnudeln
- 1 EL Kokosöl oder Olivenöl
- 2 Zucchini, mittelgroß
- 1 Zwiebel
- Pfeffer und Salz
- 150–200 ml Sahne
- 60 g geriebener Parmesan (optional eine Handvoll mehr zum Drüberstreuen am Ende)
- 70 g Sonnenblumenkerne

(Vegan: pflanzliche Sahnealternative verwenden und Parmesan weglassen)

So wird's gemacht

- Nudeln in kochendes Salzwasser geben und nach Packungsangabe kochen.
- Zucchini waschen und in dünne Scheiben schneiden, Zwiebel klein würfeln.
- Sonnenblumenkerne in einer Pfanne ohne Öl anrösten und anschließend in einer kleinen Schüssel zur Seite stellen.
- Nun Öl in die Pfanne geben und erhitzen, Zucchini und Zwiebeln dazugeben und dünsten, währenddessen immer wieder das Gemüse wenden.
- Wenn die Zwiebeln glasig sind, Gemüse mit Pfeffer und Salz würzen.
- Mit der Sahne ablöschen, Parmesan dazugeben, gut umrühren und abschmecken.
- Nudeln portionieren, Zucchinisoße darübergeben und mit Sonnenblumenkernen bestreuen.

Tipps

- Wenn das Gericht nicht sofort gegessen wird, Nudeln und Soße getrennt verpacken. Sonnenblumenkerne gerne schon zur Soße geben. Zum Aufwärmen Soße und Nudeln zusammen in Topf oder Pfanne bei niedriger Temperatur erwärmen.
- Auch anderes Gemüse lässt sich hierfür verwenden.

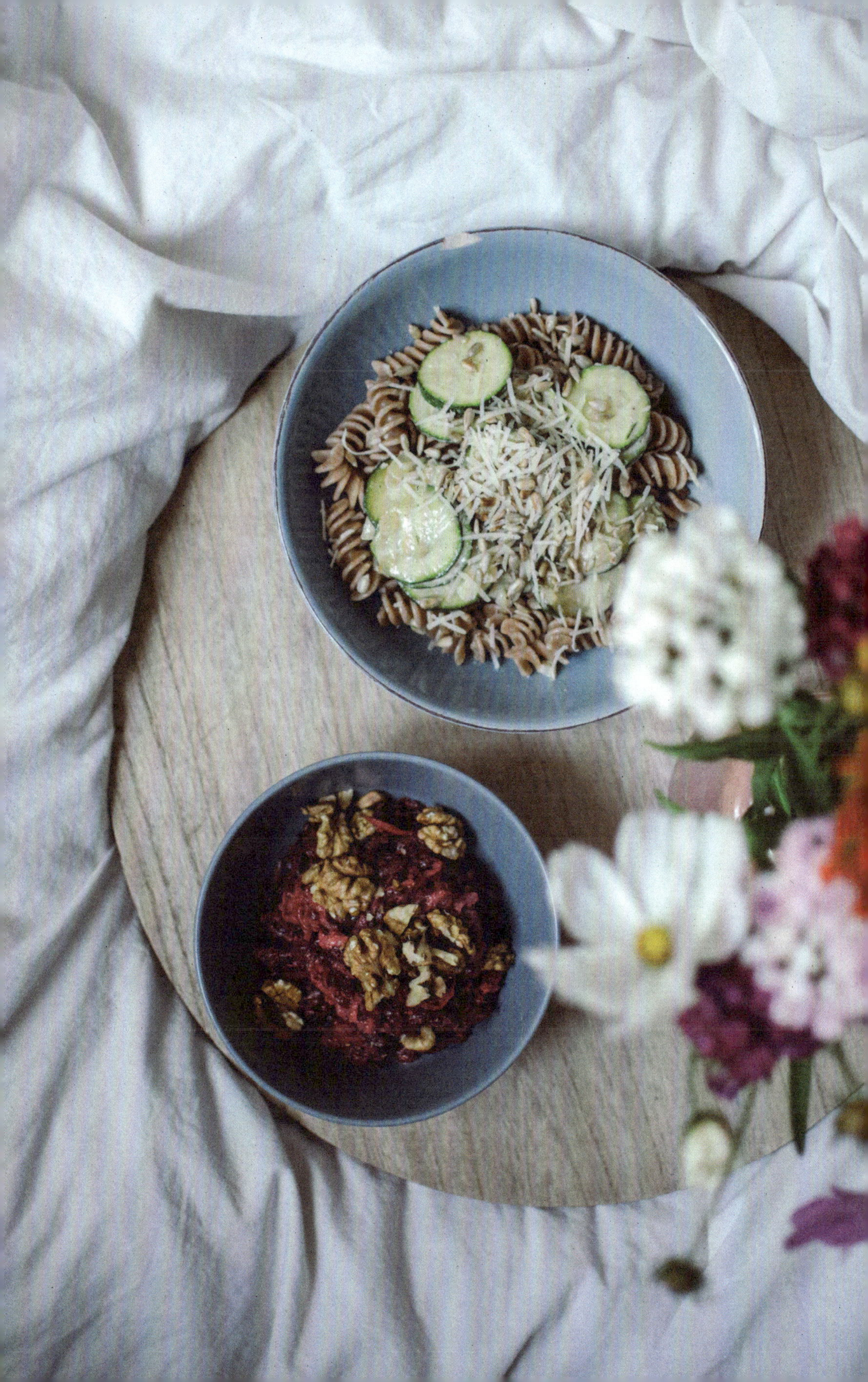

Rote-Bete-Salat

Ein schnell gemachter Salat voll guter Nährstoffe. Der Salat ist in 10 Minuten gemacht. Die angegebene Menge reicht für 2 Portionen. Dazu passt ein Vollkornbrot mit Käse oder Räuchertofu.

Zutaten:

- 1 Packung gekochte Rote Beete
- 1 Apfel
- 3 EL Naturjoghurt
- 2 EL Olivenöl
- 1 TL Balsamicoessig
- Salz und Pfeffer
- Eine Handvoll Walnüsse

So wird' gemacht:

- Rote Bete klein schneiden.
- Apfel waschen und raspeln.
- In einer Tasse oder kleinen Schüssel Joghurt, Öl und Essig vermischen. Gut salzen und pfeffern, über die Rote Bete und den Apfel geben, alles vermischen.
- Walnüsse grob mit der Hand zerbröseln.

Grießbrei mit Zimtbirne

Dieses süße Gericht steht innerhalb von 15 Minuten auf dem Tisch und ist super für den schnellen Hunger. Die angegebene Menge ergibt 1 große Portion oder 2 kleine.

Zutaten

- 300 ml Hafermilch (alternativ geht auch Kuhmilch)
- 40 g Dinkelgrieß
- 2 Birnen
- 1/4 TL Zimt

So wird's gemacht

- Birnen schälen und entkernen, mit einem EL Wasser in einen Topf mit Deckel geben, bei mittlerer Hitze garen, gelegentlich umrühren.
- Wenn die Birnen zerfallen (wie schnell sie zerfallen, ist sehr unterschiedlich), Topf von der Platte nehmen und Zimt dazugeben, verrühren.
- Hafermilch in einem Topf unter gelegentlichem Rühren zum Kochen bringen.
- Unter ständigem Rühren den Grieß dazugeben, circa eine Minute weiterkochen lassen, währenddessen nicht aufhören zu rühren. Achtung: Der Brei dickt nach, deswegen einige Minuten auskühlen lassen.
- Die Birnen über den Brei geben.

Wochenbettkuchen

Zutaten

Für den Boden

- 140 g Mandeln
- 90 g Datteln
- 2 EL kaltes Wasser
- Eine Prise Zimt

Zum Verzieren

- Beeren, Schokoraspeln, oder nach Belieben etwas anderes

Für die Füllung

- 200 g Cashews (unbehandelt, das heißt ungesalzen und ungeröstet; mindestens 2 Stunden in Wasser eingeweicht!)
- Saft einer Zitrone
- 5 EL Reissirup (wer es süß mag, gibt nach Geschmack mehr dazu)
- 60 g Kokosfett
- 60 ml Wasser
- ½ Vanilleschote

So wird's gemacht

- Zutaten für den Boden mixen/pürieren. Besonders lecker ist es, wenn die Datteln und Mandeln nicht ganz fein püriert, sondern noch stückig sind.
- Eine kleine Springform mit Backpapier auskleiden, den Teig auf dem Boden verteilen und einen Rand (circa 2 cm) hochziehen.
- Für die Füllung die Cashews abgießen und kurz mit klarem Wasser abspülen.
- Kokosfett vorsichtig im Topf schmelzen.
- Vanilleschote auskratzen.
- Alle Zutaten zusammengeben und sehr fein mixen/pürieren.
- Füllung in die Form geben.
- Nun kann der Kuchen nach Belieben verziert werden, zum Beispiel mit Heidelbeeren, Zitronenabrieb oder auch Schokoladenraspeln.
- Kuchen für mindestens 2 Stunden in die Gefriertruhe stellen.

Tipps

- Der Kuchen schmeckt am besten, wenn er noch leicht gefroren ist.
- Wenn er aus dem Gefrierfach kommt, ist er sehr gut transportabel.
- Zum Aufschneiden antauen lassen, dann gegebenenfalls den ganzen Kuchen in Einzelportionen zerteilen und wieder einfrieren.

22. *Dein Körper in seiner neuen Form*

Dein Körper hat Unglaubliches geleistet. Damit meine ich nicht nur während der Schwangerschaft und der Geburt. Nein, schon davor: Er lässt dich seit Jahrzehnten durchs Leben gehen! Deine Beine haben dich an Orte gebracht, an die du dich immer erinnern wirst. Deine Augen haben dich Dinge sehen lassen, die dein Herz hüpfen ließen. Und deine Haut hat es dir ermöglicht, die wundervollsten Dinge zu spüren. Dein Körper hat dich befähigt, dich zu entfalten und du selbst zu sein. Und ja, zuletzt hat er ein wahres Wunder vollbracht. Er hat ein Kind unter deinem Herzen wachsen lassen. Er hat sich all der Veränderungen, die dazu nötig waren, angenommen und war das erste Zuhause deines Kindes. Ganz gleich, ob du die Schwangerschaft bis zum Ende ausgetragen hast und ob du dein Kind spontan oder per Kaiserschnitt geboren hast: Es ist ein Wunder und sollte uns unendlich demütig werden lassen.

Ich finde es falsch, sich nach der Geburt nur auf das, was mit der Schwangerschaft und der Geburt zu tun hat, zu konzentrieren. Dein Körper ist ein Wunderwerk und hat größten Respekt verdient. Nicht nur, weil er dein Kind ausgetragen hat. Dein Körper ist gut, so wie er ist – jetzt eben nach einer (oder mehreren) Schwangerschaft(en).

Bitte tappe nicht in die Falle, nach der Geburt nur noch deinen „After-Baby-Body“ im Spiegel zu sehen, wie es in den Medien so oft heißt. Fülligere Proportionen, einen weichen, vielleicht durch Dehnungsstreifen gezeichneten, auch nach der Schwangerschaft noch runden Bauch und veränderte Brüste, das alles sehen viele Frauen, wenn sie sich ansehen. Als ob der weibliche Körper nach einer Geburt nur noch daraus bestünde! Was ist denn mit den Händen, die dein Kind halten, die ihm Sicherheit und Geborgenheit geben? Was ist mit deinen Beinen, die dich trotz all der Anstrengungen der letzten Wochen jeden Tag befähigen, dein Kind durch die Wohnung zu tragen und mit ihm auf dem Arm zu tanzen? Was ist mit der Bärenkraft, die in allen Zellen deines Körpers steckt und die dir ermöglicht hat, dein Kind auf die Welt zu bringen? Was ist mit deinen Brüsten, die deinem Kind die Nahrung zur Verfügung stellen, die es braucht, um zu wachsen und zu gedeihen? Was ist mit deinen Ohren, die dich jedes Geräusch, das dein Kind von sich gibt, hören lassen? Was ist mit deinem Herzen, das sich nach der Geburt so weit öffnet, um dein Kind zu lieben? Das dir die Möglichkeit gibt, Liebe zu

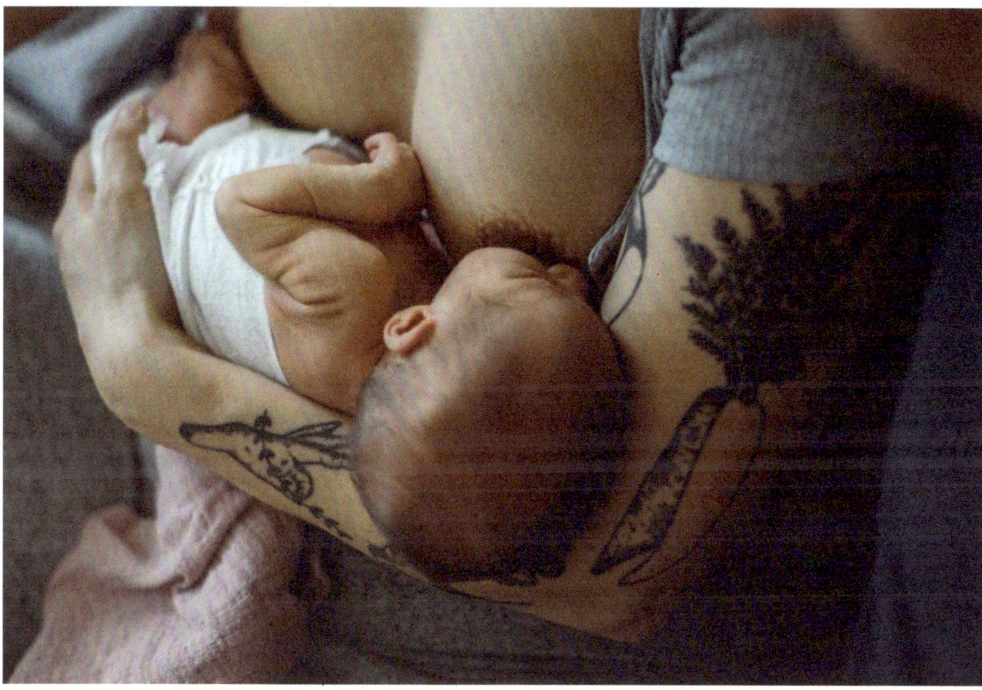

empfinden und zu schenken? Das alles ist DEIN Körper. Ihn nur auf die medial so schön zu inszenierenden Dinge, wie einen möglichst bald wieder flachen Bauch, straffe Brüste und eine schlanke Figur zu reduzieren, ist so, so abschätzig!

Du bist SO viel mehr!

Darum möchte ich dich einladen: Wenn du das nächste Mal in den Spiegel blickst, schau dir deinen wunderschönen Körper an, und öffne deine Augen für all das, was dein Körper ist und was er dir mit seinem Sein ermöglicht. Nicht erst, seitdem du Mutter bist, sondern immer schon. Jetzt eben als Mutter.

Die körperlichen Veränderungen nach Schwangerschaft und Geburt

Innerhalb eines Jahres, also während der Schwangerschaft, der Geburt und der ersten Lebensmonate deines Kindes, verändert sich in und an deinem Körper unendlich viel. So viel wie sonst selten innerhalb einer so kurzen Zeit. Die größte Veränderung findet in den Monaten der Schwangerschaft statt. Nicht nur die Dinge, die wir von außen sehen – der Bauch, der sich wölbt, die Brüste, die praller werden und die runderen Proportionen –, nein, auch innerlich. Dein Blutvolumen verändert sich, dein Herz passt sich an, deine Gebärmutter wächst, dein Gewebe verändert sich, deine Sehnen werden flexibler. Nach der Geburt findet noch einmal eine große körperliche Veränderung statt – von dem Zustand der Schwangerschaft hin zu dem Zustand der (Säuglings-)Mutter, also nicht mehr schwanger, aber auch nicht so wie „vorher“. Der Alltag als Mutter eines Säuglings und die körperlichen Aufgaben (Stillen, Baby versorgen und tragen, weniger schlafen, heilen) sind nicht wie vor der Schwangerschaft. Und ja, tatsächlich sieht dein Körper nicht aus wie vor der Schwangerschaft. Bei manchen Frauen ist vielleicht schon bald kein Bauch mehr zu sehen, doch auch ihr Körper ist nicht mehr der, der er „vorher“ war.
Ganz ohne großes Zutun deinerseits finden nach der Geburt große Veränderungen statt, die ihre Zeit brauchen!

Bauch

Die offensichtlichste und nach außen hin größte Veränderung an deinem Körper ist der wachsende Bauch. Die Bauchhaut dehnt sich in den Monaten der Schwangerschaft erst ganz langsam und dann rasant bis auf das Maximum am Ende der Schwangerschaft. Die Muskeln, die unter der Haut liegen, werden zur Seite gedrängt und machen dadurch Platz für das wachsende Kind und die Gebärmutter. Wie groß ein Bauch während der Schwangerschaft wird, hängt nicht nur davon ab, wie groß und schwer das Ungeborene ist, sondern auch davon, wie viel Fruchtwasser das Kind umgibt und wie die körperliche Beschaffenheit der Mutter ist. Ebenso ist es ganz individuell, wie der Bauch sich zurückbildet. Viele Frauen erleben ihren Bauch, der noch deutlich nach außen gewölbt ist, nach der Geburt als weich und schlaff. Dies ist nur verständlich, wenn man bedenkt, welche Leistung er innerhalb der letzten Monate vollbracht hat und wie wenig Zeit diese Veränderung beansprucht hat! Die Bauchhaut und all die Schichten, die darunterliegen, sind kein Gummiband, das, sobald das Kind geboren ist, zurückschnellt. Der Bauch braucht Zeit, sich zurückzubilden. Wobei es dabei nicht nur um die nach außen hin sichtbare Rückbildung geht, sondern vor allem um die Gewebe- und Muskelschichten, die unter der Haut liegen. Ein alter Hebammenspruch lautet: „Der Bauch kommt neun Monate und geht neun Monate." Aus meiner Erfahrung würde ich ihn verändern: „Der Bauch kommt neun Monate und wird nie wieder der, der er vor der Schwangerschaft war – denn er war die Hülle eines Kindes." Was der ursprüngliche Satz aber aussagen möchte, stimmt natürlich: Es dauert Monate, bis die Rückbildung des Bauches abgeschlossen ist. Und natürlich kannst du auch als Mutter einen flachen, straffen Bauch haben (oder weich und kuschelig) wie vor der Schwangerschaft. Aber es wird ein anderer sein. Stelle dich darauf ein, dass dir auch in den ersten Tagen und Wochen nach der Geburt deine Umstandshosen mit einem weichen, dehnbaren Bund guttun werden.

Brüste

Deine Brüste veränderten sich in der Frühschwangerschaft am meisten: Kaum warst du schwanger, hat der Körper sich darauf eingestellt, dieses Kind auch nach der Geburt versorgen zu können. Und alles in die Wege

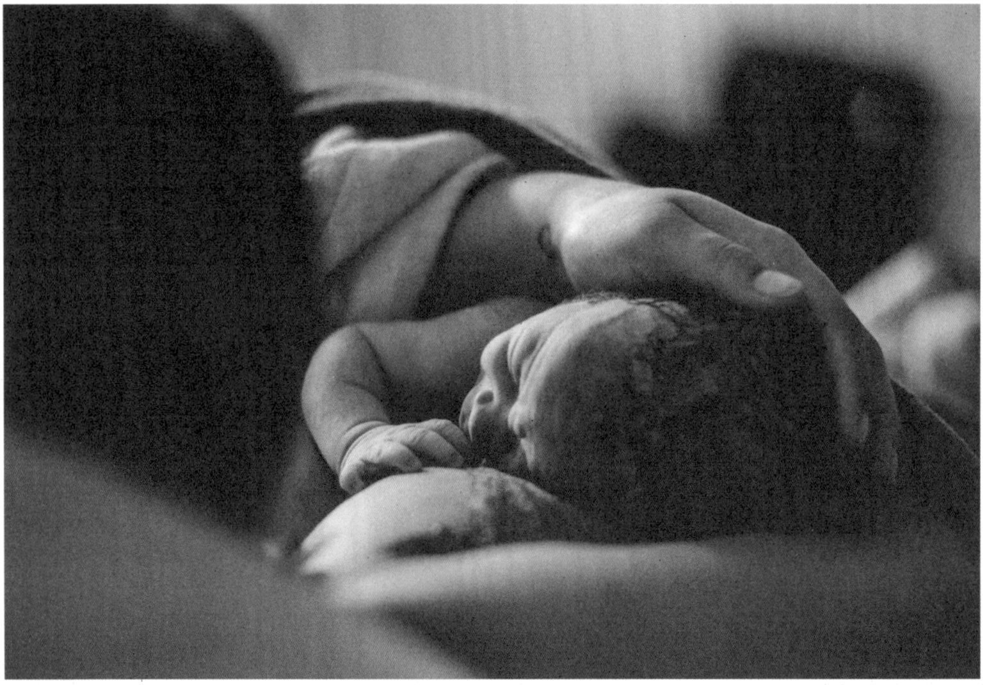

geleitet, damit du dein Kind an der Brust nähren kannst. Es ist also gar nicht so sehr relevant für die Veränderung deiner Brust, ob und wie lange du stillst, sondern allein die Tatsache, dass du schwanger warst, verändert deine Brust. Nicht nur die Größe der Brust, sondern auch das Aussehen der Brustwarzen verändern sich. Wenn du dein Kind dann nach der Geburt stillst, verändert sich der Busen über die Zeit weiterhin, und auch wenn du irgendwann abstillst, wirst du eine Veränderung sehen können. Wie sich deine Brust verändert, kannst du zu keinem Zeitpunkt beeinflussen. Es liegt nicht in deiner Hand.

Beckenboden

Oh, der Beckenboden! Er ist der Teil deines Körpers, der sich unter der Schwangerschaft und der Geburt sehr verändert und gleichzeitig oftmals die geringste Aufmerksamkeit bekommt. Diese Muskelschicht, die dein knöchernes Becken nach unten hin verschließt, trägt das Gewicht deines Kindes und öffnet sich während der Geburt, um ihm den Weg ins Leben frei zu machen. Ähnlich wie bei deinem Busen findet die Veränderung, beziehungsweise die Belastung, schon während der Schwangerschaft statt – das heißt, dass auch der Beckenboden einer Frau nach Kaiserschnittgeburt Belastungen ausgesetzt war und Aufmerksamkeit braucht. Damit sich dein Beckenboden nach der Schwangerschaft und der Geburt erholen kann und wieder belastbar wird, kannst du einiges ganz aktiv tun. Tatsächlich solltest du es tun, auch wenn du das Gefühl hast, dass alles in Ordnung ist und du keinerlei Beschwerden oder Ähnliches hast. So ergeht es vielen Frauen – doch jeder Beckenboden *muss* sich in der Schwangerschaft an die Gegebenheiten anpassen und sich verändern, was auf jeden Fall dazu führt, dass er nicht so ist, wie er vorher war. Wenn der Beckenboden sich nicht durch gezielte Aufmerksamkeit gut zurückbilden kann, kann dies zu Komplikationen in Folgeschwangerschaften führen oder zu Belastungsinkontinenz, die auch viele Jahre später auftreten kann.

Bei der Rückbildung des Beckenbodens sind zwei Komponenten relevant: Die erste ist die Schonung. Der Beckenboden muss die ersten 14 Tage nach der Geburt unbedingt entlastet werden! Nur wenn er in dieser Zeit entspannt ist und keine Schwerkraft auf ihm lastet, kann er sich regenerieren. Immer wenn du sitzt, stehst oder gehst, lastet Druck auf dieser Muskelschicht. Deshalb solltest du so viel wie möglich in den ersten Wochen liegen. Die zweite Komponente ist, dass du gezielte Beckenbodenübungen machst. Diese kannst du dir von deiner Hebamme zeigen lassen. Nach frühestens acht Wochen kannst du einen Rückbildungskurs besuchen, der unter Umständen von deiner Krankenkasse bezahlt wird. Im Gegensatz zu unserem Bauch ist der Beckenboden weder sichtbar noch haben die meisten von uns ein gutes Gefühl für ihn. Diese Tatsache ist sehr bedauerlich. Denn ein weicher, lockerer und kraftloser Beckenboden hat einen sehr viel größeren Einfluss auf unser körperliches Wohl als ein Bauch, auf den ebendiese Beschreibung passen würde – und der oft unsere geballte Aufmerksamkeit bekommt. Ein starker Beckenboden ist nicht nur für die nächsten Schwangerschaften und das Alter wichtig, sondern auch für deine Körperhaltung und deine Sexualität.

Deine neue Form finden

Durch die Geburt deines Kindes und alles, was davor und danach passiert ist, bist DU nicht mehr die, die du vorher warst. Wie sollte es dein Körper sein? Das Ziel, wieder „zurück" zu seiner „alten Form" zu kommen, halte ich darum für schwierig. Stattdessen möchte ich dich einladen, deine „neue Form" anzunehmen. Wenn du das Gefühl hast, dass du diese neue Form nach der Geburt verändern möchtest, dann steht dir dies natürlich zu. Ich plädiere nicht dafür, dass du dich damit abfinden solltest, wie es ist. Vielleicht hast du konkrete Ziele – bei manchen Frauen kann es langfristig(!) gesund sein, Körpergewicht zu verlieren, bei anderen geht es um einen gesunden Muskelaufbau, der den Alltag erleichtert. Viele Frauen fühlen sich in den Wochen nach der Geburt nicht ganz wohl in ihrer Haut und wünschen sich Veränderungen. Wenn es dir so geht, sei freundlich mit dir und gib dir Zeit. Sanfter Sport oder gute Bewegung tun uns in jeder Lebenslage gut. Nachdem du deinem Körper nach der Geburt ausreichend (mindestens zwei Wochen) Zeit und Ruhe verschafft hast und viel geruht und gelegen hast, kannst du anfangen, leichte Übungen im Alltag einzubauen. Solltest du dich schon danach fühlen, intensiver Sport zu treiben, warte damit, bis du dich ausreichend um deinen Beckenboden gekümmert hast. Ein starker Beckenboden ist die Grundlage für jedes Sportprogramm. Wenn du mit einem ausgeleierten, schwachen Beckenboden voll startest, kann das weitreichende Folgen haben: Es kann dein sexuelles Empfinden beeinflussen und eine häufige Spätfolge ist die Inkontinenz.

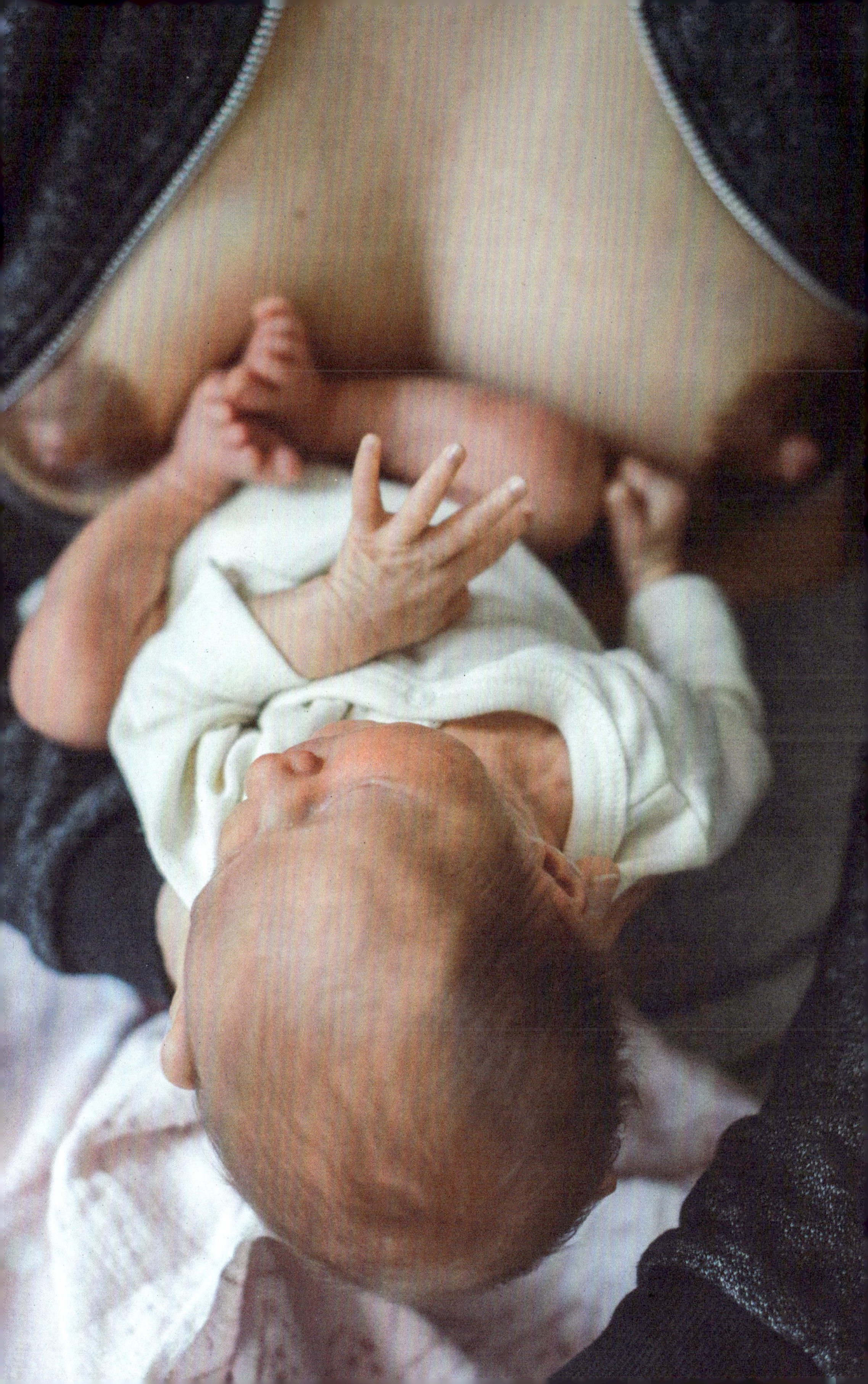

23. *Partnerschaft und Sexualität*

Mit der Geburt eures Kindes beginnt für dich der neue Lebensabschnitt als Mutter und zeitgleich der neue Lebensabschnitt deines Partners oder deiner Partnerin als Vater/Mutter. (Im folgenden Text verwende ich weiterhin den Begriff „Partner" in der männlichen Form. Damit ist der Mensch an deiner Seite gemeint, mit dem du dieses Abenteuer Familie lebst, ungeachtet, ob dies eine Frau oder ein Mann ist.) Außerdem beginnt für euch gemeinsam die Elternschaft, die euch für immer miteinander verbinden wird. Diese neue Ebene des Elternseins kommt zu der Ebene des Paarseins hinzu. Es braucht Zeit, um diese neuen Rollen, Muttersein, Vatersein und Elternsein, für sich zu begreifen und zu formen. So wie du dir Zeit lassen darfst, um in deine Mutterrolle zu wachsen, braucht auch dein Partner diese Zeit. Und es wird auch nicht über Nacht gelingen, die gemeinsame Ebene als Eltern zu finden.
Sicher habt ihr euch während der Schwangerschaft schon Gedanken gemacht, wie es sein wird als Mama, als Papa, als Familie. Manchmal kommt dann alles ganz anders, und der gemeinsame Start als Familie verläuft nicht, wie ihr es euch gewünscht habt. Vielleicht fällt es dem einen leichter, in die neue Rolle zu wachsen, als dem anderen. Und überhaupt ist es unter den Umständen des Wochenbettes (Schlafmangel, Hormonchaos, körperliche Veränderungen) eine echte Herausforderung, allem gerecht zu werden. Ja, es ist eigentlich unmöglich. Aus diesem Grund möchte ich dich einladen zu verstehen, dass die Veränderung vom Paarsein hin zum Elternsein nicht sofort reibungslos geschehen kann und muss. Wenn es das tut, ist es schön. Doch wenn nicht, habe im Kopf, dass es vor allem Zeit, Mut und Liebe sowie aktiven Bemühens bedarf und nicht von ganz alleine vonstattengeht.

Eltern werden

Durch das Ereignis der Geburt werdet ihr also zu Eltern. Diesen Start, ganz unabhängig davon, wie er von außen betrachtet verläuft, nimmt jeder von euch anders wahr. Du als Mutter bist dabei die Hauptakteurin, dein Partner hat dabei eine eher passivere Rolle (die er natürlich gestalten kann und sollte) und hat eher eine Sicht von außen auf die Geschehnisse. Da ihr das Ereignis gemeinsam erlebt, kann es leicht passieren, dass ihr annehmt, dass ihr dabei auch die gleichen Gefühle, Wünsche oder Enttäuschungen gehabt habt. Durch die unterschiedlichen Rollen und eure jeweilige Geschichte und Persönlichkeit ist dies aber oft nicht

der Fall. Es ist wichtig, dass ihr darüber ins Gespräch kommt. Denn dieses Erlebnis ist sehr prägend für euch. Es ist der Start eines neuen Abschnittes auf eurem Weg. Nur wenn ihr wisst, wie der andere in diesen neuen Abschnitt gestartet ist, könnt ihr eure gemeinsame Geschichte schreiben. Meist ist dazu in den ersten Tagen nicht der Raum und das ist völlig okay. Der Moment wird kommen, an dem ihr die Ruhe und Muße findet, euch folgende Fragen zu stellen: Wie hast du die Geburt erlebt? Welche Bilder bleiben dir im Kopf? Welche Ängste, Sorgen und unerfüllten Wünsche hallen bei dir nach? Was war der bewegendste Moment für dich? Hast du von außen gesehen, was ich gefühlt habe? Schafft somit eure gemeinsame Basis für eure Elternschaft.
Was ihr gegenseitig voneinander in der neuen Rolle erwartet, sollte auch immer wieder Thema sein. Gerade am Anfang ist alles ganz schön viel, und es bringt euch sicher nicht weiter, jede Kleinigkeit auszudiskutieren. Doch es sollte Raum dafür sein, über die Aufgaben, Verantwortlichkeiten und die Art und Weise, wie ihr die Dinge als Eltern eures Kindes tun wollt, zu sprechen. All diese Gespräche und das Miteinander sollte von gegenseitigem Vertrauen geprägt sein. Macht euch immer wieder bewusst, dass ihr gerade eine der bewegendsten, aber auch forderndsten Zeiten in einem Menschenleben (nämlich Mutter/Vater eines Kindes zu werden) gemeinsam beschreitet. Ihr gebt euer Bestes – und das ist gut genug.
Auch wenn ihr vielleicht unterschiedlich schnell in eure Rollen wachst oder es euch unterschiedlich leichtfällt, euch die täglichen Aufgaben in Bezug auf euer Kind anzueignen – seid freundlich miteinander! Begreift euch als Partner, nicht als Gegner oder Konkurrenten. Gemeinsam seid ihr so viel stärker. Auch wenn die Nerven in den ersten Wochen oft blank liegen, erinnert euch immer wieder daran, was für ein Glück es ist, dass ihr diese aufregende Zeit gemeinsam erleben und gestalten könnt. Vergebt dem anderen, lasst ihm Zeit, und hadert nicht so lange damit, dass es nicht immer rundlaufen kann.

Paar bleiben

Die gemeinsame Elternebene sollte nicht die Paarebene ersetzen. Im Idealfall finden sie beide Raum im Alltag mit eurem Kind. In den ersten Wochen tritt die Paarbeziehung vielleicht ein wenig in den Hintergrund. Doch dann solltet ihr sie schon sanft wieder aktivieren und leben. Was genau dies bedeutet, ist sehr individuell und viel mehr als nur Sexualität. Es ist das, was das Einzigartige und Besondere an eurer Beziehung ist. Das, was ihr in dieser Form am liebsten und vielleicht ausschließlich miteinander tut. Eine Freundin von mir braucht wenigstens ein bis zwei „Kaffeedates" in der Woche mit ihrem Mann. Eine halbe Stunde nur sie und er, außerhalb der eigenen vier Wände. Während dieser Dates wird nicht über Organisatorisches oder Familiäres gesprochen, sondern es geht ihnen beiden einfach nur darum, sich Zeit zu nehmen, zu hören wie es ihnen geht, was sie bewegt. Eine halbe Stunde nur Zweisamkeit, die die Tanks wieder füllt und Kraft für den turbulenten Alltag gibt. Vielleicht ist es bei euch die gemeinsame Begeisterung für eine Sportart, Filme oder gutes Essen. Schafft euch Räume, die euch ermöglichen, euch als Paar zu begegnen und euch auch ohne euer Kind miteinander zu verbinden. Vielleicht ist es sinnvoll, dazu eine Babysitterin oder Ähnliches zu organisieren. Bitte habt kein schlechtes Gewissen, euer Kind in einem geschützten und geborgenen Rahmen in liebevolle Hände zu geben. Es ist sehr im Sinne eures Kindes, dass es euch gut geht. Auch miteinander. Sollte es einmal eine Weile nicht klappen, ist das völlig in Ordnung. Es werden auch wieder ruhigere Zeiten kommen, in denen es möglich ist.

Jeder Partnerschaft tut gegenseitiger Respekt, Wohlwollen, Liebe und Fürsorge gut. Es sind gerade in stürmischen Zeiten (wie dem Wochenbett) oft die kleinen Gesten, die zeigen: Ich sehe dich, ich fühle dich und ich bin für dich da. Die Lieblingsschokolade des anderen beim Einkauf mitnehmen, das Lieblingsgericht kochen (oder kochen/liefern lassen) oder kurze liebevolle Nachrichten am Morgen an den Badezimmerspiegel hängen; all das ist auch in stressigen Zeiten umsetzbar und stärkt die Verbindung zueinander.

Auch solltet ihr euch in dieser Zeit bewusst machen, was ihr voneinander in der Elternrolle erwartet. Natürlich ist in der Anfangszeit als Eltern noch alles neu. Neben den ganzen praktischen Aufgaben müsst ihr euch auch emotional in die neuen Rollen finden. Da tut es gut zu spüren, dass ihr euch gegenseitig vertraut und Zeit gebt, um anzukommen.

Es ist sehr, sehr wertvoll, wenn du deinem Partner zutraust, die Versorgung eures Kindes genauso gut (gut genug!) übernehmen zu können wie du selbst. Er macht es sicher ein wenig anders als du, aber das Wichtige ist, dass er es macht!

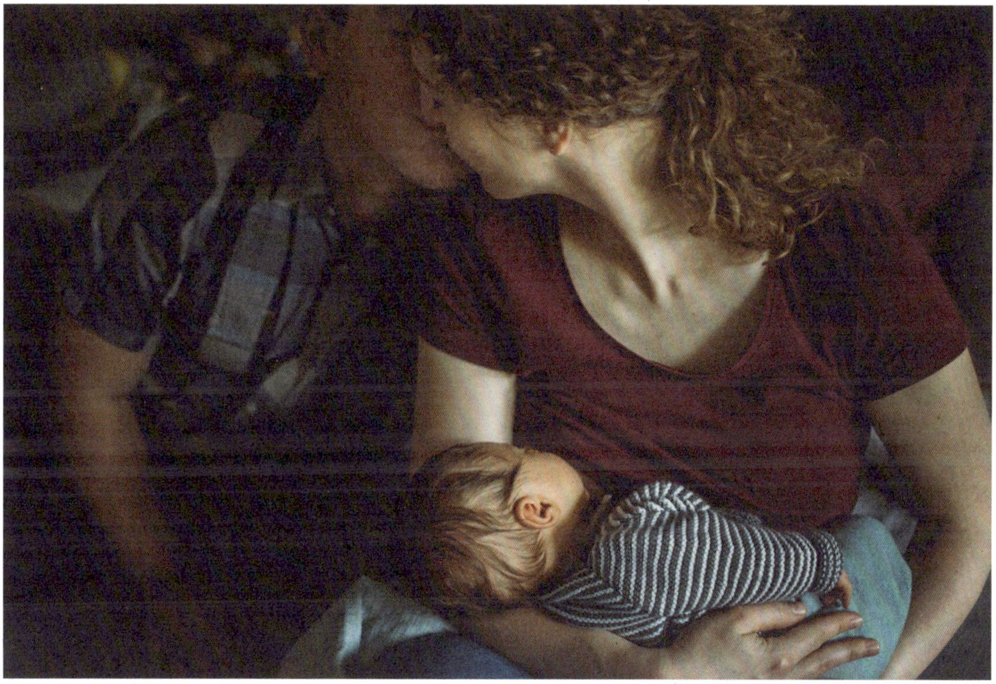

Kommunikation

Du bist in den ersten Tagen und Wochen, wie an anderer Stelle bereits beschrieben, phasenweise nicht du selbst. Die Erlebnisse von Schwangerschaft und Geburt und die neue Verantwortung unter extremer Hormonbeeinflussung lassen dich vielleicht schneller aus der Haut fahren, machen dich weinerlich oder sorgen für ordentliche Stimmungsschwankungen. Das ist für dich selbst nicht leicht (es wird wieder anders, ganz sicher!). Doch für deinen Partner, der das Ganze zwar mehr oder weniger miterlebt hat, aber dennoch nicht in deiner Haut steckt, kann es noch „verwunderlicher" sein, dich so zu erleben. Du hast jedes Recht, so zu sein, und musst daran nichts verändern; wahrscheinlich kannst du selbst mit einer großen Portion Willenskraft nicht dagegen ankommen. Es wird euch beiden aber sehr helfen, wenn du mit deinem Partner sprichst. Erzähle ihm, wie es dir geht, auch wenn du es selbst nicht verstehst. Bitte ihn um Hilfe, wenn du sie brauchst, und lass ihn an deiner Gefühlswelt teilhaben. Weder du noch er muss es verstehen, doch es wird euch beide entlasten, wenn ihr über das, was da ist, sprechen könnt.

Kommunikation bedeutet auch, sich in die Rolle des anderen zu versetzen, zu verstehen, von welchem Standpunkt aus er spricht. Höre zu, wie es ihm geht. Seine Rolle ist eine andere als deine. Du als Mutter tröstest euer Kind, wiegst es und stillst es. Dein Partner hat eine eher außenstehende Rolle: Er ist Beobachter, Unterstützer und Beschützer. Er wird in seine Rolle genauso erwartet-unerwartet geworfen wie du und muss sich zunächst zurechtfinden. Höre ihm zu und lasse auch ihm Raum für das, was er braucht. Seid freundlich zueinander. Ihr habt nun unterschiedliche Rollen, die ihr jeweils vielleicht nicht leicht verstehen könnt. Seid deshalb nicht nur mit euch selbst achtsam und geduldig, sondern auch mit dem anderen.

Sexualität nach der Geburt

Wann du nach der Geburt wieder Geschlechtsverkehr haben möchtest, entscheidest ganz alleine du beziehungsweise ihr gemeinsam. Manche Frauen mögen schon nach wenigen Tagen wieder daran denken, bei anderen Frauen dauert es Wochen oder Monate. Es gibt keine Norm und keine Regeln. Früher hat man empfohlen, in den ersten sechs Wochen nach der Geburt darauf zu verzichten. Heute weiß man, dass dies aus

medizinischen Gründen nicht nötig ist. Wann immer du Lust auf Intimität hast – es ist in Ordnung. Genauso wie es in Ordnung ist, wenn es einige Zeit dauert, bis es so weit ist; was bei der Mehrzahl der Frauen der Fall ist. Grundsätzlich möchte ich dich einladen, im Kopf zu behalten, dass Sexualität etwas sehr Individuelles ist. Manche Paare haben (auch ganz unabhängig von Schwangerschaft und Geburt) häufiger Sex, andere weniger. Weder das eine noch das andere spricht für eine bessere oder schlechtere Beziehung.
Die Hormone nach der Schwangerschaft und während des Stillens können dein Bedürfnis nach Nähe und Kuscheln stark beeinflussen, denn dafür sind teilweise die gleichen Hormone zuständig wie beim Stillen. Mit anderen Worten: Dein Bedürfnis nach Nähe und Kuscheln kann durch die Nähe zu deinem (gestillten) Kind schon erfüllt sein, sodass dein Bedürfnis, deinem Partner nah zu sein, eher gering sein kann.
Da Sexualität fast immer ein Teil unserer partnerschaftlichen Beziehung ist, ist es gut, darüber ins Gespräch zu kommen. Insbesondere dann, wenn du nach einigen Wochen merkst, dass du gerade weniger den Wunsch nach Intimität hast als dein Partner oder weniger, als du denkst, dass es euch guttun würde. Erzähle deinem Partner von den Hormonen, die dich in dieser Hinsicht am meisten beeinflussen, und versichere ihm, dass es nicht an ihm liegt, dass du im Moment keine Lust hast (natürlich nur, wenn dem so ist; erfahrungsgemäß geht es jedoch vielen Frauen so). Sollte es ihm schwerfallen zu verstehen, wieso du nach der Geburt noch Zeit brauchst und deine Lust sich verändert hat, hilft vielleicht der Austausch mit anderen jungen Eltern, mit eurer Hebamme oder auch der Frauenärztin.

Manchmal ist es auch ganz umgekehrt und dein Partner braucht etwas mehr Zeit. Er sieht dich in deiner neuen Rolle als Mutter, ist selbst von den Ereignissen überrollt und ... einfach müde. Auch das ist sicherlich keine Abwertung für dich, sondern Teil eurer aktuellen Situation. Umso wichtiger, dass ihr versucht, offen über eure Bedürfnisse zu reden.
Macht euch gegenseitig frei von Erwartungsdruck: Alles darf, nichts muss!

Je offener und deutlicher ihr miteinander über eure Bedürfnisse sprechen könnt, desto besser. Sonst entstehen vielleicht Missverständnisse, aus denen wiederum Unsicherheiten oder Verletzungen resultieren. Wenn sich dein Partner zum Beispiel aus Liebe und Respekt zu dir sehr in seinen

Bedürfnissen zurücknimmt, weil er glaubt, dass du noch Zeit brauchst, könntest du seine fehlenden Annäherungsversuche vielleicht als Ablehnung verstehen. Also, sprecht über eure Bedürfnisse und Wünsche und seid ehrlich miteinander. Auch wenn eure Bedürfnisse für eine Weile sehr unterschiedlich sind, es gibt sicher einen Weg, um damit umzugehen.
Vielleicht beruhigt es dich zu wissen, dass es vielen Paaren nicht gleich gelingt, in ein erfülltes Sexualleben zurückzukehren. Es braucht Zeit, deinen Körper neu zu entdecken. Nicht nur äußerlich hat er sich verändert, sondern auch dein Empfinden ist wahrscheinlich anders. Vieles, was sich früher gut angefühlt hat, ist jetzt nicht mehr stimmig. Dafür gibt es anderes, was sich schön und sinnlich anfühlt. Ihr werdet es gemeinsam herausfinden, wenn ihr euch darauf einlasst.
Auch die äußeren Umstände können eure Sexualität verändern. Plötzlich liegt da euer Kind in eurem Schlafzimmer, das jederzeit wach werden und euch brauchen könnte. Zumindest fühlt es sich am Anfang oft so an. Tatsächlich gibt es Wege, damit umzugehen. Es gibt sicher weitere Orte in eurer Wohnung, an denen ihr euch nah sein könnt, und Zeiten, zu denen es besser passt als zu anderen. Versucht, euch auch hier frei von Erwartungen und alten Gewohnheiten zu machen.

Im Leben mit Kindern geht oft an verschiedenen Stellen die Spontanität ein wenig verloren. So kann es auch in Bezug auf die Nähe sein. Das kann sich wie ein Verlust anfühlen. Aber es ist auch eine Erfahrung, sich zu verabreden und zu geplanten Zeiten nah zu kommen. Versucht es einfach und schaut, was sich jetzt richtig anfühlt. Es verändert sich sowieso alles ständig und schon bald kann alles wieder ganz anders ein.
Bitte denkt gegebenenfalls auch rechtzeitig über eine sichere Verhütung nach (es sein denn, ihr mögt schon gleich ein weiteres Kind zu euch einladen). Stillen allein ist keine sichere Verhütungsmethode.

Eigene Scham

Dein Körper verändert sich durch die Schwangerschaft und die Geburt deines Kindes unweigerlich. Dein Bauch, die Brüste und der Beckenboden sind nun die einer Mutter. Dein Blick auf deinen Körper wird unter anderem davon beeinflusst, wie du die Schwangerschaft und vor allem die Geburt erlebt hast. War es ein bestärkendes, erhebendes Erlebnis, oder hast du dich gar ungenügend, fremdbestimmt und schwach ge-

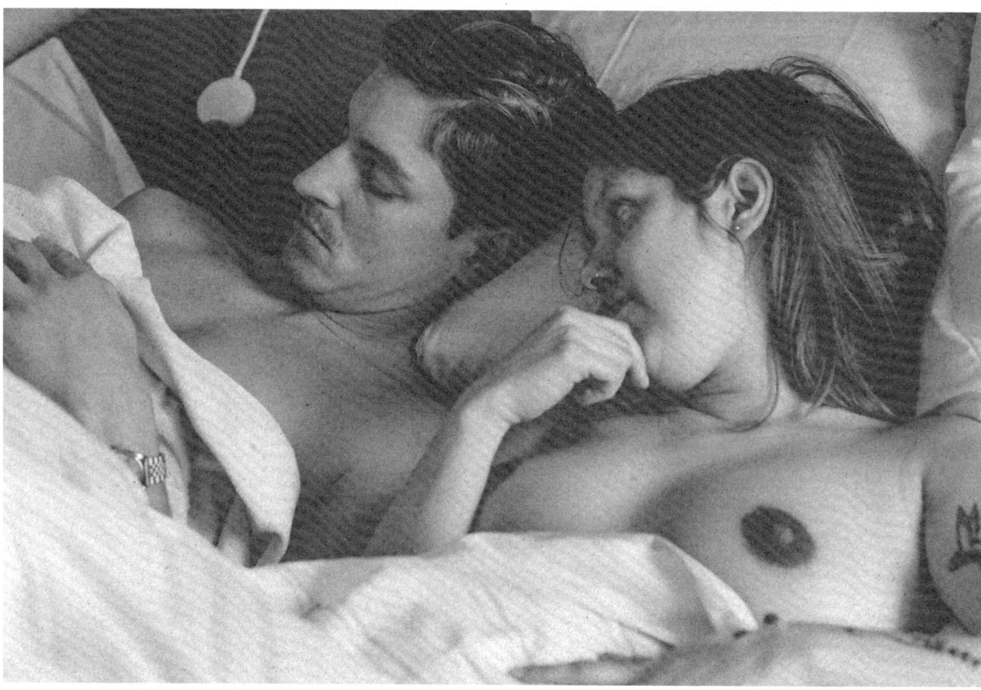

fühlt? Auch mögliche Geburtsverletzungen können dein Körpergefühl und deine Lust auf Nähe und Sexualität beeinflussen.

Manche Frauen haben Sorge, nach der Geburt mit dem veränderten Körper nicht mehr attraktiv genug zu sein. Und wenn man den weiblichen Körper mit dem medial geprägten Schönheitsideal vergleicht, kann man zu dem Schluss kommen, dass es dort Diskrepanzen gibt. Die wenigsten Frauen haben nach der Geburt einen super flachen und festen Bauch, feste, kleine Brüste und Wespentaillen. Das liegt in der Natur der Sache! Solltest du auch zu den Frauen gehören, die in diese Falle tappen und sich mit diesem Schönheitsideal vergleichen, möchte ich dir gerne einige Fragen dazu stellen: 1. Glaubst du, dass nur schlanke, durchtrainierte Frauen schön sind? 2. Weißt du, was dein Partner an Frauen/an dir schön und anziehend findet? 3. Wenn du dich an schöne und intime Stunden mit deinem Partner zurückerinnerst, in denen du dich ihm sehr nah und verbunden gefühlt hast, welche Sinneseindrücke kommen dir da in den Sinn? (Bitte versuch es wirklich: Schließe an dieser Stelle einmal die Augen und denke an schönen Sex.) Ziemlich sicher hast du in deiner Erinnerung kaum visuelle Bilder im Kopf, oder? Sex hat nämlich viel weniger mit dem Sehsinn als mit dem Tastsinn, dem Geschmackssinn und dem Geruchssinn zu tun. Beim Sex fühlt man den anderen. Haut an Haut: Das größte Sinnesorgan, die Haut, lässt uns uns nah fühlen. Unser eigener Geruch und Geschmack bleiben uns auch nach der Geburt erhalten und sind so viel mehr prägend für das sexuelle Erleben als das Aussehen bestimmter Körperstellen.

Zu dieser Sorge, nicht mehr attraktiv genug zu sein, kommt oft eine weitere Hürde hinzu. Um dem anderen nah sein zu können, muss man sich ihm öffnen und sich fallen lassen. Dieses Öffnen gestaltet sich schwierig, wenn man sich selbst gegenüber (noch) verschlossen ist. Manche Frauen empfinden ihrem Genitalbereich und möglichen Wunden oder Narben der Geburtsverletzungen gegenüber eine solche Abneigung, dass sie sich diesen Bereich ihres Körpers noch nicht einmal selbst ansehen, geschweige denn berühren mögen. Ich möchte dich einladen, diese Scham zu überwinden. Ich garantiere dir: Es ist überhaupt nicht schlimm, was du da sehen wirst, wenn du dir einen kleinen Spiegel nimmst und dir deine Vulva ansiehst. Dieser Teil unseres weiblichen Körpers ist nämlich weder eklig noch hässlich. Es ist ein Teil unseres Körpers, der genauso viel Selbstliebe verdient wie jeder andere Teil. Wenn du dich selbst dort ansiehst und berührst, ist das weder pervers noch unsittlich, sondern kann sehr bereichernd und wertvoll für dich sein. Trau dich!

Körperliche Besonderheiten beim Sex nach der Geburt

Dein Beckenboden spielt beim Geschlechtsverkehr eine wichtige Rolle. Er beeinflusst dein Empfinden sehr. Da der Beckenboden in der Schwangerschaft und bei der Geburt sehr viel gute Arbeit geleistet hat (nur durch ihn konnte dein Kind sicher in deinem Bauch wachsen) und sehr beansprucht ist, bedarf er nach der Geburt besonderer Aufmerksamkeit. Keine Sorge, Sex ist in diesem Zusammenhang nicht schädlich für deinen Beckenboden, sondern das Gegenteil trifft zu. Doch du solltest dich nicht nur für erfüllte Sexualität, sondern auch aus vielen anderen Gründen (lies dazu mehr in Text 22, Dein Körper in seiner neuen Form) gut um deinen Beckenboden kümmern. Neben einem Rückbildungskurs kann das auch das Training mit Beckenbodentrainerinnen sein. Habe also im Kopf, dass der Beckenboden in den ersten Wochen nach der Geburt noch anders ist als gewohnt und dies vielleicht auch dein Empfinden beim Geschlechtsverkehr beeinflusst.

Manchen Frauen tut es gut, ein Gleitmittel zu benutzen, da die Hormone zu einer vorübergehenden Trockenheit führen. Beim Sex und insbesondere bei einem Orgasmus werden große Mengen Oxytocin ausgeschüttet, das gleiche Hormon, das beim Stillen die Milch fließen lässt. Es ist also nicht verwunderlich, dass bei dir als Stillende auch beim Sex die Milch fließt. Ein BH oder ein Handtuch in greifbarer Nähe und etwas Humor können hier hilfreich sein.

Bei den ersten Malen Geschlechtsverkehr nach der Geburt kann es sein, dass du noch ein fremdes Gefühl dabei hast oder es ein wenig zieht und drückt. Richtig schmerzen darf es jedoch nicht. Sex mit Schmerzen kann nicht der richtige Weg sein, auch nicht dem Partner zuliebe. Dein Partner kann deine Schmerzen nicht erahnen oder vorhersehen. Sei deswegen offen, und sprich mit ihm, auch während ihr miteinander schlaft. Es ist weder deine noch seine Schuld, wenn es dir wehtut. Gemeinsam könnt ihr herausfinden, was dir guttut und was nicht. Falls du anhaltende Schmerzen haben solltest, solltest du unbedingt mit deiner Frauenärztin darüber sprechen.

24. Geschwisterkinder

Wenn du schon eines oder mehrere Kinder hast, hast du dir sicher spätestens seit dem positiven Schwangerschaftstest Gedanken darüber gemacht, wie es für dein Kind sein wird, wenn das Baby kommt. (Ich spreche im Folgenden von einem Geschwisterkind, wenn du mehrere Kinder hast, gelten natürlich alle meine Worte für jedes Kind.) Wie wird es sein, ein kleines Geschwisterchen zu bekommen und damit automatisch der/die Größere zu werden? Ein neues Familienmitglied verändert die Familienstrukturen, was natürlich auf jedes Familienmitglied eine Auswirkung hat.

Ich glaube, dass es ein unendlich wertvolles Geschenk ist, einen Bruder oder eine Schwester zu haben. Einen Mensch mehr, mit dem man sich verbunden fühlen kann, mit dem man ein Stückchen seines Lebensweges (oder auch den ganzen Weg) gemeinsam geht. Jemanden, an und mit dem man wachsen und Kindheitserfahrungen teilen kann. Vielleicht wird dieser Jemand zum Freund, vielleicht erlebt man gemeinsam die spannendsten Abenteuer, spielt die schönsten Spiele und unternimmt die aufregendsten Reisen. Ganz sicher ist da jemand, mit dem man durch den Alltag geht. Jemand, der die Familie vergrößert und Leben in die Familie bringt.

Oft bedeutet die Geburt des Geschwisterkindes für das größere Kind auch einen Verlust. Es verliert den Status des „Kleinsten“ und büßt einen quantitativen Teil der Aufmerksamkeit der Eltern ein. Das gilt zumindest vorübergehend in der Zeit, in der die Mutter und oft auch der Partner viel Energie für die Versorgung des Neugeborenen und für das Ankommen in der neuen Rolle brauchen. Doch dieser Verlust an sich ist nicht unbedingt negativ zu bewerten. Vielmehr kommt es auf die Gestaltung dieser Situation für das größere Geschwisterkind an. Wird hier bewusst und achtsam mit den Veränderungen umgegangen, kann dieser Verlust das Kind durchaus in seiner Entwicklung stärken.

Grundsätzlich erscheint es mir sehr wichtig, die eigene Einstellung und Erfahrung zum Thema Geschwisterkinder zu reflektieren und zu beleuchten. Je kleiner das Kind ist, das zum Geschwisterkind wird, desto mehr wird es von der Haltung der Mutter geprägt. Oft erlebe ich, dass Schwangere und Wöchnerinnen davon ausgehen, dass es für das größere Kind eine problematische Zeit wird beziehungsweise dass es damit sehr zu kämpfen haben wird. Viele Frauen werden von großen Ängsten und Sorgen in dieser Richtung durch die Schwangerschaft begleitet. Wenn es dir so geht, nimm dir die Zeit, dir folgende Fragen zu stellen:

- Welche Erfahrungen hast du selbst mit deinen Geschwistern gesammelt?
- Woher kommen die großen Sorgen und Ängste? Wodurch wurden sie geprägt?
- Welches sind in deinen Augen die positiven Aspekte des Geschwisterwerdens für dein größeres Kind?
- Was kann dein Kind darin unterstützen, dass es ein überwiegend positives Erlebnis in den ersten Wochen hat?

Realistische Erwartungen

Vermutlich wird die Erfahrung deines älteren Kindes, ein Geschwisterchen zu bekommen, weder rosarot noch schwarz sein, sondern wie das Leben ist – kunterbunt. Oft schwingen Gefühle wie Eifersucht und Neid, aber auch leise Freude und Zuneigung mit. Mal ist da der Wunsch, sich mit den Eltern um das Baby zu kümmern, und ein anderes Mal der Wunsch, das Baby „zurückzuschicken“. Das alles ist normal und alles braucht seinen Raum. Es gehört dazu.
Wichtig ist, dass du dir darüber bewusst bist, dass diese ambivalenten Gefühle völlig normal sind. Versuche, deinem Kind gegenüber authentisch zu sein. Es ist weder hilfreich, dem Kind zu suggerieren, dass es bestimmt schwer werden wird, wenn das Baby kommt. Noch sollten unrealistisch positive Bilder gezeichnet werden. Zu erzählen, dass das größere Kind einen Spielpartner bekommt, zum Beispiel, halte ich für gefährlich. Bis das Baby mit seinem Geschwisterkind spielen kann, wird es mindestens ein bis zwei Jahre dauern. Das Kind wird enttäuscht sein, wenn statt dem versprochenen Spielpartner ein Baby kommt, das überwiegend schläft und gestillt wird und mit dem in den ersten Wochen kein bisschen Spielen möglich ist.

Vorbereitung während der Schwangerschaft

Schon in der Schwangerschaft ist es schön, wenn das größere Kind an den Veränderungen teilhaben kann und mit eingebunden wird. Grundlage sollte sein, dass es mit in die aktuellen Geschehnisse eingebunden wird. Unabhängig von seinem Alter spürt das Kind, wie es seinen Eltern geht. Sind sie zum Beispiel in Anspannung, weil sie in Sorge um das Un-

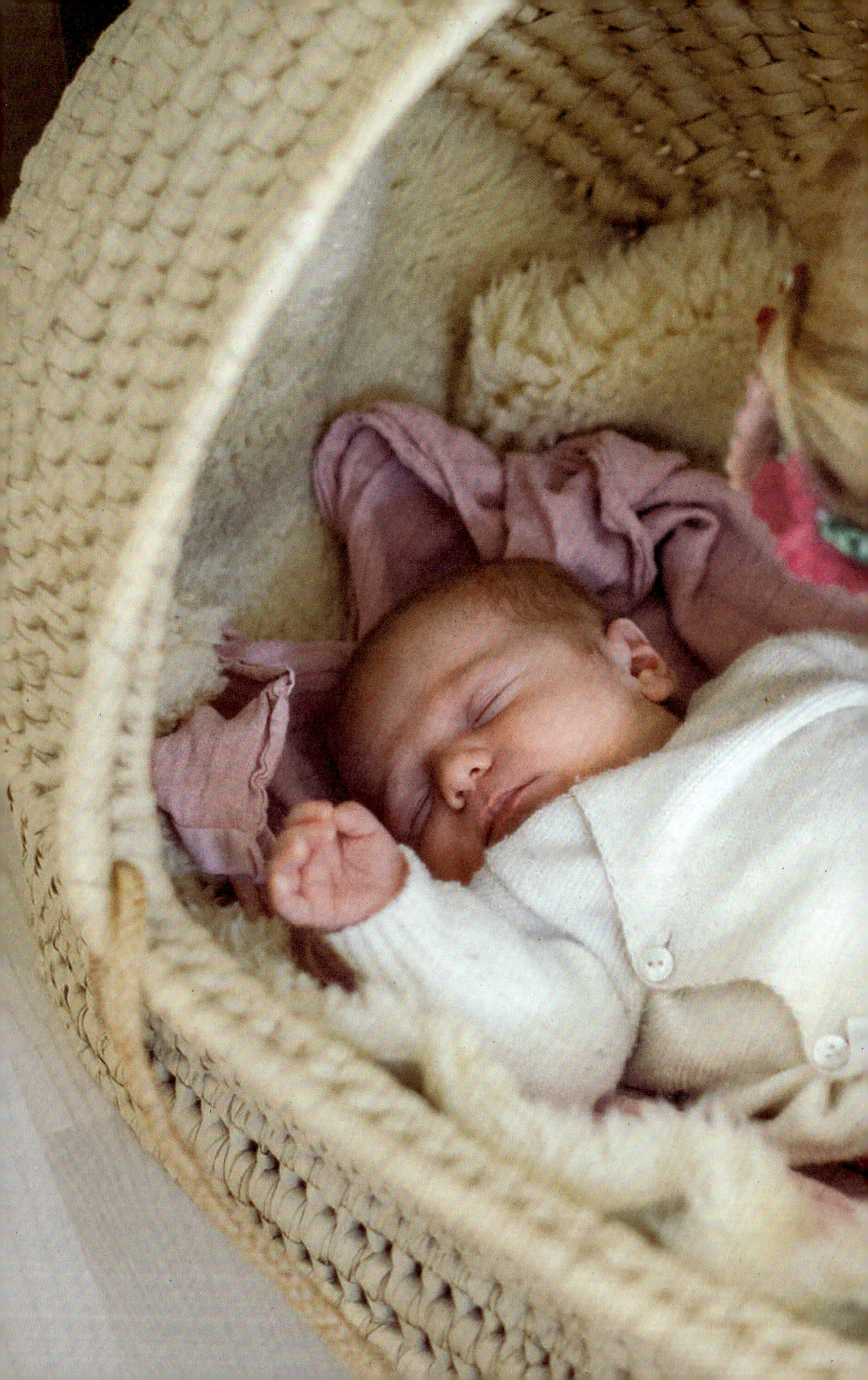

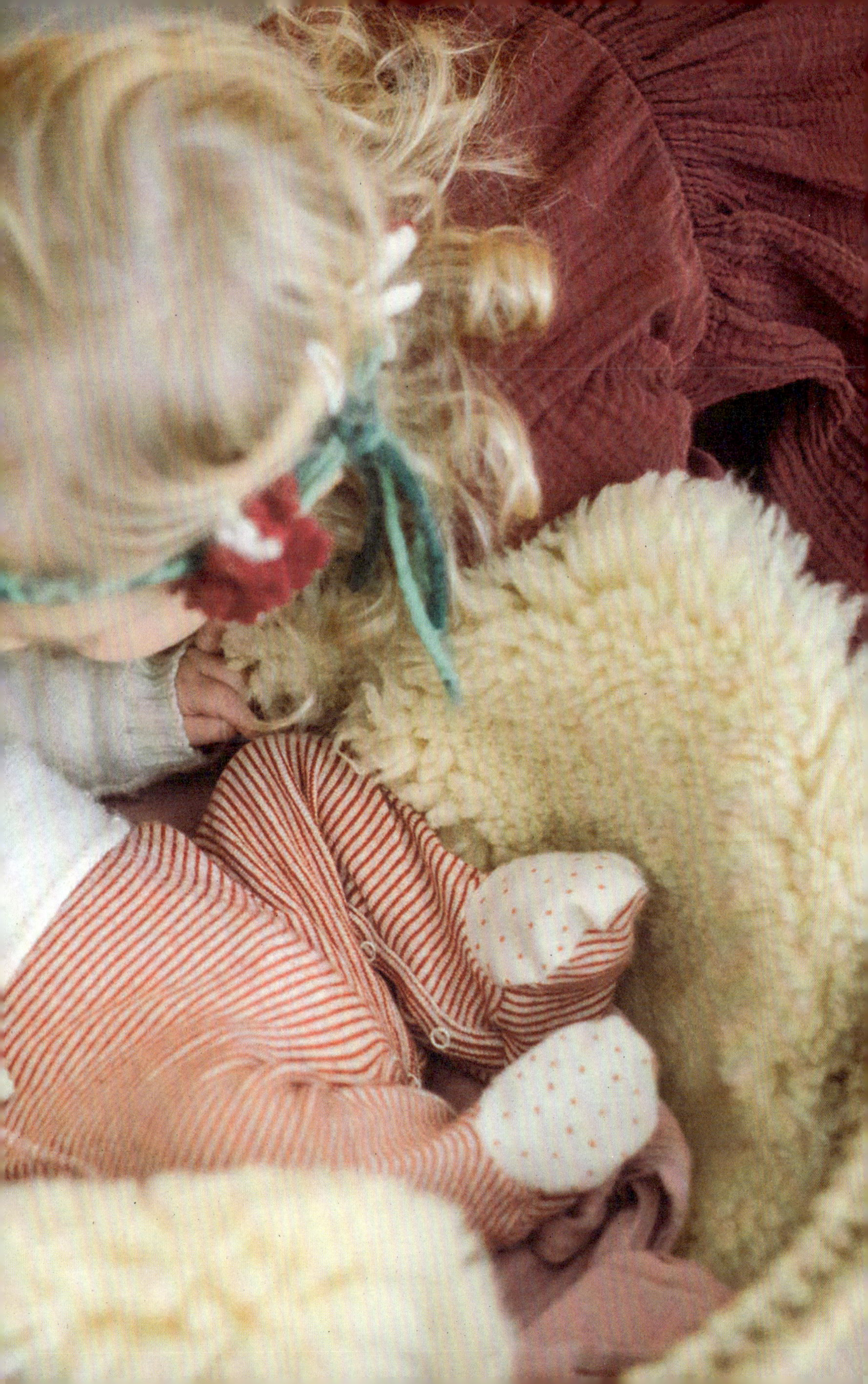

geborene sind, oder sind sie voller Vorfreude und erfüllt von Glück, so spürt es das Geschwisterkind. Es kann sehr wertschätzend und stärkend sein, wenn altersgerecht darüber gesprochen wird. Geheimnisse und Schweigen können Distanz schaffen und Ängste schüren.
Im Alltag gibt es insbesondere am Ende der Schwangerschaft immer wieder die Möglichkeit, das Geschwisterkind tatkräftig mit einzubinden, etwa beim Aufbau des Beistellbettchens, dem Einräumen der Wickelkommode oder dem Einölen des Babybauches. All das, verbunden mit Gesprächen und Träumereien, wie es dem Baby jetzt wohl geht und wie es wohl wird, wenn das Baby da ist, lässt schon vor der Geburt Verbundenheit zwischen den Kindern entstehen.

Viele Kinderbücher behandeln das Thema Geschwisterkinder und wenige das Thema (Haus-)Geburt. Prüfe im Vorfeld, ob das Buch dem Alter des Kindes entspricht und ob es inhaltlich zu eurer Situation und zu deinem Geschmack passt. Die meisten Geschwisterkinder werden weniger von sachlich detaillierten Informationen profitieren als vielmehr von einer Stimmung oder einem Gefühl, das eine Geschichte ihnen vermittelt. Dann kann dies eine schöne inhaltliche Vorbereitung sein.

Die Geburt durch Kinderaugen

In welcher Form es sinnvoll ist, mit dem Geschwisterchen über die bevorstehende Geburt zu sprechen, muss individuell entschieden werden. Dass das Thema Geburt für dich ein wichtiges und emotionales Thema ist, dem du im Vorfeld mit (höchstwahrscheinlich) gemischten Gefühlen wie Respekt, aber auch voller Vorfreude auf das Baby, gegenüberstehst, spürt dein Kind sowieso. Deswegen solltet ihr darüber sprechen. Versuche, das Thema durch die Augen deines Kindes zu sehen. In den meisten Fällen sind die Geschwisterkinder während der Geburt nicht anwesend (was natürlich dennoch eine Option sein kann). Das bedeutet also, dass dein Kind dich wahrscheinlich hochschwanger mit großem Bauch sieht, um dich nach einer Trennung kurze Zeit später mit kleinerem Bauch und dafür einem Baby im Arm zu sehen. Hilf deinem Kind, die Lücke dazwischen zu schließen. Du musst dabei nicht in anatomische Details eintauchen und kannst eine kindgerechte Version benutzen: „Bald schon wird das Baby so weit sein, um zu uns zu kommen. Wann genau das sein wird, weiß nur das Baby selbst. Das kann in der Nacht sein oder am Tag.

Damit das Baby auf die Welt kommen kann, arbeitet es mit meinem Körper zusammen. Es werden Wellen durch meinen Körper gehen, und diese Wellen helfen dem Baby, geboren zu werden. Manche Wellen werden mir wehtun und vielleicht erschrecke ich auch vor ihnen. Aber ich werde so viel Kraft in mir haben wie selten und außerdem Menschen bei mir haben, die mich halten und die mir und dem Baby helfen. Wenn es dann so weit ist, wird das Baby meinen Bauch verlassen, und ich werde es in die Arme schließen. Ganz genau so, wie ich dich bei deiner Geburt in meine Arme geschlossen und dich nah an meinem Herzen gehalten habe. Erst mal ist es ganz nass und nackig. Dann werden wir es abtrocknen und einhüllen und uns gemeinsam ins Bett kuscheln. Weil die Geburt für das Baby sehr anstrengend ist, wird es irgendwann einschlafen und in den nächsten Tagen viel schlafen und trinken. Auch ich werde nach der Geburt erschöpft sein und mich viel ausruhen müssen. In dieser Zeit werde ich nicht so viel mit dir spielen können. Aber du sollst wissen, dass du immer in meinem Herzen bei mir bist und ich immer an dich denke, auch wenn ich nicht bei dir sein kann. Sobald es möglich ist, werden wir beide uns sehen, und ich bin schon jetzt voller Freude, dich dann wieder in die Arme zu schließen und von dir zu erfahren, was du in der Zwischenzeit alles erlebt hast. Wenn du möchtest, werde ich dir dann dein Geschwisterchen zeigen und dir von unserer Geburtsreise erzählen."

Geschwisterorganisation rund um die Geburt

Wie ihr die Betreuung eures größeren Kindes während der Geburt organisiert, ist natürlich ganz individuell. Wichtig dabei ist, dass die betreuende Person sicher zu jedem Zeitpunkt verfügbar sowie dem Geschwisterkind vertraut ist. In vielen Familien ist die Betreuung durch andere, eventuell sogar über Nacht, noch nicht oft vorgekommen oder stellt sogar eine Premiere dar. Vielleicht ist es eine Möglichkeit, schon in der Schwangerschaft ein- bis zweimal eine ähnliche Situation zu gestalten, also lasst zum Beispiel euer Kind die erste Übernachtung ohne die Eltern bei den Großeltern oder allein zu Hause mit der Babysitterin erleben, während ihr Eltern euch eine Übernachtung im Hotel gönnt (ausschlafen!). Gestaltet das Ganze, sowohl die Trockenübung in der Schwangerschaft als auch den „Ernstfall" während der Geburt, als großes, spannendes Abenteuer für euer Kind! Denn genau das ist es! Ein Abenteuer, das da auf euch alle zukommt. Eine besondere Zeit des großen Zaubers und des Neuanfangs, auch für das Geschwisterkind. Es ist kein „Abschieben“ und keine Vernachlässigung. Es ist Teil des kunterbunten Lebens, und euer Kind wird so sehr bereichert und beschenkt – mit einem Geschwisterchen! Lasst euer Kind spüren: Es ist wundervoll und spannend, unvorhersehbar und aufregend. Bereitet es auf das Abenteuer vor: Packt einen Rucksack mit ganz besonderen Dingen, der für den Fall der Fälle bereitsteht (ähnlich wie deine Kliniktasche), und malt euch aus, wie es wohl sein könnte: das Abenteuer, das eurem Kind bevorsteht. Besetzt es positiv und voller Vorfreude. Hört eurem Kind zu und lasst es mitgestalten.

Mit den Personen, die die Betreuung übernehmen, solltet ihr eure Wünsche klar kommunizieren. Unter Umständen sind diese ja auch durch die Geburt emotional angespannt und aufgewühlt. Schön ist es, wenn sie ihre Aufgabe ganz präsent haben: in dieser spannenden Zeit intensiv für das größere Kind da zu sein und ihm die Aufmerksamkeit und Liebe zukommen zu lassen, die es im Moment braucht.

Ihr Eltern könnt in dieser Situation nicht in diesem Maße da sein. Umso wichtiger ist es, diese Aufgabe ausdrücklich zu delegieren. Es sollte das Ziel sein, dass sich das Kind zu keinem Zeitpunkt ausgeschlossen oder überrannt fühlt.

Das Kennenlernen durch Geschwisteraugen

In den meisten Fällen ist das Geschwisterkind während der Geburt von den Eltern getrennt, und selbst wenn es in einem geborgenen und vertrauten Umfeld betreut wird, spürt es die Aufregung rund um die Eltern und später um das neugeborene Geschwisterchen. Auch wenn es gut vorbereitet und in Geborgenheit diese Zeit verbringt – es ist von seinen Eltern getrennt. Vermutlich sehnen die meisten Kinder sich danach, nach der Trennung wieder den ganz engen (emotionalen) Kontakt zu der Mutter aufzubauen, sich gesehen, geliebt und angenommen zu fühlen. Nach all den starken Gefühlen, die es aus der Ferne aufgenommen hat, all der Aufregung, muss es erst einmal sehen, ob die Mama noch die alte ist, und begreifen, was eigentlich los ist. Vielleicht möchte es ihr

dringend von den Abenteuern, die es erlebt hat, erzählen und sich fest in ihre Arme kuscheln.
Doch dann ... sieht es seine Mutter wieder – in einem fremden Raum, in einem Krankenhausbett, vielleicht in Anwesenheit Fremder und mit einem anderen Menschen an SEINEM Platz, in ihrem Arm, der keinen Raum lässt. Anstatt wie ersehnt gesehen und gehalten zu werden, steht da etwas zwischen ihm und seiner Mutter. Das Geschwisterchen, auf das alle Aufmerksamkeit gelenkt wird. Vielleicht wird sogar erwartet, dass es sich selbst über dieses kleine Bündel erfreut zeigt. Ein so gestaltetes Wiedersehen und Kennenlernen kann für ein Kind schmerzlich sein.

Kennenlernen gestalten

Es braucht wenig, um das Wiedersehen und das Kennenlernen so zu gestalten, dass die Bedürfnisse deines Kindes erfüllt werden. Erstrebenswert wäre es, wenn du dich zuerst für einen Moment ganz auf dein großes Kind, am besten in einem geschützten Rahmen, einlassen und ganz bei ihm sein könntest. Ganz praktisch heißt das, dass du dein Baby zum Wiedersehen mit deinem größeren Kind aus deinen Armen in sichere andere Arme oder einen sicheren Ort legst, um den Platz an deinem Herzen, in deinen Armen frei zu haben. Dein Kind braucht nach der Trennung von dir erst einmal nur dich. Und das Gefühl, dass du wieder da bist. Vor allem mit deiner Aufmerksamkeit und deiner Liebe. Schließe es fest in deine Arme, und lass es spüren, dass du da bist. Höre ihm zu, lass alles da sein, was da ist. Es wird keine Stunden dauern, sondern nur einige Momente. Momente, die nur dir und deinem Kind gehören. Hierdurch zeigst du deinem Kind, dass du noch immer die Mama bist, die du vor der Trennung warst, dass natürlich niemals jemand anders seinen Platz bei dir einnehmen wird und du es weiterhin liebst (all das ist auf gewisse Weise in dieser Situation eben nicht selbstverständlich!), auch wenn da jetzt noch ein Kind zu eurer Familie gehört, das seinen ganz eigenen Platz neben ihm finden wird.
Vielleicht macht es dir dann von sich aus verständlich, dass es nun sein Geschwisterchen kennenlernen möchte. Erwarte hier nicht zu viel. Vielleicht wird es das Baby zunächst nur zur Kenntnis nehmen oder sich sogar abwenden. Das ist völlig in Ordnung. Für dein Kind ist das alles ganz schön viel, und es steht auch ihm Zeit zu, sich an all die Veränderungen und alles Neue zu gewöhnen.

Wenn alle wieder zu Hause sind

Das Wochenbett ist nicht nur für dein Baby und dich die Zeit des Ankommens, sondern auch für deinen Partner und das größere Kind. Ihr alle müsst euch in die neue Situation einfinden und jeder darf seine neue Rolle kennenlernen. So wie du dir und deinem Baby Zeit und Raum gibst für dieses Ankommen, solltest du dies auch deinem größeren Kind zugestehen. Gestaltet diese Zeit auch für dieses Kind möglichst so, dass es eine stärkende Erfahrung ist.

Was Kinder brauchen und auch einfordern, ist das Gefühl, geliebt zu werden, gesehen zu werden und Aufmerksamkeit zu bekommen. Da du und dein Partner gerade die wirklich wichtige und herausfordernde Aufgabe angenommen habt, ein Neugeborenes ins Leben zu begleiten, seid ihr wahrscheinlich gerade hauptsächlich damit beschäftigt. Es liegt in der Natur der Sache, dass ihr nicht mehr so viel Zeit und Energie habt, so viel Zeit mit dem größeren Geschwisterkind zu verbringen, wie es noch vor Kurzem der Fall war. Das ist vollkommen verständlich und nicht verwunderlich. Euer Kind muss darunter nicht leiden, wenn ihr das Augenmerk auf die Qualität der Aufmerksamkeit und der Zuwendung richtet.

Anstatt darüber besorgt zu sein, wie das größere Kind es verkraften wird, nun nicht mehr eure ungeteilte Aufmerksamkeit zu genießen und nicht mehr der alleinige Mittelpunkt eurer Familie zu sein, solltest du deine Kraft dafür verwenden, dem Kind so oft wie möglich deine Aufmerksamkeit auch in den unscheinbaren Alltagssituationen zu schenken und ihm immer wieder zu zeigen, wie wichtig es euch trotz allem noch ist. Dazu braucht es statt mehr Zeit oder Energie den simplen Entschluss, dies zu fokussieren. Mache die Begegnungen, die möglich sind, zu etwas ganz Besonderem. Um eine gute Zeit miteinander zu haben, muss man nicht einen ganzen Tag ins Schwimmbad oder in den Zoo gehen. Begegnung findet immer dort statt, wo wir es zulassen. So kann das tägliche Zähneputzen zu „euren fünf Minuten“ werden. Wenn dein Kind schon selbst die Zähne putzt, lade es ein, sich dazu auf deinen Schoß zu setzen und seinen Rücken zu streicheln. Oder wecke es am Morgen vor dem Kindergarten zehn Minuten früher, um dich zu ihm zu kuscheln und

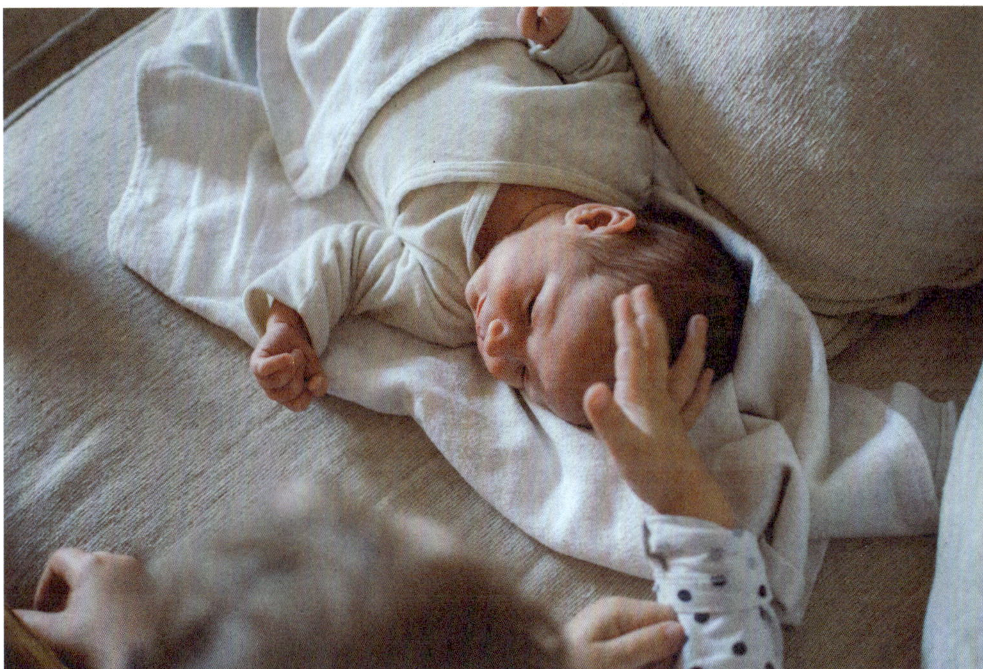

euch von dem Tag, der euch erwartet, zu erzählen. Nimm dir am Abend, während dein Kind sich den Schlafanzug anzieht, die Zeit, einfach bei ihm zu sitzen und den Geschichten des Tages zu lauschen. Nutze die kleinen Momente, in denen dein Baby dich nicht braucht, um für die Geschwister da zu sein. Im Alltag kann es auch sehr hilfreich sein, das Baby ins Tragetuch zu nehmen, um die Arme und Hände für das größere Kind frei zu haben. Den Platz vor deinem Herzen kannst du frei machen, indem du das Baby auf den Rücken nimmst. Es ist ein sicherer und geborgener Ort für ein Neugeborenes, und du kannst dich deinem größeren Kind noch einmal anders öffnen und zuwenden.
Es wird dir nicht immer gelingen, die Momente zu nutzen und Möglichkeiten zu schaffen. Und das muss es auch gar nicht. Allein der Entschluss und die Male, die es gelingen wird, sind unendlich kostbar.
Erwarte nicht zu viel von deinem größeren Kind. Vielleicht möchte es nicht auf deinem Schoß sitzen oder hat keine Lust, dir von seinem Tag zu erzählen. Auch das ist völlig in Ordnung. Allein dein Angebot und dein ehrliches Interesse haben eine starke Wirkung (dein Kind fühlt sich gesehen!), darum solltest du nicht müde werden, die Angebote zu schaffen.
Sobald und soweit das möglich ist, ist es natürlich auch wundervoll, wenn du Zeiten einrichten kannst, in denen du dich nur deinem großen Kind zuwendest und ihr etwas zusammen tut, was dein Kind gerne macht. Das Lieblingsspiel spielen, eine Runde Fangen im Garten spielen oder zusammen zum Spielplatz gehen. Nur dein größeres Kind und du. Das Baby darf währenddessen in andere liebevolle Hände abgegeben werden. Auch dein Partner kann solche Zeiten mit dem großen Kind verbringen. Auch hier kommt es nicht darauf an, dass diese Zeit besonders lang ist, sondern dass sie besonders gut genutzt wird.

Den meisten Kindern tut es gut, in dieser besonderen Zeit weiterhin gewohnte Strukturen zu erleben und den Alltag weiterhin wie zuvor zu gestalten. Routinen können einen Rahmen schaffen und Halt geben. Doch natürlich steht euer aller Wohl in dieser aufregenden Zeit im Mittelpunkt, und da darf es für das Geschwisterkind auch mal Ausnahmen geben. Große Veränderungen (wie ein neuer Schlafplatz oder eine andere Form der Betreuung) sollten wenn möglich nicht in diese Zeit fallen.
Es sind hier, wie so oft im Leben, die kleinen Dinge und Gesten, die die Welt bedeuten können.

Wochenbettalltag für das Geschwisterkind gestalten

Erklären: Auch in diesem Punkt halte ich eine gute Kommunikation mit dem größeren Kind für eine wichtige Grundlage. Schon vor der Geburt zu erklären, dass danach eine besondere Zeit sein wird, in der sich Mama und Baby viel ausruhen und im Bett liegen werden, kann das Ganze vereinfachen. Ungeachtet des Alters der Kinder: Sie verstehen schon so viel mehr, als wir manchmal ahnen. So kann es sehr hilfreich sein, immer wieder ganz entspannt zu erklären, warum du es zum Beispiel im Moment nicht ins Bett bringen kannst, sondern der Papa die Aufgabe übernimmt, und dass es auch wieder anders werden wird, wenn sich erst einmal alles wieder zurechtgeruckelt hat. Auch wenn das Kind dadurch kein größeres Verständnis, sondern ziemliche Unzufriedenheit zeigt, es ist es wert, und es ist völlig in Ordnung.

Mitmachen lassen: So wie es schon in der Schwangerschaft möglich war, das Kind mit einzubeziehen, geht es natürlich an manchen Stellen auch mit dem Geschwisterchen selbst. Dabei kommt es nicht darauf an, dass es große und verantwortungsvolle Aufgaben sind, sondern mehr darum, dass sich das Kind hilfreich und wirksam erlebt. Statt die Windel selbst zu wechseln, reicht es, „der Helfer/die Helferin" zu sein, die Windel aus dem Körbchen zu reichen oder einen frischen Body aus der Schublade zu wählen.

Stillkörbchen: Manchmal ist es für das größere Kind schwierig zu verstehen, dass du nicht mit ihm spielst, obwohl du doch „nur" auf dem Sofa sitzt. Oft bräuchtest du mehr Hände, um gleichzeitig zu stillen und einen Turm aus Bauklötzen zu bauen. Und mehr Beine, um das größere Kind auch auf den Schoß nehmen zu können. Eine Möglichkeit, diesen Spagat mit nur zwei Armen und Beinen zu bewältigen, kann ein kleines „Stillkörbchen" sein, welches du schon vor der Geburt vorbereitest. Darin befinden sich Dinge zum Spielen und Ansehen, woraus sich dein Kind etwas aussuchen darf, womit es während der Stillmahlzeit spielt und was danach wieder weggeräumt wird. So hat dein Kind etwas, womit es sich während des Stillens alleine beschäftigen kann (unbedingt darauf achten, dass es Dinge sind, zu denen es deine Hilfe nicht benötigt!). Und worüber es sich freut, statt sich zu ärgern, dass du nicht zur Verfügung stehst.

Andere einbinden: Nicht nur aus organisatorischen Gründen ergibt es Sinn, sich mit anderen zusammenzutun, um in dieser besonderen Zeit für das größere Geschwisterkind da zu sein. Aufmerksamkeit und Liebe können auch andere schaffen: Wer auch immer in eurem Leben eine emotionale Bindung zu dem großen Kind hat (das kann zum Beispiel auch eine Babysitterin sein), kann während des Wochenbettes ganz gezielt dafür sorgen, dass das größere Kind ein paar Stunden die ungeteilte Aufmerksamkeit, Raum zum Erzählen und Gehörtwerden erleben kann.

Kleine Gesten: Wie so oft können auch in Bezug auf die großen Geschwisterkinder kleine Gesten eine große Wirkung haben. Um dem Besuchsszenario, dass die Besucher glückshormongeflutet schnurstracks an dem größeren Kind vorbeirauschen, um das neue Familienmitglied zu begrüßen (sie kommen ja schließlich deswegen!), zu entgehen, ist Kommunikation der Schlüssel. Entweder ihr macht die Besucher schon bei der Verabredung des Termins darauf aufmerksam, dass auch das größere Kind sich auf den Besuch freut und zunächst bei der Begrüßung im Mittelpunkt stehen darf. Oder ihr weist mit einem Schild an der Eingangstüre darauf hin (à la: „Wie schön, dass ihr da seid! Bitte nehmt euch einen Moment Zeit, um /Marie/ zu begrüßen, danach freuen wir uns, euch ihr kleines Geschwisterchen vorzustellen!"). Für das größere Kind kann es einen entscheidenden Unterschied machen.

Je nachdem, wie ihr zu dem Thema *Geschenke* steht, kann es auch eine Möglichkeit sein, schon vor der Geburt einige Kleinigkeiten für das große Kind zu besorgen (Luftballons, Aufkleber, Stifte), sie in kleine Päckchen zu verpacken und in einer Kiste am Flur zu verwahren mit dem Hinweis an Besucher, die für das Baby ein Geschenk dabeihaben, für das größere Kind jedoch nicht, sich eines herauszunehmen, um es dem größeren Kind zu überreichen. Ich persönlich glaube, dass es völlig in Ordnung ist, wenn jedes Kind an SEINEM Geburtstag Geschenke bekommt und nicht an den Geburtstagen der Geschwister beschenkt wird. Aber wenn es euch entspricht, kann diese Idee sehr nett sein. Eben weil ja jeder eine andere Ansicht dazu hat und euer Besuch vielleicht nicht auf die Idee gekommen ist. Alternativ könnte es natürlich auch ein schönes Geschenk sein, wenn der Besuch sich ein wenig Zeit nimmt, um eine Weile mit dem Geschwisterkind zu spielen oder sich gemeinsam ein Buch anzusehen.

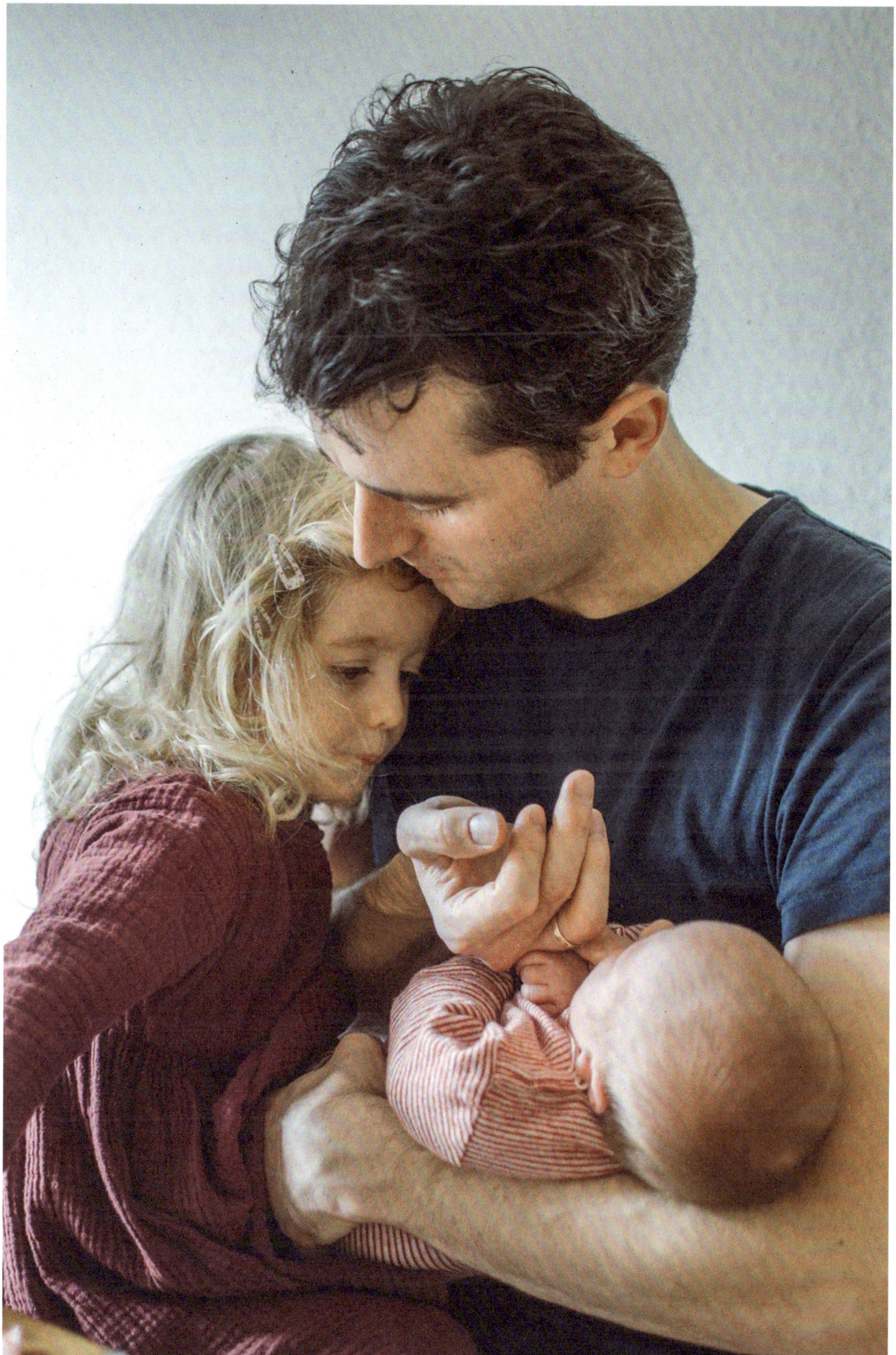

25. *Den eigenen Weg finden*

Mit der Geburt deines Kindes bist du plötzlich und sofort Mama. Doch du hast Zeit, um in diese Rolle hineinzuwachsen, all die neuen Aufgaben zu erlernen und mit der Verantwortung zu wachsen. Wir sind von unseren Fähigkeiten her dazu ausgestattet, uns ausreichend gut dieser Aufgaben anzunehmen, und wachsen mit der Zeit immer weiter in die Mutterrolle hinein. Wichtig ist für dich, im Kopf zu haben, dass du auf ganz natürliche Weise und ebenso wie alle anderen Mütter in diese Rolle geworfen wirst und in ihr wachsen darfst! Nimm dir die Zeit, und gestehe dir liebevoll ein, dass du nicht von Anfang an alles können und wissen kannst!

Eine große Aufgabe für Eltern ist es, Entscheidungen zu treffen. Große und kleine. Und manchmal ist das gerade am Anfang ganz schön viel.

Es gibt ein paar wichtige Themen, die du von Beginn an ernst nehmen solltest und zu denen dir Wissen hilft – nennen wir sie die „grundlegenden Babythemen". Das sind die Themen Nähe und Zuwendung, Stillen, Körperpflege und Schlaf sowie das Erkennen von Krankheiten deines Kindes. Alle darüber hinausgehenden Themen und Fragen sind die „Kür". Man kann sich den Kopf darüber zerbrechen oder es sein lassen. Es werden hitzige Diskussionen geführt, letztlich gibt es bei diesen Fragen aber keine richtigen und falschen Antworten und ganz sicher kannst du dich auf dein Gefühl dazu verlassen. Dies sind Fragen wie: Benutzen wir einen Kinderwagen oder tragen wir unser Kind im Tragetuch? Muss das Zimmer, in dem das Baby in der Nacht schläft, komplett abgedunkelt sein? Ist ein Sauger aus dem einen Material besser als aus dem anderen? Bei diesen Themen ist das Wichtigste, dass ihr euren Weg findet. Es gibt Menschen und Ratgeber, die schwören auf das eine, und es gibt andere, die schwören auf das Gegenteil. Beide Seiten behaupten, sie hätten recht. Und es bestätigt, dass ihr Eltern euren eigenen Weg gehen könnt und dürft!

Genau das, nämlich den eigenen Weg zu finden und zu gehen, ist für viele junge Familien eine riesengroße Aufgabe und führt oft zu Verunsicherungen und Ängsten. Sowohl die eigenen Vorstellungen und Erfahrungen als auch die Vorstellungen und persönlichen Erfahrungen von Dritten, und damit deren Erwartungen an euch, machen es besonders schwer. Gerade zu den „grundlegenden Babythemen" haben viele Menschen eine genaue Vorstellung, was richtig und wichtig ist. Leider widersprechen sie sich oft gegenseitig und vor allem sprechen sie oft gegen dein Bauchgefühl.

Die Verunsicherungen, die dadurch entstehen, sind dann oft der Grund dafür, dass wir das Vertrauen in unser eigenes Wissen oder Bauchgefühl verlieren.

Mein Wunsch und Bestreben ist es deswegen, dich vor solch großer Verunsicherung zu schützen und dir Methoden an die Hand zu geben, um dich aus der Verunsicherung zu befreien und zurück zu dir und deinem Gefühl zu kommen.

Wie du dich vor Verunsicherungen schützen kannst

Eigne dir Wissen an! Informiere dich zu den „grundlegenden Babythemen" ausreichend, ohne eine Wissenschaft daraus zu machen. (Auf den folgenden Seiten versuche ich, dir alle wichtigen Fakten zu vermitteln.)

Nimm dir Zeit, in dich zu gehen! Wann immer ein Thema oder eine Frage aufkommt, nimm dir die Zeit, dich so bald als möglich (am besten bevor du dich mit vielen anderen ausgetauscht hast) zurückzuziehen und herauszufinden, was du dazu denkst. Und vor allem: was du dazu fühlst. Das geht wahrscheinlich am besten in einer ruhigen Situation, in der du einen Moment lang die Gelegenheit dazu hast, bei dir zu sein. Vielleicht während der nächsten Stillmahlzeit oder wenn dein Kind eingeschlafen ist. Ich gebe dir auf der nächsten Seite eine Inspiration zum Sortieren deiner Gedanken.

Suche dir Berater, die als Berater geeignet sind! Meine Kriterien an geeignete Berater wären beispielsweise, dass sie dich nicht mit (ungebetenen) Ratschlägen erschlagen, dich und dein Kind wirklich sehen und dich darin bestärken, auf DEIN Gefühl zu hören und dir nicht das eigene aufdrängen. Entwickle dazu gerne deine eigenen Kriterien, aber schütze dich vor allen, die deine Kriterien nicht erfüllen und die dich nicht bestärken! Für manche Themen gibt es professionelle Berater, die dir zur Seite stehen. Geht es um die Gesundheit deines Kindes, kannst du vielleicht einen guten Berater in einer (guten) Hebamme oder Kinderarzt/

-ärztin finden; wenn es ums Stillen geht, in einer (guten) Stillberaterin. (Tatsächlich macht der Beruf allein einen nicht unbedingt zu einem guten Berater.)

Schütze dich vor schlechten Beratern! Je sicherer andere wissen oder zu wissen glauben, was der richtige Weg für euch ist, und je weniger Raum sie für deine Gedanken und Gefühle lassen, desto weniger sind sie gute Berater. Manchmal kann man es nicht ganz verhindern, sich mit ihnen zu konfrontieren. Vielleicht weil sie aus dem nahen Familienumfeld oder aus dem Freundeskreis stammen. Traue dich aber unbedingt, ganz liebevoll und entschieden darum zu bitten, sich mit ungebetenen Ratschlägen zurückzuhalten. Auch wenn die Ratschläge oft gut gemeint sind, mache dir bewusst, dass sie meist sehr stark von persönlichen Erfahrungen geprägt sind. Das ist auch völlig in Ordnung, und es ist ja wunderbar, wenn bei deinem Gegenüber dies oder jenes ganz toll geholfen hat oder gelungen ist. Allerdings haben diese Erfahrungen wenig mit dir zu tun und nichts mit deinem Kind (denn du bist die Mutter deines Kindes und sonst niemand!). Jedes Kind ist jedoch anders. Und nicht nur das. Auch deine Fähigkeiten, Kräfte und Ressourcen sind anders als die deines Gegenübers. Wenn du dir die Ratschläge deines Gegenübers also anhörst, nimm sie als dessen persönliche Erfahrungen an, und speichere sie auch genau so ab!

Tausche dich mit anderen Eltern aus! Es kann sehr viel Kraft geben zu merken, dass es anderen Eltern ähnlich geht wie euch. Doch auch hier ist Vorsicht geboten. Kinder miteinander zu vergleichen oder anzunehmen, dass das, was bei dem einen Kind zutrifft, früher oder später auch bei dem eigenen eintreten wird, ist gefährlich. Denn auch hier wird der Aspekt vergessen, dass jedes Kind und jede Familie anders sind. Der Austausch darf ganz sicher nicht zu einem schlechten Gefühl deinerseits führen. Vielleicht klappt das eine oder andere bei der einen Familie „besser" als bei der anderen. Vielleicht verlaufen die Nächte der anderen eher so, wie du es dir auch wünschen würdest? Dann ist das nicht der Verdienst dieser Eltern und ebenso nicht deine Schuld, dass es bei euch anders ist! Kinder sind verschieden und bringen verschiedene Herausforderungen mit sich. Vergleiche dich nicht! Und weil das so schwer ist und vielleicht trotzdem passiert, rate ich dir: Habe dann im Kopf, dass du dein Bestes gibst und dein Kind ebenso! Hadere nicht damit, übe dich in Geduld und Vertrauen in dein Kind und dein Gefühl!

Überprüfe deine eigenen Vorstellungen und Ideen! Vielleicht hast du schon vor der Geburt deines Kindes zu dem einen oder anderen Thema ein eigenes Bild oder eine Vorstellung. Je genauer oder fester diese Vorstellung ist, desto wichtiger ist es, dass du im Kopf behältst, ebendies jetzt noch einmal zu überprüfen, da dein Kind geboren ist. Jedes Kind bringt seine eigene Art, seine eigenen Bedürfnisse und Besonderheiten mit. So ist es eigentlich bei keinem Thema möglich, sicher zu wissen, was das Beste und Praktischste für dieses Kind sein wird, bevor man es kennenlernen kann. Oft zeigen die Kinder uns dies ganz deutlich. Manchmal fällt es uns jedoch schwer, das zu sehen. Doch wenn wir es schaffen, ist es eine große Erleichterung.

> *Abstand von den eigenen Ideen und Überzeugungen zu nehmen, ist nicht leicht. Aber es ist ein großes Geschenk an dein Kind, wenn du deinen eigenen festgelegten Weg verlässt und es auf seinem ganz individuellen Weg begleitest.*

Wenn du es schaffst loszulassen, wird sich eine große Leichtigkeit (und vielleicht kurzzeitig ein Abschiedsschmerz) einstellen.

Über das Bauchgefühl einer Mama

Oft wird davon gesprochen, dass wir Mütter intuitiv wissen, was in Bezug auf unsere Kinder das Richtige ist. Ich bin tief davon überzeugt, dass dem so ist. Eine gewisse Wissensgrundlage ist sicher hilfreich bei der Entscheidungsfindung, aber letztlich ist es ein (Bauch-)Gefühl, das uns unsere Entscheidungen treffen lässt. Dabei ist dieses Gefühl keine große spirituelle Erfahrung und kommt nicht etwa einer Eingebung gleich. Vielmehr ist es das Gefühl, dass etwas passt oder nicht. Es ist eine gute Hilfe, eine möglichst konkrete Frage zu stellen und dann in sich zu gehen und nachzuspüren, was sich richtig anfühlt. Ganz oft passiert dies, ohne sich das bewusst zu machen. Ein gewisser Erfahrungswert macht das Ganze leichter. So entscheiden wir oft aus einem Bauchgefühl heraus, ohne es zu merken.

Wenn nun eine konkrete Frage oder ein Thema im Raum steht, kannst du dich bewusst fragen, was dein Gefühl dazu ist. Vielleicht hast du sogar einen körperlichen Zugang dazu. Denn das Bauchgefühl zeigt sich oft durch körperliche Symptome, die du wiederum ganz instinktiv bewertest. Ein Zusammenziehen in der Magengegend oder eine Verspannung im Nacken können dir eine Ablehnung zeigen. Ein warmes Gefühl in der Brust oder ein Herzflattern signalisieren dir vielleicht Zustimmung. Das ist natürlich ganz individuell, aber je stärker dein Empfinden ist, desto wichtiger ist es, das Gefühl ernst zu nehmen und den sogenannten Verstand nicht uneingeschränkt darüber zu stellen.

Auch wenn ich glaube, dass wir Mütter dieses Gefühl haben, kann es immer wieder dazu kommen, dass du auf verschiedene Fragen und Themen keine Antworten hast. Dass du eben nicht weißt, was das Richtige ist. Weder der Verstand noch dein Bauchgefühl kennen die Antwort. Das ist völlig in Ordnung und die meisten Mütter kennen es. Es ist wichtig, an dieser Stelle den Druck rauszunehmen. Manche Entscheidungen kannst du mit einem guten Gewissen treffen, andere können erst einmal aufgeschoben werden. Wieder andere Entscheidungen lassen dich mit einem unguten Gefühl zurück, egal, für welche Alternative man sich entscheidet. Das darf alles sein und es gibt kein Patentrezept (siehe Text 26, Entscheidungen treffen).

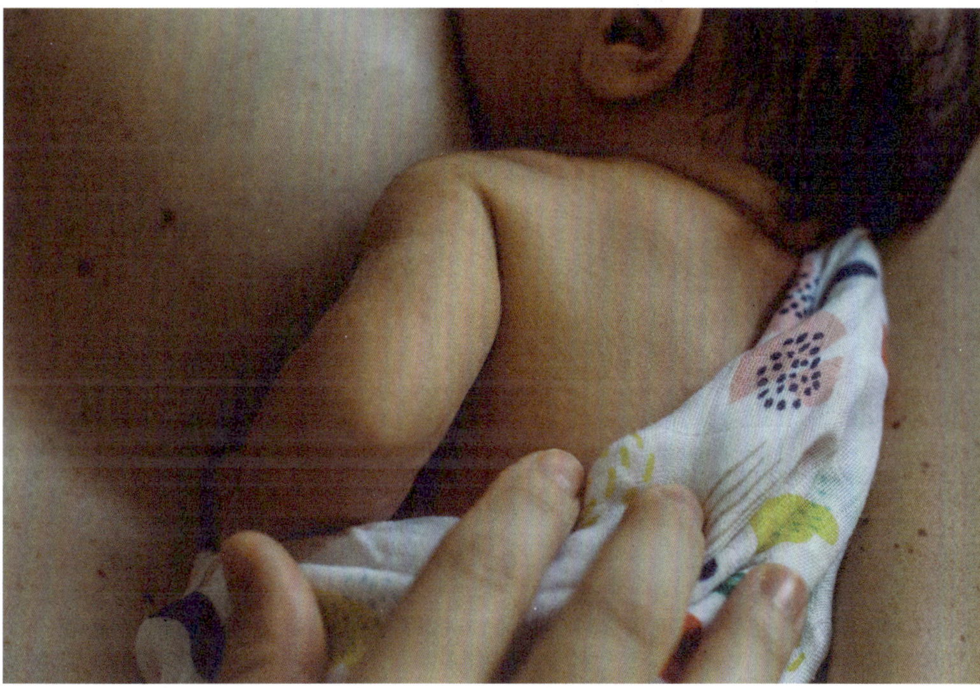

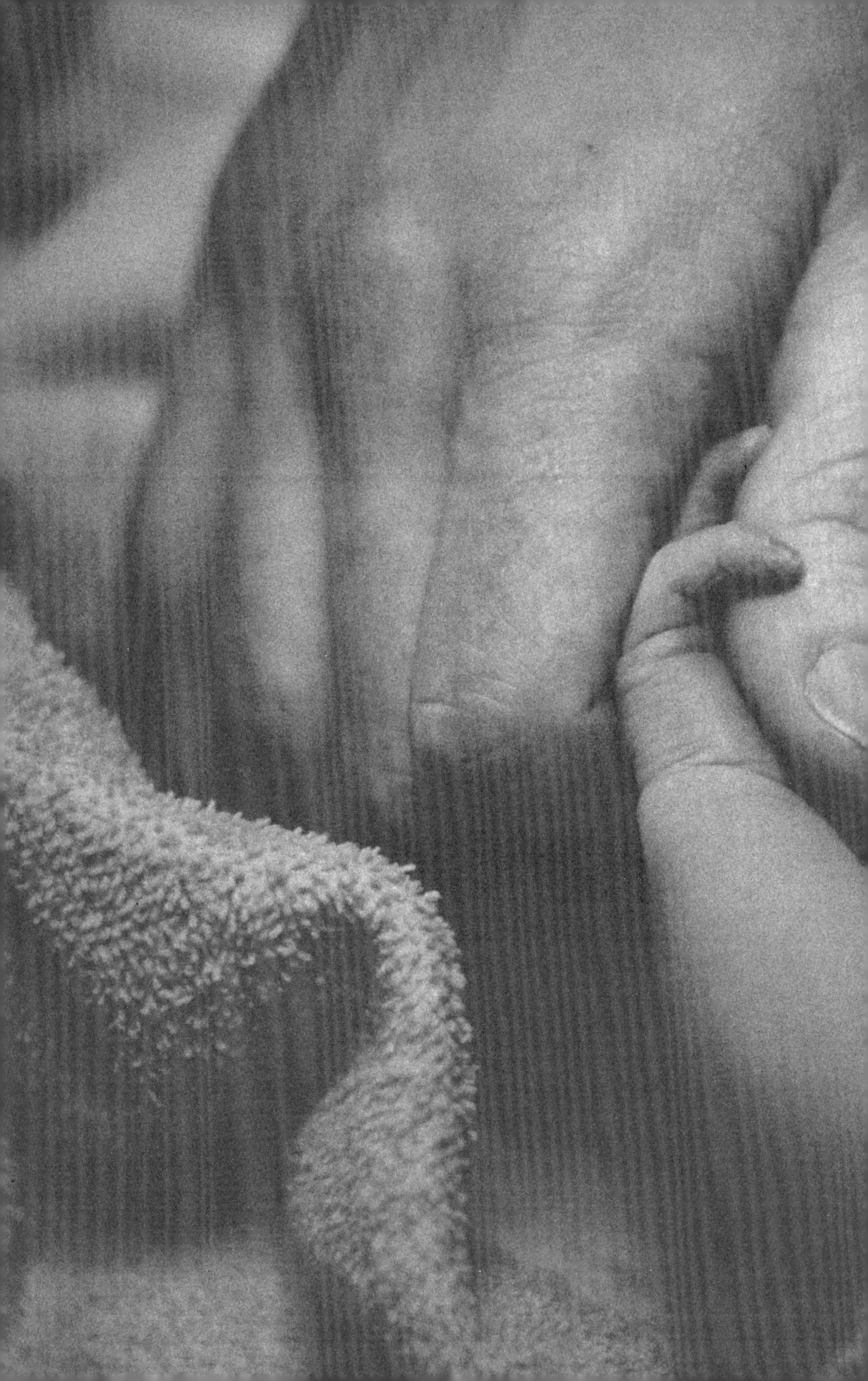

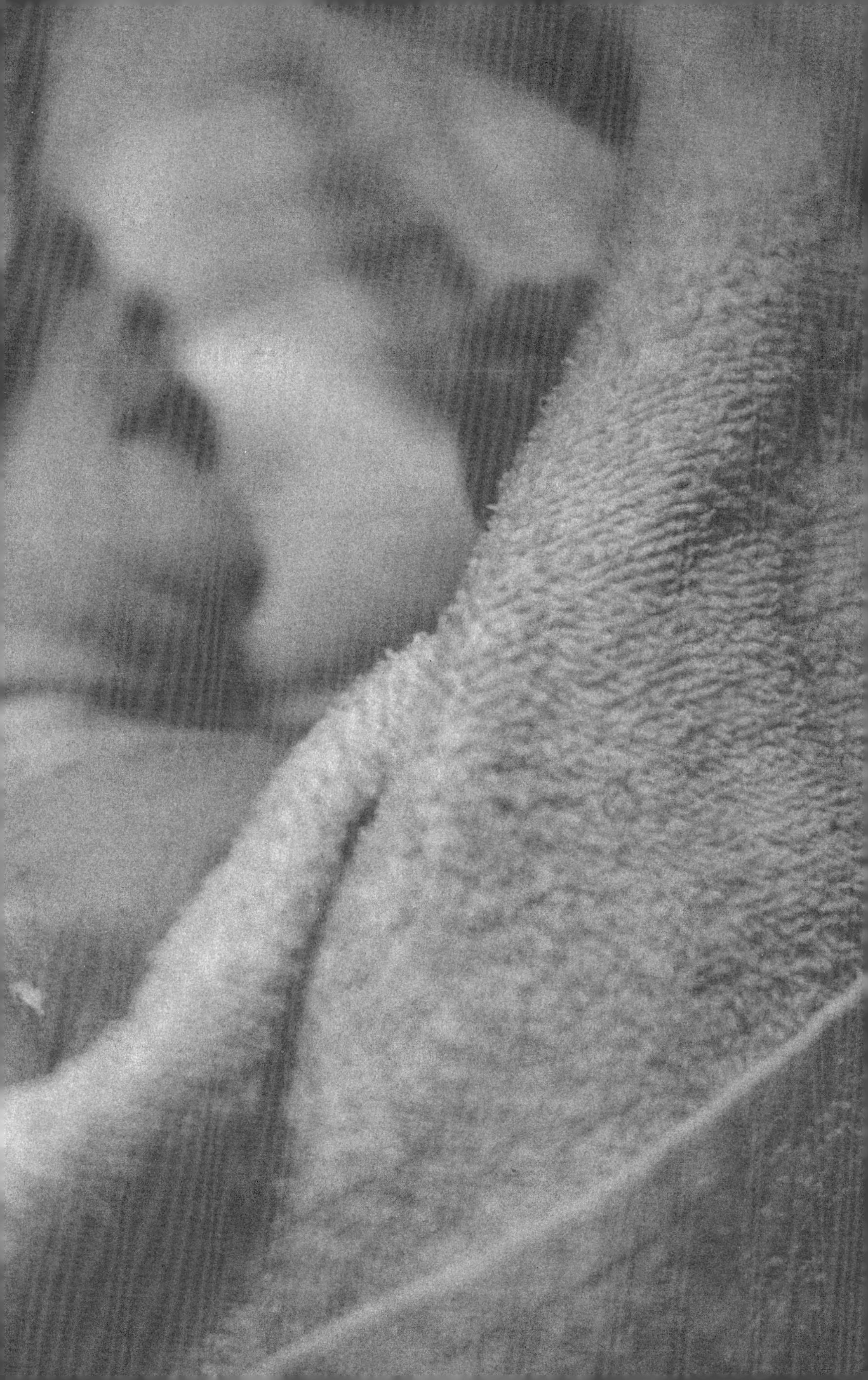

26. *Entscheidungen treffen und zum eigenen Gefühl zurückkommen: Eine Übung*

Wenn du gerade an dem Punkt bist, dass du dich mit einem Thema rund um dein Kind auseinandersetzt und das Gefühl hast, eine Lösung finden oder Entscheidung treffen zu müssen, lade ich dich ein, diesen Bogen zu Hilfe zu nehmen. Er dient dazu, dich zu sortieren, dich zu deinem Gefühl zurückzubringen und ihm zu vertrauen.

Du bist die Mutter deines Kindes und damit vermutlich die Person, die dieses Kind (neben dem Partner) am besten kennt. *Doch du bist nicht allwissend und musst es auch nicht sein.* Am häufigsten entstehen Unsicherheiten in diesem Zusammenhang dadurch, dass es zu viele (verschiedene) Meinungen und Ansichten gibt. Wenn du dich mit eurem aktuellen Thema schon auseinandergesetzt hast, schwirrt dir vielleicht der Kopf, und du weißt gar nicht mehr, was richtig und was falsch ist.

Das Wichtigste ist, dass du dich wieder nach innen richtest (1). Mache dir zunächst Gedanken darüber, worum es wirklich geht. Das verschwimmt nämlich ganz leicht. Geht es dir zum Beispiel wirklich darum, dass dein Kind durchschlafen möge? Oder vielmehr darum, dass die Nachbarin das für wichtig hält? Oder noch viel mehr darum, dass du ein bisschen mehr Schlaf brauchst? Diese Unterscheidung ist wichtig und oft schon der Schlüssel zur Lösung.

Das Zweite ist das fachliche Wissen (2). Nicht alles kann allein aus dem Bauch heraus entschieden werden. Es braucht das Fundament des Wissens. Finde also heraus, welche Quelle du zurate ziehen kannst. Das kann eine Person oder ein (!) Ratgeber sein, dem du fachlich vertraust. Stelle dich gut auf. Mache dich zur Expertin (nicht zur Wissenschaftlerin). In unserem Beispiel wirst du bei deiner Recherche feststellen: Es ist völlig normal und gehört zur gesunden Entwicklung deines Kindes, dass es mehrmals in der Nacht wach wird und auch Nahrung braucht. Damit verändert sich wiederum eventuell schon die Fragestellung.

Und dann kommst du drittens zu deinem Gefühl und deiner eigenen Meinung und Einschätzung der Situation (3). Formuliere möglichst eine klare Aussage oder Frage und fühle dann in dich hinein. Du wirst ein Gefühl dafür haben, wenn du es schaffst, all die Bedenken und Ängste einmal auszublenden und ganz bei dir zu sein. Ohne Wenn und Aber.

Und am Schluss beschäftigst du dich damit, was dich davon abhält, dem nachzugehen, was du fühlst und was du brauchst, um deinen Standpunkt vertreten zu können (4).

Du musst nicht zwangsläufig alle Fragen beantworten. Bei Nummer 3 prüfe gern, welche Frage sich richtig anfühlt, oder lasse die aus, die dir gerade besonders schwerfällt. Stichpunkte zu notieren, hilft dir, dich zu fokussieren.

Den eigenen Weg finden

Stelle dir diese Fragen, um dich zu fokussieren und zurück zu deinem Bauchgefühl zu kommen:

1) *Worum geht es?*
   Worum geht es mir wirklich?

2) *Habe ich genug fachliches Wissen dazu?*
   Wenn nicht, woher bekomme ich es?

3) *Wenn ich in mich gehe: Was sagt mein Gefühl dazu?*
   Was ist mein Wunsch / Ziel?
   Was würde der klügste, liebevollste, vertrauensvollste und zuversichtlichste Teil in mir tun/raten?

4) *Warum tue ich es (noch) nicht?*
   Was oder wen brauche ich, um meinem Wissen / meinem Gefühl zu vertrauen und es umzusetzen?

27. *Wissen rund um das Babyhandling*

Dieses kleine Wesen, das du da nun in deinen Armen hältst. Klein und zart. Wundervoll. Gerade noch in deinem Bauch gewesen, jetzt hier und bei dir. Hilflos ist es. Vollkommen auf die Unterstützung von euch Eltern angewiesen. Neben der Hülle aus Liebe, Geborgenheit und Sicherheit, die ihr ihm für einen sanften Start in dieses Leben schafft, werdet ihr auch all die „handfesten" Dinge wie das Wickeln, Pflegen, Tragen und die Begleitung in den Schlaf übernehmen.

Sicher werdet ihr all diese Dinge schnell lernen. Wenn ihr aufmerksam und wach euer Kind beobachtet, braucht es letztlich nicht mehr als einen gesunden Menschenverstand und ein bisschen Einfühlungsvermögen. Traut euch, euer Kind anzufassen und mit ihm zusammen alles zu erkunden und zu probieren. Die Versorgung eines Säuglings ist kein Hexenwerk, sondern eine zutiefst menschliche Aufgabe. An dieser Stelle möchte ich euch ein paar Gedanken und Wissen mitgeben, was euch im Umgang mit eurem Kind Sicherheit geben wird. Alle Aufgaben rund um die Versorgung deines Kindes kann dein Partner ebenso gut und sicher übernehmen wie du – trau ihm ruhig zu, dass er diese Aufgaben von Anfang an mit übernimmt.
Jede freundliche und liebevolle Zuwendung stärkt die Beziehung zwischen eurem Kind und euch. Durch das Stillen hast du eine exklusive Möglichkeit dazu. Dein Partner kann sich diese Möglichkeit schaffen, indem er sich Zeit für gemütliches Wickeln, Tragen des Babys im Tragetuch oder ein gemeinsames Bad nimmt.

Bei allem, was ihr mit eurem Kind tut, achtet auf eure Hände.

Es sind eure Hände, die das Kind spürt. Es sind eure Hände, durch die das Kind eure Liebe, Geborgenheit und Sicherheit spürt. Lasst sie l a n g s a m sein. Und wenn ihr glaubt, dass sie langsam sind, lasst sie noch langsamer werden. Lasst sie stark und sicher sein.

Traut euch, euer Kind anzufassen. Es wirkt zerbrechlich. Doch es braucht die Sicherheit eurer Hände. Die Sicherheit, dass eure Hände (dass ihr!) es im Griff haben. Erinnert euch immer wieder daran. Durch eure Berührungen und euer Tun kann gar nicht genug Ruhe und Vertrauen fließen. Ihr habt das Gefühl, dass ihr euch in Zeitlupe bewegt? Welch ein

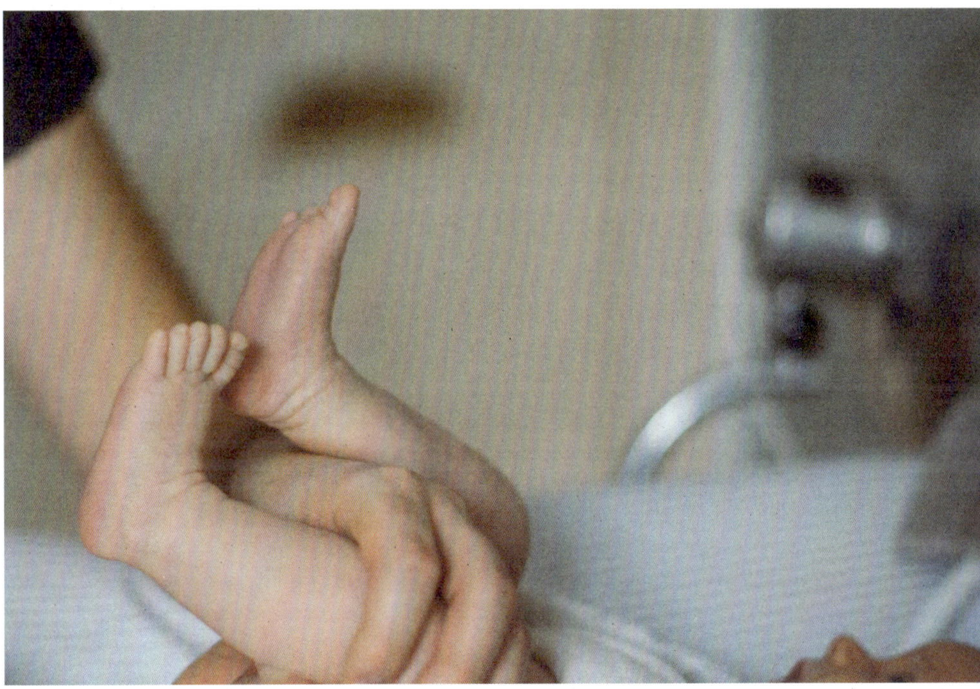

Geschenk! Je größer der Stress ist, desto langsamer und ruhiger dürft ihr werden. Außerdem ist es eine schöne Möglichkeit, schon von Anfang an alle Schritte, die ihr an und mit eurem Kind vornehmt, verbal anzukündigen und zu erklären. Am Anfang fühlt es sich vielleicht noch recht fremd an. Aber ihr werdet euch schnell daran gewöhnen und sehen, wie aufmerksam euer Kind zuhört, wenn ihr ihm sagt: „So, nun ziehen wir die Hose aus. Erst das eine Beinchen, dann das andere." In wenigen Monaten schon wird euer Kind mit großer Freude selbst bei der Pflege helfen, und ihr werdet mit Freude wahrnehmen, was es dann schon alles versteht.

Pflegen

Jede Pflegesituation gibt euch die Möglichkeit, euer Kind noch ein bisschen näher kennenzulernen und mit ihm in Kontakt zu kommen. Oft sind die Momente am Wickelplatz die, in denen euer Kind wach und aufmerksam ist. Ihr habt die Möglichkeit, mit all eurer Aufmerksamkeit und Achtsamkeit bei eurem Kind zu sein. Genießt diese Momente und nehmt euch Zeit dafür.
Der Wickel- oder Pflegeplatz muss kein Wickeltisch sein. Schafft euch einen Ort, an dem ihr gut, sicher und in aller Ruhe die Pflege gestalten könnt. Wichtig ist, dass dieser Ort warm ist. Am besten eignet sich dafür ein Heizstrahler. Die normale Raumtemperatur (auch geheizt oder im Sommer) ist nicht hoch genug, um euer Kind länger als einen kurzen Augenblick ohne Kleidung sein zu lassen. Doch es ist ein großer Luxus, sich Zeit zu lassen, das Baby nackt strampeln zu lassen oder eine Massage zu machen. Außerdem sollte das Baby sicher liegen und nicht herunterrollen können. Damit du niemals dein Kind alleine liegen lassen musst, solltest du all die für die Pflege wichtigen Dinge in Reichweite haben oder im Vorfeld alles zusammensuchen. Weiterhin ist es sehr wichtig, dass du eine gute Körperhaltung beim Pflegen einnehmen kannst. Musst du dich krümmen oder bücken, ist die Gefahr von (Rücken-)Schmerzen groß.

Körperpflege: wickeln, waschen, baden

Je jünger ein Kind ist, desto wichtiger ist es, bei der Körperpflege gründlich und gleichzeitig zurückhaltend und möglichst wenig manipulativ zu sein. Pflegeprodukte brauchst du kaum, und weniger ist hier auf jeden Fall mehr. Wenn sich bei euch vielleicht einige Proben an Babypflegeprodukten angesammelt haben, räume sie für die nächsten Monate zunächst in einer Kiste weg, und hole sie bei Bedarf nach dem ersten Jahr wieder heraus. Oder nutze sie selbst für deine eigene Körperpflege. Die Haut deines Kindes verändert sich in den ersten Tagen und Wochen stark. Zunächst muss sie sich an die trockene Luft gewöhnen, nachdem sie ja in deinem Bauch nur von Wasser umgeben war. Dies führt dazu, dass sie möglicherweise stark austrocknet, und es wirkt, als ob sich dein Kind einmal komplett „schälen" würde. Das ist völlig in Ordnung. Alles, was eine gesunde Haut braucht, ist ein wenig natürliches Öl ohne Zusätze (in der Apotheke kannst du zum Beispiel reines Mandel- oder Rosenöl abgefüllt in kleinen Fläschchen kaufen) und Wasser. Ständiges Cremen oder Waschen der Haut mit Seife oder Duschgel kann den Schutzmantel der Haut verletzen. Es ist nicht nötig, dem Kind täglich frische Kleidung anzuziehen, es täglich zu baden oder zu waschen. Neugeborene schwitzen nicht (wie Erwachsene), sie buddeln nicht in der Erde (wie Kleinkinder) und machen sich auch sonst nicht schmutzig. Es sei denn, sie spucken oder die Windel läuft aus. Weniger ist hier tatsächlich insgesamt mehr. Schau dein Kind an und überlege, was es braucht. Ein Bad in der Woche reicht aus, seltener ist durchaus denkbar.

Wickeln solltet ihr immer dann, wenn die Windel voll ist. Bei Stuhlgang sollte die Windel möglichst zeitnah gewechselt werden, da die Haut davon gereizt werden kann. Bei Wegwerfwindeln spürt man durch Tasten, ob sie mit Urin gefüllt sind. Bei Stoffwindeln ist dies schwieriger und sie müssen prophylaktisch regelmäßig gewechselt werden. Ein schlafendes Kind sollte nicht zum Wickeln geweckt werden; sinnvoller ist es, das Wickeln in die Wachphasen zu legen.
Womit ihr wickelt, ist Abwägungssache; probiert doch im Laufe der Zeit Verschiedenes aus. Insbesondere in den ersten Tagen und Wochen sind Baumwollstoffwindeln sehr zu empfehlen, denn sie sind frei von Chemikalien und die natürlichste Möglichkeit neben dem „Windelfrei". Windelfrei ist eine Methode, bei der schon kleinste Säuglinge die Möglichkeit bekommen, ihre Ausscheidungen nicht (ausschließlich) in

Windeln zu verrichten, sondern „frei" über einem Töpfchen oder Ähnlichem „abgehalten" werden. Es geht dabei nicht um das Sauberwerden, sondern vielmehr um die Kommunikation mit dem Kind. Kinder zeigen ab der Geburt, dass sie ausscheiden müssen! Außerdem ergeben sich gesundheitliche und ökologische Vorteile.

Zum Reinigen der Haut eignet sich Wasser am besten. Es ist am schonendsten, natürlichsten und gesündesten. Wenn ihr die Möglichkeit habt, im Badezimmer zu wickeln, ist es eine sehr hygienische Möglichkeit, euer Kind direkt unter dem Wasserhahn zu säubern. Ansonsten helfen Waschlappen oder Läppchen und eine Thermoskanne warmes Wasser am Wickelplatz. Bei gröberen Verschmutzungen helfen ein paar Tropfen Öl auf dem Lappen. Auch an dieser Stelle ist es wichtig, darauf zu achten, dass die Haut komplett trocken ist, bevor die Windel wieder angezogen wird. Bitte benutzt dazu ein weiches Tuch oder Handtuch und nicht den Fön (wegen der Gefahr eines Stromschlages). Der Aufwand, den Po mit Wasser zu säubern, ist im Vergleich zu gekauften Feuchttüchern minimal, aber der Nutzen ist sehr groß. Die chemischen Zusätze in Feuchttüchern (diese sind unter anderem nötig, da sie haltbar gemacht werden müssen; sie würden sonst innerhalb kürzester Zeit beginnen zu schimmeln) reizen bei vielen Kindern die Haut. Für unterwegs eignet sich eine kleine wasserdichte Box, in der du feuchte Waschlappen, eventuell mit einigen Tröpfchen Öl benetzt, transportieren kannst. Nach dem Ausflug können sie in die Waschmaschine gegeben werden oder, wenn sie nicht genutzt wurden, zum Trocknen aufgehängt werden.

Beim Wickeln selbst solltet ihr darauf achten, dass euer Kind nicht friert, sicher liegt und ihr seine Hüften schont. Das bedeutet, dass ihr die Beine nicht an den Knöcheln hochzieht, um an den Po zu kommen, sondern mit einer Hand unter dem einen Knöchel hindurch den andern Knöchel greift. Dabei liegt der eine Unterschenkel dann auf dem Handgelenk und der andere wird von deinen Fingern umgriffen. So kannst du den Po deines Kindes vorsichtig (Achtung, bitte nicht zu hoch!) anheben und säubern. Sollte das noch nicht reichen, drehe dein Kind lieber auf die Seite, um eine gute Sicht zu haben.

Von prophylaktischen Salben und Cremes bei gesunder Haut rate ich ab. Die Verwendung ist überflüssig und kann die Haut belasten. Bei Rötungen kann eine reichhaltige, natürliche, pflegende Salbe dünn aufgetragen werden. Sollte die Haut wund sein, helfen immer Luft und Licht. Häufiges Wickeln und sanfte Säuberung ohne Feuchttücher sollten in dieser Situation Standard sein. Zusätzlich solltet ihr bei häufigem Wundsein nach den Ursachen forschen und dann gezielt therapieren. Es gibt nicht die eine Salbe oder das eine Heilmittel, das immer hilft.

Das erste Bad ist für viele Eltern etwas ganz Besonderes und für viele Kinder eine Anstrengung. Insbesondere für den Wärmehaushalt des Kindes bedeutet das erste Bad eine Herausforderung und es verbraucht dabei viel Energie. Darum sollte dies nicht übereilt werden. Es ist empfehlenswert, das erste Bad erst dann zu machen, wenn das Kind sein Geburtsgewicht wieder erreicht hat. Meist ist zu diesem Zeitpunkt der Nabelschnurrest schon abgefallen. Falls nicht, ist dies allein kein Gegengrund zum ersten Bad.

Worauf beim ersten Bad zu achten ist

- Der Zeitpunkt sollte so gewählt werden, dass das Kind entspannt und gestillt ist und in den Stunden nach dem Bad nicht an die frische Luft muss.
- Das Badezimmer sollte sehr gut geheizt sein.
- Die Badewanne sollte sicher und gut erreichbar für dich stehen.
- Die Temperatur des Badewassers sollte circa 37 Grad betragen. Teste es mit deinem Handgelenk. Du wirst es weder als besonders warm noch als besonders kalt empfinden; dann ist es genau richtig. Zur Sicherheit kannst du mit dem Fieberthermometer kontrollieren.
- Möchtest du deinem Kind eine Massage geben oder es einölen, tu dies, bevor du es badest. So kann die Haut das Öl besser aufnehmen und überflüssiges Öl wird weggewaschen und landet nicht in der Kleidung.
- Pures Wasser ist völlig ausreichend, es braucht keinen Badezusatz. Solltest du Muttermilch übrig haben, die nicht mehr verfüttert werden kann, kannst du diese ins Wasser geben.

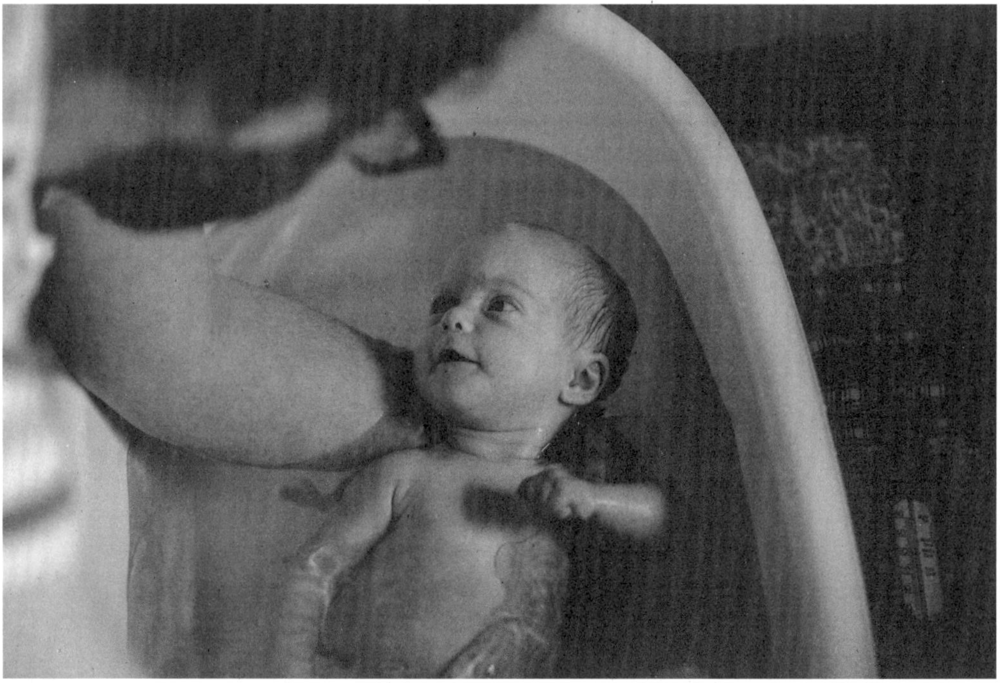

- Erzähle deinem Kind, was es erwartet, und erkläre jeden Schritt, den du tust.

- Halte dein Kind mit dem sicheren Badegriff. Dabei greifst du unter dem Nacken hindurch den Oberarm deines Kindes, den du festhältst. Dabei liegt der Nacken deines Kindes automatisch auf deinem Handgelenk, und selbst wenn dein Kind zappelt, hast du es fest im Griff, und das Köpfchen taucht nicht ins Wasser ein. Behalte diesen Griff bei, bis du dein Kind wieder aus der Wanne hebst.

- Halte es so, dass es mit den Füßchen an den Badewannenrand stoßen kann, das gibt ihm Sicherheit.

- Wasche dein Kind mit den Händen.

- Das Bad sollte nur einige Minuten dauern.

- Trockne dein Kind danach sehr gründlich (jede Hautfalte!) ab, und zieh es schön warm an, setze ihm ein Häubchen auf und wickele es in eine Decke ein.

- Wundere dich nicht, wenn dein Kind danach ungewöhnlich lange schläft. Es verarbeitet die Eindrücke und sammelt neue Energie. Ein guter Zeitpunkt für das Bad ist deswegen oft der frühe Abend.

Wie oft ihr euer Baby badet, entscheidet ihr. Am besten richtet ihr euch dabei nicht nach dem Kalender, sondern nach eurem Kind. Schaut es an und fragt euch: Ist ein Bad angemessen und notwendig? Genießt das Baby das warme Wasser und das Drumherum oder ist es ihm eigentlich zu viel? Und dann entscheidet, wie ihr es machen möchtet!

Bei der täglichen Körperpflege ist es wichtig, dass ihr die Hautfalten im Blick habt. Ihr solltet jeden Tag die Hautfalten eures Kindes kontrollieren. Diese befinden sich hinter den Ohren, am Hals, unter den Achseln, zwischen den Fingern und Zehen und im Windelbereich. Hier sammeln sich häufig Hautschüppchen und anderes; oft sieht dies wie ein weißer Film auf der Haut oder wie weiße Krümel aus. Wenn dies nicht entfernt wird, kann es nach einer Weile zu Entzündungen kommen. Darum ist es wichtig, die Hautfalten sauber und trocken zu halten!

Um zu kontrollieren, ob du die Hautfalten reinigen musst, musst du sie dir gründlich ansehen. Das erwähne ich so ausdrücklich, da dies nicht ganz leicht ist. Du musst dazu die Haut sanft etwas auseinanderziehen und zum Beispiel die Ärmchen strecken, um die Achsel zu sehen. Wenn du dies tust, solltest du nie gegen dein Kind arbeiten. Wenn es den Arm gerade nicht streckt, lässt du es ruhen und wartest, bis dein Kind bereit ist und mitmacht.
Zum Säubern der Hautfalten nutzt du ein sehr weiches Tuch oder Wattepads, die du in warmem Wasser tränkst und mit ein wenig Öl beträufelst. Wische damit vorsichtig die Hautfalten aus und trockne sie danach gründlich. Dies ist besonders wichtig, da die Feuchtigkeit ansonsten zu wunder Haut führen kann.

Kleiden

Die Kleidung eines Säuglings stellt nicht nur einen Wärmeschutz dar, sondern ist gleichzeitig eine Hülle. Eine Hülle nach außen. Darum ist die Frage nicht nur, ob es warm genug ist, was ihr eurem Kind anzieht, sondern auch, ob es bequem und geeignet ist. Euer Kind ist bis zu seiner Geburt einzig und allein vom Fruchtwasser und den Eihäuten umgeben gewesen. Alles war unsagbar weich und fließend. Das Kind berührte seine eigene Haut an den Beinen und Armen, jede Berührung war wie eine Streicheleinheit für sich selbst. Mir erscheint es sinnvoll, dem Kind diese taktile Erfahrung nicht von jetzt auf gleich zu nehmen und es in Hose und Pullover oder Strampler zu zwingen. Wie groß der Unterschied sein muss, wenn sich das Kind an keiner Stelle seines Körpers mehr selbst berühren kann und statt dem weichen Fruchtwasser nun steife, harte Stoffe den Körper umgeben! Und das Anziehen von fester, unbequemer Kleidung ist schlichtweg nicht notwendig.

Darum lade ich dich ein, die Kleidung in den ersten Tagen so zu wählen, dass dein Kind darin eine Hülle findet. Geborgenheit.

Eine wundervolle Möglichkeit ist, deinem Kind den weichsten Body, den du finden kannst (es gibt Bodys aus Seide oder Wolle und Seide!), anzuziehen und es dann in Tücher und Decken zu hüllen. Ein weiches Tuch als erste Schicht um seinen Körper gehüllt und außen herum eine weiche Wolldecke halten es sicher wärmer als die oben benannte Kleidung. Es kann seine Beine aneinander spüren, und durch das Eingewickeltsein erlebt es wiederum die so wohltuende Begrenztheit, die es schon aus deiner Gebärmutter kennt. Wenn du die Decke so wickelst, wie unter dem gleich folgenden Abschnitt „Pucken“ beschrieben, verrutscht sie nicht.

Fast allen Kindern tut es gut, in den ersten Tagen auch im Haus ein Häubchen zu tragen. Achte unbedingt darauf, dass es rein aus natürlichen Materialien (Baumwolle/Seide/Wolle) besteht. Diese Materialien (besonders Wolle und Seide) haben eine temperaturregulierende Funktion. Sie wärmen bei Kälte und leiten Hitze ab. Das Häubchen sollte möglichst lange Bändchen haben, die nicht unter dem Kinn gebunden werden, sondern vorne auf der Brust gekreuzt, unter den Achseln durchgeführt und an der Seite beziehungsweise hinten auf dem Rücken gebunden werden. Bei dieser Bindeweise besteht nicht die Gefahr der Strangulation, da es keinen Knoten am Hals gibt. Probiere deshalb einmal vorsichtig aus: Wenn du das Mützchen so gebunden hast wie beschrieben(!), zieh einmal das Häubchen nach oben, und schau, wohin sich der Zug verteilt.

Es gibt immer wieder die Empfehlung, dem Kind keine Mütze aufzuziehen. Einerseits, um das Kind vor Überhitzung zu schützen, was sehr wichtig ist. Überhitzung kann bei Mützen aus künstlichen Fasern (zum Beispiel Polyester oder ähnlichen Fasern) tatsächlich auftreten. Andererseits, um vor der Strangulation zu schützen. Da beide Gefahren bei der oben beschriebenen Möglichkeit nicht bestehen, musst du dich davon nicht beunruhigen lassen.
Da ein Neugeborenes seine Körpertemperatur noch nicht selbst regulieren kann, sollte es immer warm angezogen oder eingehüllt sein. Seine Körpertemperatur muss zwischen 36,5 und 37,5 Grad liegen. Die Umgebungstemperatur liegt deutlich darunter (eine angenehme Raumtemperatur liegt vielleicht bei 21–25 Grad im Sommer). Als Faustregel kann gelten: Das Neugeborene braucht immer eine Schicht mehr Kleidung als die Erwachsenen, wenn es qualitativ angemessene Kleidung ist.

Wenn du dir in der ersten Zeit noch nicht sicher bist, übe dich darin, deine Hände spüren zu lassen, wie warm dein Kind ist. Berühre es sanft im Nacken und am Bauch unter der Kleidung. Je öfter du es fühlst, desto besser wirst du merken, wenn die Körpertemperatur einmal abweichend (wärmer oder kälter) ist. Wenn du dich sehr verunsichert fühlst, kannst du (bitte nur sehr selten und nicht routinemäßig!) anal die Körpertemperatur messen. Dies ist die genauste und zuverlässigste Methode, um die Temperatur zu ermitteln. In der ersten Zeit ist es nicht ungewöhnlich, dass die Händchen kalt sind, die Füße sollten jedoch warm sein. Ein Mützchen hilft neben Wollsocken oft gegen kalte Füße. Für viele Eltern ist es erst einmal schwer vorstellbar, das Kind so viel wärmer anzuziehen als sich selbst. Doch es ist notwendig und sinnvoll! Auch im Sommer braucht das Neugeborene unbedingt eine Hülle aus Kleidung, und alle Körperstellen sollten wenigstens von einer dünnen Schicht Kleidung bedeckt sein! Die Gefahr der Unterkühlung ist gravierend und birgt ein echtes Gesundheitsrisiko, da bereits eine Körpertemperatur ab 36,0 Grad Viren und Bakterien eine gute Grundlage zur Vermehrung bietet. *Bitte unterschätze die Gefahr der Unterkühlung nicht!*

Die Kleidung und auch die Decke deines Kindes sollten unbedingt ausschließlich aus natürlichen Fasern bestehen. Ein Kind, das angemessen in Baumwolle, Wolle und Seide gehüllt ist, kann nicht überhitzen. Anders ist es bei Kleidung und vor allem auch Decken aus künstlichen Fasern wie Polyester oder Ähnlichem. Da diesen Materialien die temperaturregulierende Funktion fehlt, sie viel mehr isolierend wirken und der Wärmeaustausch so behindert ist, ist eine Überhitzung möglich. Diese stellt eine große Gesundheitsgefährdung dar. Bitte sortiere diese Sachen aus, sie gehören nicht in den Kleiderschrank deines Kindes.

Auf einen Blick:

- Dein Kind kann seine Körpertemperatur nicht selbst regulieren.
- Darum ist es notwendig, ihm eine wärmende Hülle zu geben, da eine Unterkühlung ein gesundheitliches Risiko darstellt.
- Die Körpertemperatur muss zwischen 36,5 und 37,5 Grad liegen.
- Dazu ist es notwendig, dass dein Neugeborenes angemessen mehr Kleidung trägt als du selbst und zusätzlich in eine Decke gehüllt ist und ein Häubchen trägt.

- Um eine Überhitzung zu verhindern, sollten ausschließlich natürliche Fasern (Baumwolle/Wolle/Seide) an dein Kind herankommen.

Halten

Je nach Alter hat dein Kind eine schwache Körperspannung. Es ist wichtig, den Kopf immer zu stabilisieren, was sich am Anfang noch ein bisschen angespannt anfühlt, aber bald zur Routine wird. Besonders wichtig ist die Stabilisierung nach hinten. Zu den Seiten und nach vorne darf der Kopf sich neigen, es besteht hier bei normalem Umgang keine Verletzungsgefahr.

Halte dein Baby immer möglichst dicht an deinem Körper. Eine gute Position ist die Wiegeposition in deinem Arm. Dabei liegt das Hinterköpfchen in deiner Armbeuge. So kannst du ihm ganz viel Halt geben. Wenn es wach und aufmerksam ist, ist der Abstand zu deinem Gesicht genau richtig, damit es dich möglichst gut sehen kann. Am Anfang können Kinder Dinge, die bis zu 20 cm von ihren Augen entfernt sind, am deutlichsten sehen. Neben Lichtspielen ist das Spannendste, was dein Kind sehen kann: dein Gesicht. Deine Augen, die im Gespräch mit ihm groß werden. Dein Mund, der sich zu einem Lächeln verzieht. Die Stirn, die sich in Falten legt.

Viele Kinder genießen das Gefühl, im „Fliegergriff" durch die Wohnung getragen zu werden. Dabei liegt das Baby mit dem Bauch auf deinem Unterarm, der Kopf wird zum Beispiel in der Armbeuge gestützt und der Oberschenkel mit den Fingern umschlossen und sicher gehalten. Gerade bei Bauchweh ist es einen Versuch wert, euer Baby so zu halten.
Wenn das Baby vom Arm abgelegt werden soll (etwa auf den Wickeltisch oder das Bettchen), achte bitte darauf, nicht zuerst das Köpfchen und danach den Körper abzulegen. Lasse zunächst die Füßchen, den Po oder den Rücken die Unterlage berühren und nachfolgend das Köpfchen. Wenn du es wieder aufnehmen möchtest, schiebe deine Hände unter den Schultergürtel, stabilisiere das Köpfchen mit deinen Fingerspitzen und drehe dein Kind zunächst in eine Seitenlage und hebe es dann langsam auf. Langsam.

Pucken

Das feste Einwickeln deines Kindes in eine Decke oder ein Tuch gibt ihm das Gefühl von Sicherheit und Geborgenheit. Wenn du es auf diese Weise fest eingewickelt sanft in deinem Arm wiegst, wird es an die Enge und Nähe in deinem Bauch vor seiner Geburt erinnert. Viele Kinder können sich so besonders gut entspannen und schlafen ruhiger als sonst, ähnlich wie im Tragetuch.
Lass dich nicht irritieren, wenn dein Kind in den ersten Minuten gegen das Pucken protestiert. Es muss sich erst kurz an dieses neue Gefühl gewöhnen. Es ist völlig in Ordnung, wenn es erst einmal weint. Halte dein Kind, wiege es, und halte das Weinen einen Moment aus. Auf diesen Anfangsprotest folgt oft die große Entspannung. Richtiges Pucken tut Kindern nicht weh und schadet ihnen nicht.

Wie du dein Kind richtig puckst (siehe auch Fotos auf S. 220/221)

1. Lege eine feste Decke oder ein stabiles Tuch (achte unbedingt auf natürliche Fasern und darauf, dass die Decke nicht zu dehnbar ist, idealerweise hat das Tuch die Maße 1 x 1 m.) ausgebreitet mit einer geraden Kante vor dich auf das Bett oder den Wickeltisch.

2. Schlage die obere Kante etwa 10 cm um.

3. Nun legst du dein Kind darauf. Die obere (umgeschlagene) Kante der Decke sollte auf Höhe der Ohren liegen.

4. Jetzt steckst du die Händchen, die in der babytypischen Haltung neben dem Köpfchen liegen, unter die obere gefaltete Kante und

5. ziehst die oberen Ecken der gefalteten Kante diagonal über dein Kind auf die andere Körperseite nach unten.

6. Um die Tuchstränge zu fixieren, klappst du die untere Kante hoch bis zu den Füßen und wickelst die Ecken um dein Kind.

So hast du im besten Fall ein kleines, sehr kompaktes Paketchen, das du nun in den Arm nehmen kannst.

Diese Puckvariante ist sehr viel babyfreundlicher als die sonst oft empfohlene, bei der die Arme des Kindes an den Rumpf nach unten gelegt und fixiert werden. Denn die natürliche Haltung deines Kindes ist so, dass die Händchen oben neben dem Kopf liegen. Wickle die Decke so fest um dein Kind, dass Händchen und Füßchen sich nicht aus der Decke herausstrampeln können und so einen wohltuenden Halt erfahren. Die Gefahr, dass du dein Kind zu fest puckst, halte ich für sehr, sehr gering. Trau dich ruhig, die Decke fest genug zu wickeln. Die so entstehende Enge ist ja Sinn und Zweck des Ganzen. Wenn du dein Kind fertig eingepuckt hast, beobachte es aufmerksam: Atmet es ruhig und regelmäßig, scheint es genug Platz zum Atmen zu haben. Ist es aufgeregt und schreit, hat es sicher genug Platz zum Atmen und Luftholen, denn der Inbegriff dessen ist das laute Schreien. Atmet es sehr flach und angestrengt, lockere das Tuch etwas. Das ist aber reine Theorie. Ich habe noch nie erlebt, dass ein Kind zu fest gepuckt war, und glaube nicht, dass du es nicht schon vorher bemerken würdest. Vertrau mir, du wirst sehr schnell ein Gefühl dafür bekommen, wie es für dein Kind am angenehmsten ist.

Tragen

Je mehr Körper- und Hautkontakt dein Baby in der ersten Zeit erfährt, desto besser. Im Frühwochenbett kuschelt ihr noch viel im Bett, aber je mehr ihr wieder in den Alltag zurückkehrt, umso mehr Möglichkeiten gibt es, deinem Kind diese Nähe im Tragetuch zu geben.
Dein Kind zu tragen, bringt unendlich viele Vorteile: Ihr stärkt eure Beziehung, sein Bedürfnis nach Nähe und Geborgenheit wird gestillt, du lernst es besser kennen und kannst prompt auf jedes seiner Bedürfnisse reagieren. Für Hüfte und Rücken deines Kindes ist es eine Wohltat, getragen zu werden, und auch du schonst dich körperlich durch das Tragetuch im Vergleich dazu, dein Kind viel „auf dem Arm“ zu tragen. Voraussetzung dafür ist, dass das Tragetuch fest gebunden oder die Tragehilfe richtig sitzt und eingestellt ist.

Tragen ist wunderschön und schafft Nähe

Du kannst dein Kind, sooft dir danach ist, tragen. Es gibt keine gesundheitlichen Risiken (wenn du einige Basics beachtest; siehe weiter unten)

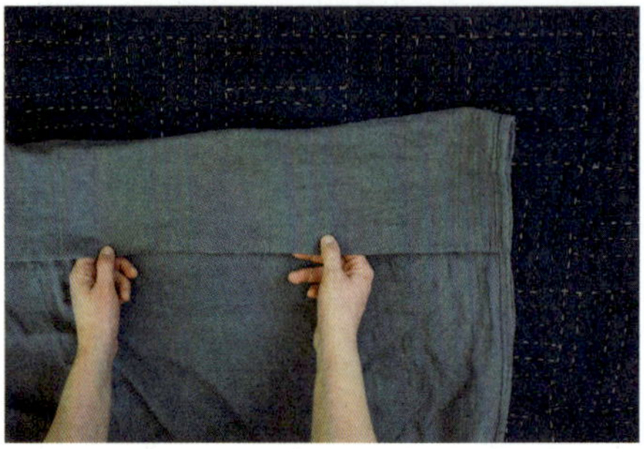

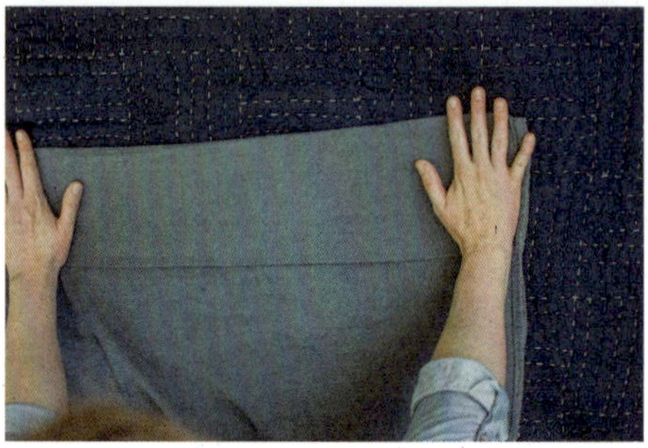

1 – 2 Schlage die obere Kante etwa 10 cm um.

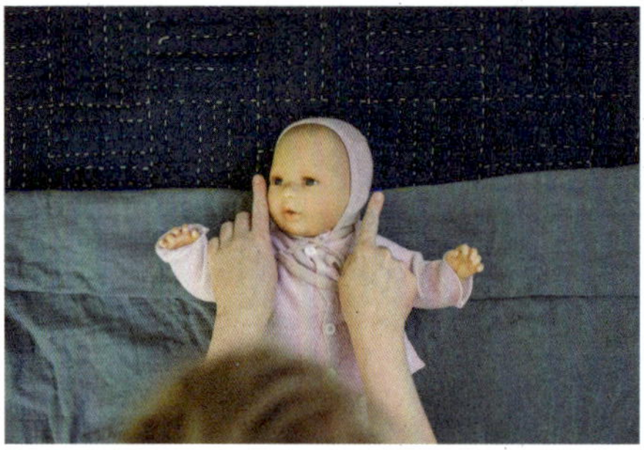

3. Nun legst du dein Kind darauf. Die obere (umgeschlagene) Kante der Decke sollte auf Höhe der Ohren liegen.

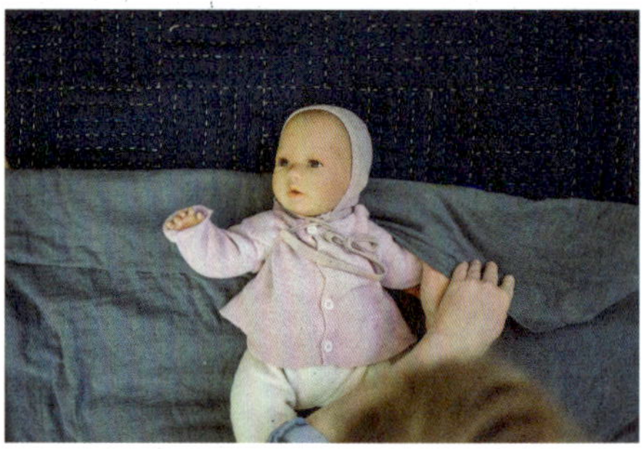

4. Jetzt steckst du die Händchen, die in der babytypischen Haltung neben dem Köpfchen liegen, unter die obere gefaltete Kante und

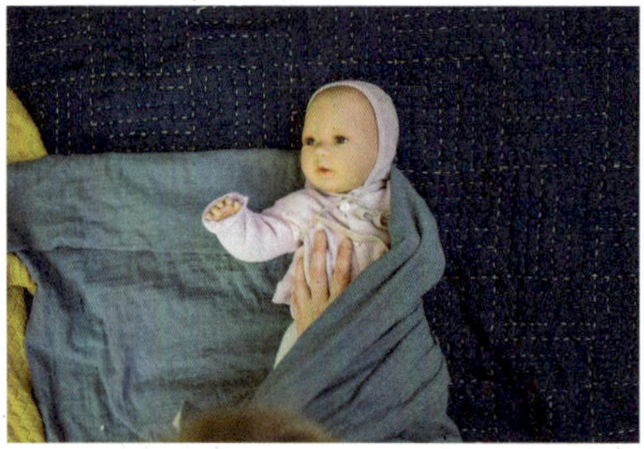

5. ziehst die oberen Ecken der gefalteten Kante diagonal über dein Kind auf die andere Körperseite nach unten.

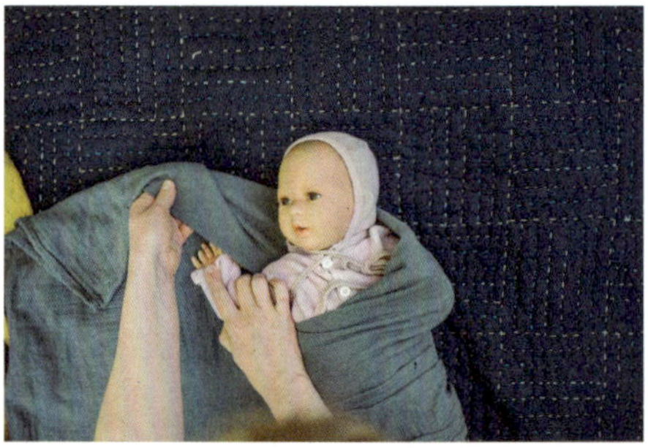

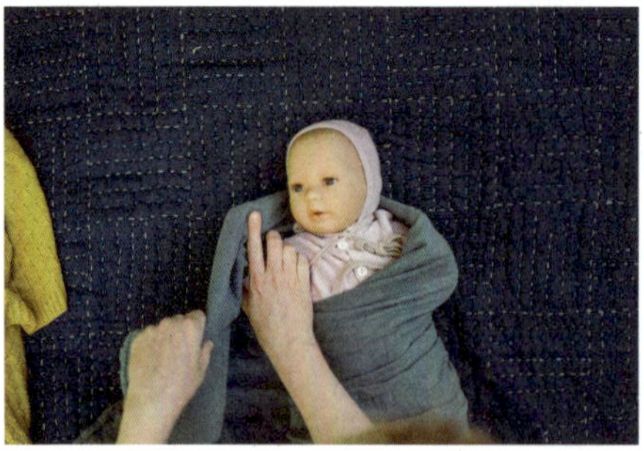

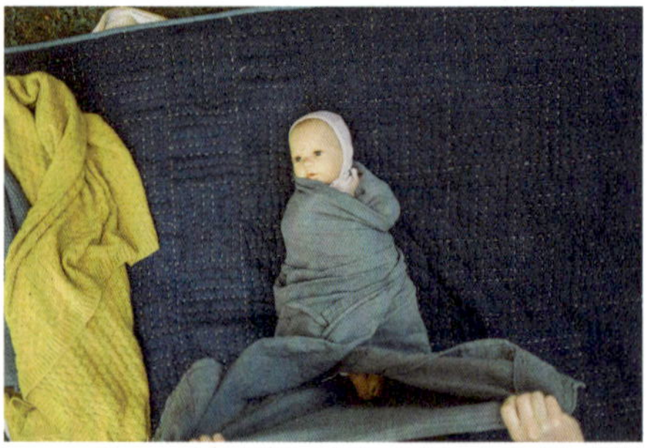

6. Um die Tuchstränge zu fixieren, klappst du die untere Kante hoch bis zu den Füßen und wickelst die Ecken um dein Kind.

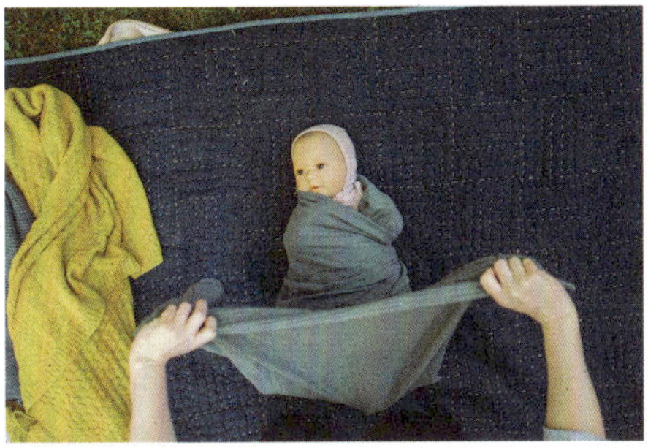
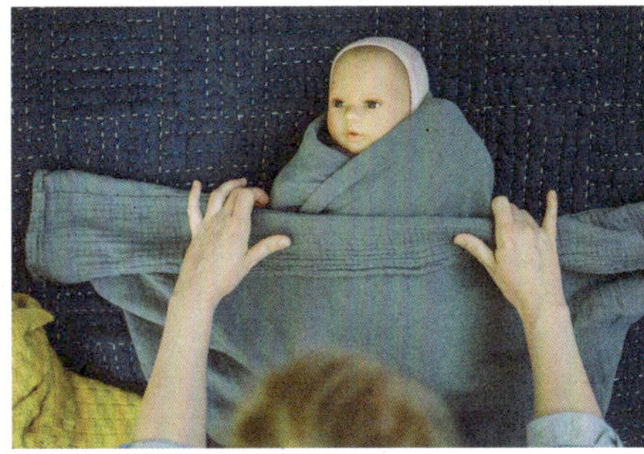
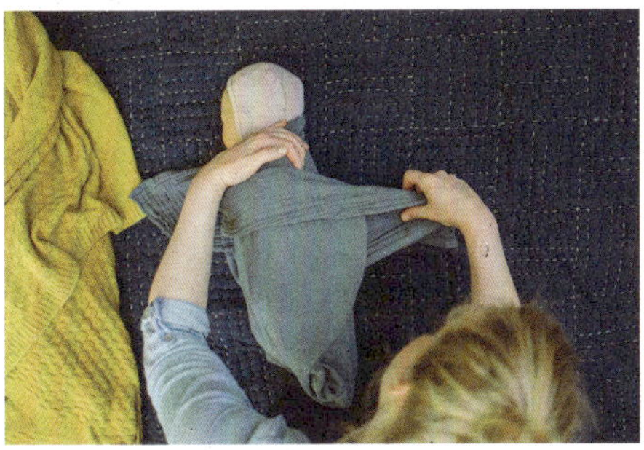
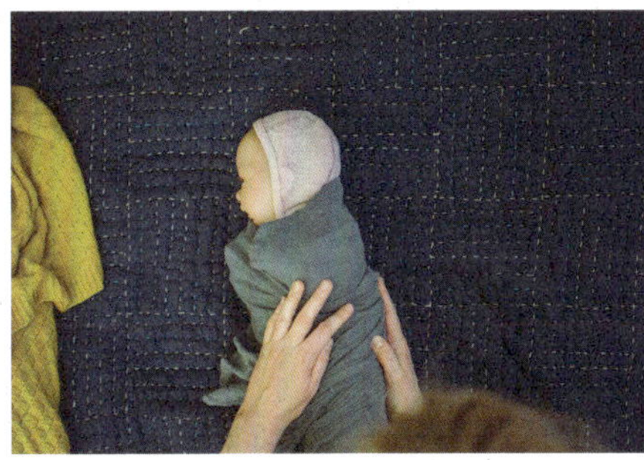
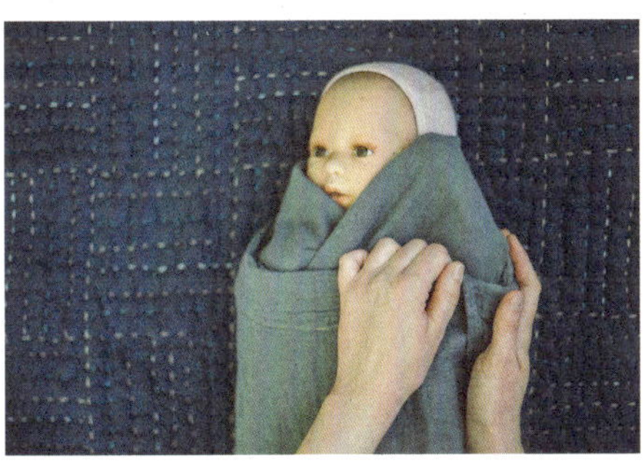
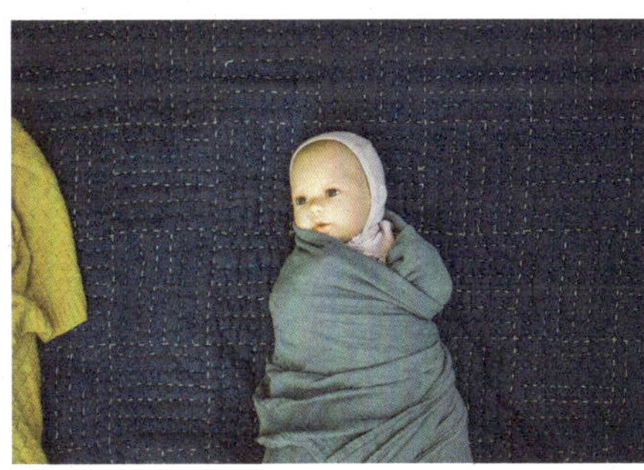
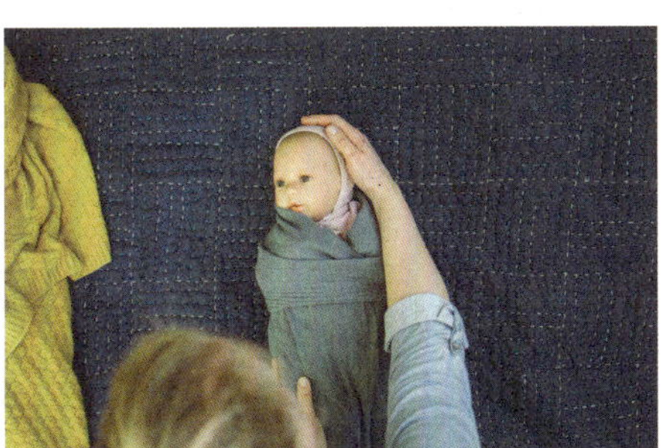
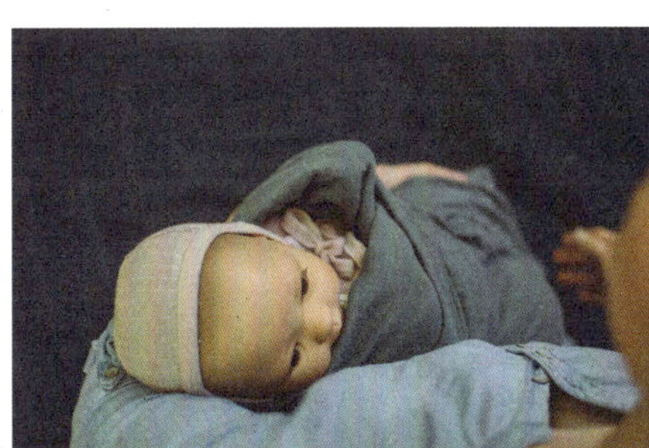

So hast du im besten Fall ein kleines, sehr kompaktes Paketchen, das du nun in den Arm nehmen kannst.

und du verwöhnst dein Kind dabei nicht. Es gibt kein „zu viel Tragen". Solltest du vom Tragen (Rücken-)Schmerzen bekommen, muss das Tragen an sich optimiert werden. Es gibt Fehler, die leicht passieren und die ebenso leicht auszubessern sind. Vielleicht braucht ihr eine andere Bindetechnik oder ein anderes Tragesystem. Es gibt in den meisten Fällen eine Möglichkeit, gut und schmerzlos zu tragen. Bemühe dich, die beste Möglichkeit für euch zu finden, es wird sich auszahlen. Eine Trageberaterin ist eine sehr wertvolle Unterstützung dabei.
Aus der Frage, womit man sein Kind trägt, kann man eine Wissenschaft machen. Muss man aber nicht. Eine gute Möglichkeit für viele Eltern, weil es für jedes Kind und jeden Tragenden ganz individuell angepasst werden kann, ist das Tragen mit einem klassischen gewebten Tragetuch. Es sollte mindestens 4,20–4,60 m lang sein. Für die ersten Wochen eignet sich die Wickelkreuztrage. Es gibt zig Varianten und Alternativen; wenn du Lust und Energie hast, dich damit auseinanderzusetzen, tu es. Wenn nicht, probiere die folgende Variante einige Male aus. Am besten übst du sie erst einmal ohne dein Kind, also nur, wie die Tuchbahnen geführt werden, ohne jemanden einzubinden. Danach probierst du es mit deinem Kind, wenn es entspannt ist (zum Beispiel nach dem Stillen). Trau dich!
Inzwischen gibt es auch andere Tragehilfen, die sich ab der Geburt gut(!) verwenden lassen. Dazu recherchiere bitte ausreichend, denn es gibt auch Tragehilfen, die zwar von dem Hersteller ab der Geburt zugelassen sind, letztlich aber ungeeignet sind.

Worauf du beim Tragen deines Kindes immer achten musst

- Dein Kind wird mit dem Gesicht zu dir getragen.
- Dein Kind wird immer aufrecht getragen (nicht in Wiegeposition!).
- Das Kinn deines Kindes darf nicht auf seine eigene Brust gedrückt sein.
- Die Atemwege deines Kindes sind frei. Das Gesicht drückt also nicht mit Nase und Mund gegen deine Haut (ansonsten drehe den Kopf wenn möglich zur Seite) noch wird die Luftzufuhr durch Decken oder Schals über dem Gesicht des Kindes eingeschränkt.

- Dein Kind bleibt fest an deinem Körper, wenn du dich nach vorne beugst.

- Es sitzt in der sogenannten Anhock-Spreizhaltung. Das bedeutet, dass der Tuchstrang unter dem Po deines Kindes von einer Kniekehle bis zur anderen verläuft. Wenn du in den Spiegel schaust, sehen die Beine und der Po deines Kindes aus wie ein M. Die Kniekehlen sind dabei mindestens auf der Höhe seines Pos. Dies ist von Vorteil für die Hüfte deines Kindes.

- Der Rücken deines Kindes ist gut gestützt und kann trotzdem die natürliche Rundung (C-Form) einnehmen. Das Tragetuch wirft hier keine Falten und gibt ihm einen guten Halt.

- Dein Kind ist auf einer Höhe, auf der du ohne Schwierigkeiten sein Köpfchen küssen kannst.

Bitte lass dich von dieser Liste nicht erschlagen! Es ist wichtig, es einfach zu probieren! Übe es einige Male, und du wirst spüren, wie leicht und gut es geht! Viele Eltern sind verunsichert, ob ihr Kind so genug Luft bekommt. Falls du dir diese Frage auch stellst: Schau dein Kind an. Höre, wie es atmet! Du musst dazu nur den Blick ein bisschen nach unten richten und das kannst du in jedem Moment tun. DU bist direkt an der Quelle. Schreit dein Kind, kannst du sicher sein, dass es Luft bekommt, sonst hätte es keine Luft zu schreien. Ist es ruhig und entspannt, atmet flach und regelmäßig ein und aus, hat es genug Luft. Das straffe Binden ist sogar von Vorteil für die Atmung: So kann dein Kind nicht in sich zusammensacken und die aufrechte Haltung sorgt für freie Atemwege.

Es ergibt Sinn, eine Trageberatung in Anspruch zu nehmen. Dort könnt ihr mit Unterstützung herausfinden und ausprobieren, was das Richtige für euch ist. Viele Trageberaterinnen stellen euch verschiedene Tragesysteme und Tragehilfen zur Verfügung. Das Wichtigste beim Tragen ist, dass ihr euch damit wohl- und sicher fühlt. Spätestens wenn dir das Tragen unbequem wird oder du gar Schmerzen hast, dein Baby sich beim Tragen nicht wohlzufühlen scheint (das muss nicht am Tragen selbst liegen!) oder du das Binden des Tragetuchs auch nach einiger Übung noch anstrengend oder frustrierend erlebst, solltest du eine Trageberaterin kontaktieren.

Ich zeige dir im Folgenden, wie ich mein Kind ins Tragetuch nehme. Es möge dir als Inspiration dienen. Es ist wirklich nicht schwer. Es gibt verschiedene Methoden, das Tragetuch zu binden und das Baby ins Tragetuch zu nehmen. Viele kleine Tricks können das Ganze leichter machen und zu einem guten Bindeergebnis führen. Diese lernst du am einfachsten von einer Trageberatung, die dich dabei unterstützt, die beste Methode und Kniffe zu finden oder von Eltern, die das Tragen schon beherrschen.

Wie ich die Wickelkreuztrage binde (siehe auch Fotos auf S. 226/227)

1. Ich suche den Mittelpunkt des Tuches (oft an der Tuchkante markiert) und lege das Tuch flach über meine Brust, wie ein Handtuch.

2. Ich führe die Tuchbahnen unter den Achseln zum Rücken.

3. Ich überkreuze die Tuchbahnen auf meinem Rücken und bringe sie über meine Schultern wieder nach vorne (wie einen Umhang). Die beiden Tuchbahnen sollten sich dabei auf dem Rücken nicht verdrehen. Es bildet sich ein Kreuz auf meinem Rücken.

4. Die Tuchbahnen liegen nun geordnet auf meinen Schultern und hängen über der quer verlaufenden Tuchbahn rechts und links über meiner Brust herunter. Ich ziehe die quer verlaufende Bahn einmal auseinander (nach oben und unten), um sie zu ordnen. Nun kann ich mit den Händen einen Beutel formen, in den ich mein Kind gleich gleiten lassen werde.

5. Ich lege mir mein Kind auf die eine Schulter ...

6. und lasse es langsam und mit gestütztem Kopf und Rücken in den Beutel gleiten. Dabei halte ich mein Kind die ganze Zeit mit einer Hand gut fest. Es ist auf der richtigen Höhe, wenn das Köpfchen etwas oberhalb meines Dekolletés liegt. Die obere Tuchkante ziehe ich bis auf die Höhe der Ohren meines Kindes.

7. Nun befreie ich die Füßchen und bringe mein Kind in die Anhock-Spreizhaltung, indem ich ...

8–9. den übrigen Stoff, der sich unterhalb des Pos befindet, zwischen meinem Bauch und meinem Kind hochziehe, sodass mein Kind richtig wie in einem Beutel sitzt, der Stoff über dem Rücken meines Kindes glatt ist und die Tuchkante glatt am Köpfchen auf Höhe der Ohren abschließt (hier befindet sich kein überschüssiger Stoff). Von vorn betrachtet sehen die Beine und der Po meines Kindes aus wie ein M: Die Knie sind angezogen und mindestens auf Höhe des Gesäßes oder noch darüber.

10. Ich stütze weiterhin das Köpfchen und beginne, die herunterhängenden Stoffbahnen einzeln möglichst fest zu straffen. Das Straffen ist der wichtigste Teil beim Tragetuchbinden!

11. Dazu greife ich an verschiedenen Stellen in die Stoffbahnen. Wenn sie auf meinem Rücken nicht durcheinandergeraten sind (hoffentlich!), ist die Tuchkante, die am dichtesten an meinem Hals ist, die Kopfkante meines Kindes (siehe Fotos). Wenn ich hier ziehe, strafft sich diese Kante; greife ich in die Mitte des Tuches, das auf meiner Schulter liegt, straffe ich den Stoff, der über den unteren Rücken/Po meines Kindes führt. Es ist wichtig, dass ich das Straffen auf Höhe des Pos meines Kindes oder noch darunter durchführe. (Auf dem Bild siehst du, wie ich die Tuchkante sehr weit oben, auf der Höhe des Köpfchens, straffe. Die Straffung der anderen Tuchbahnen muss weiter unten stattfinden. Dies ist auf den Fotos nicht sichtbar.) Wenn alles festgezogen und der Kopf meines Kindes gut gestützt ist, kann ich die Seite wechseln und die andere Stoffbahn straff ziehen.

12. Wenn ich beide Seiten gestrafft habe, führe ich sie seitlich an meinem Kind vorbei herunter und kreuze die Tuchbahnen unter dem Po meines Kindes …

13. und führe sie unterhalb der Füßchen…

14. nach hinten zum Rücken …

15. und mache dort einen Knoten.

16. Und noch einen.

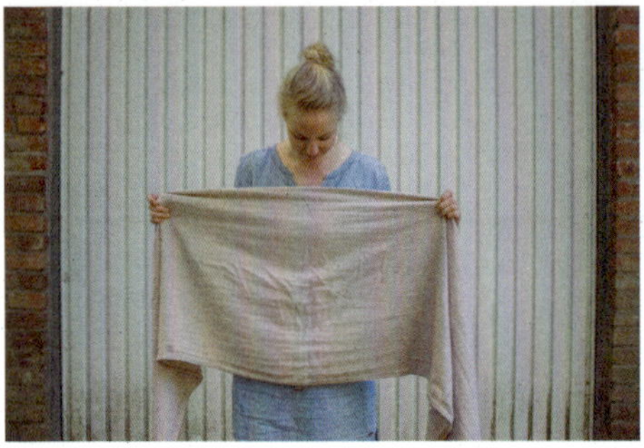

1.

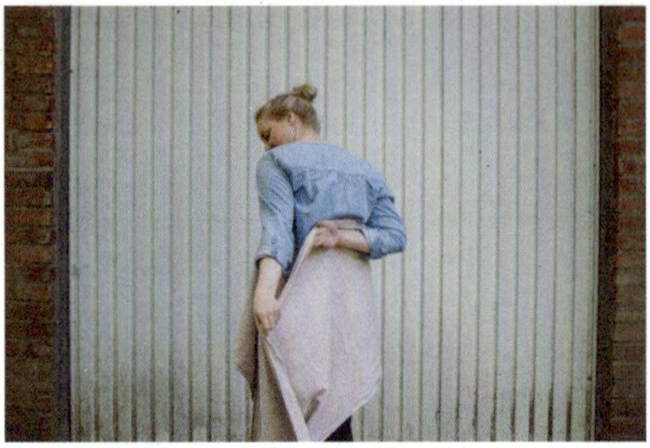

2.

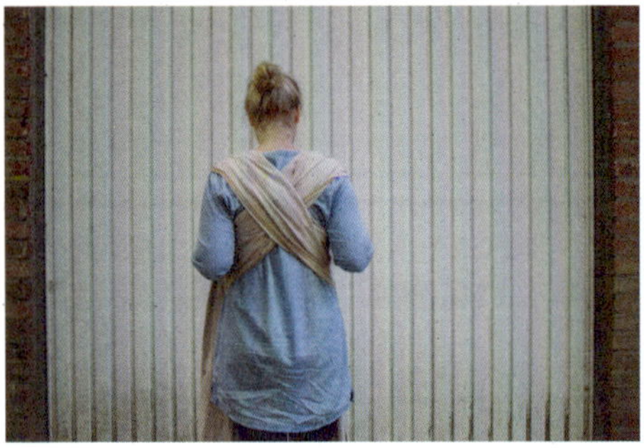

3.

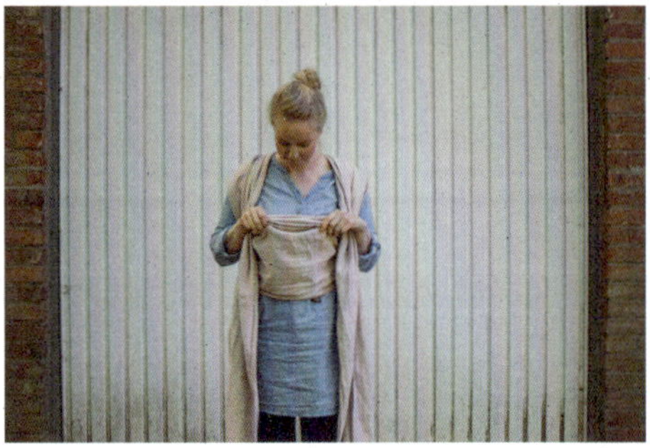

4.

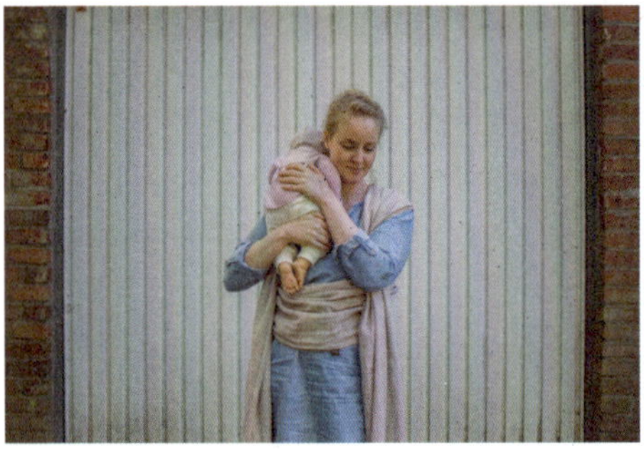

5.

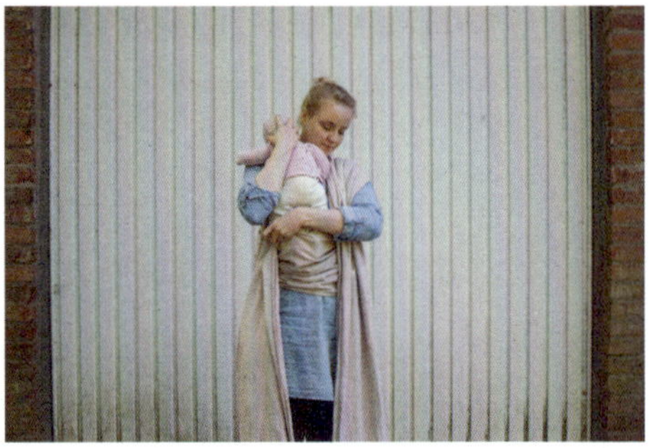

6.

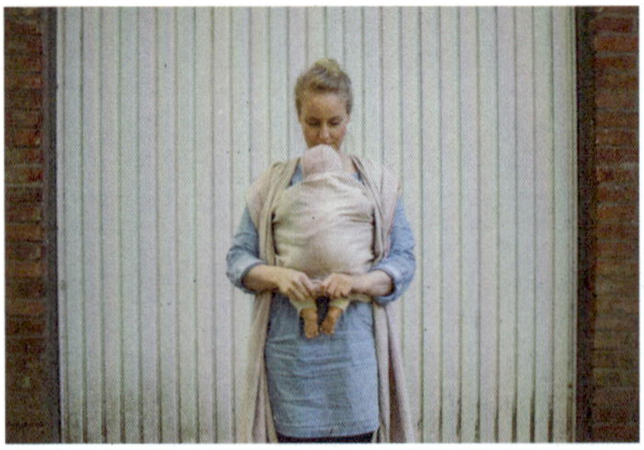

7.

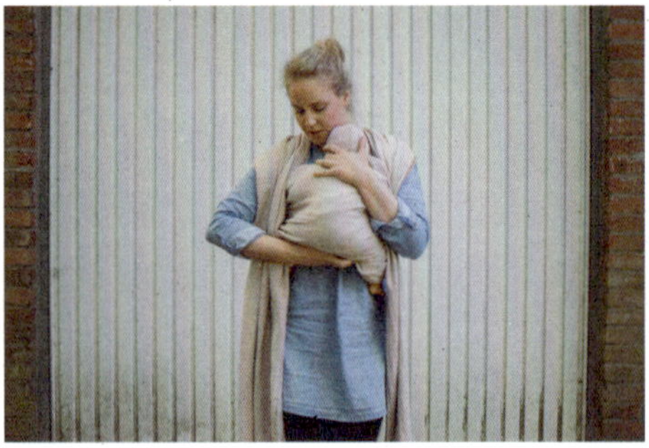

8.

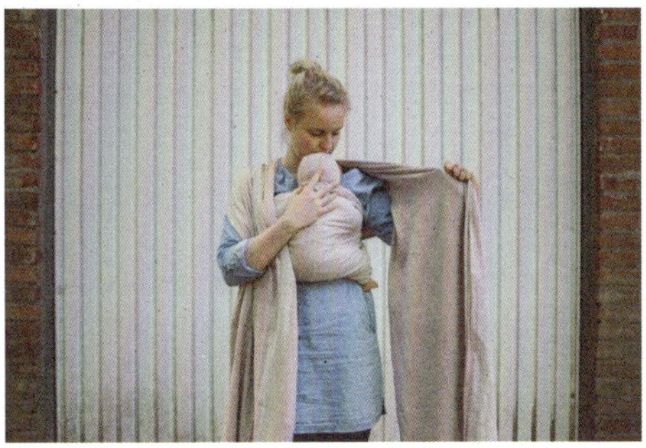

9.

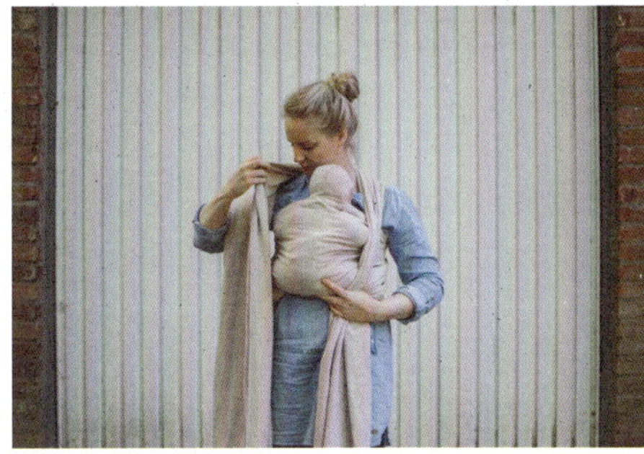

10.

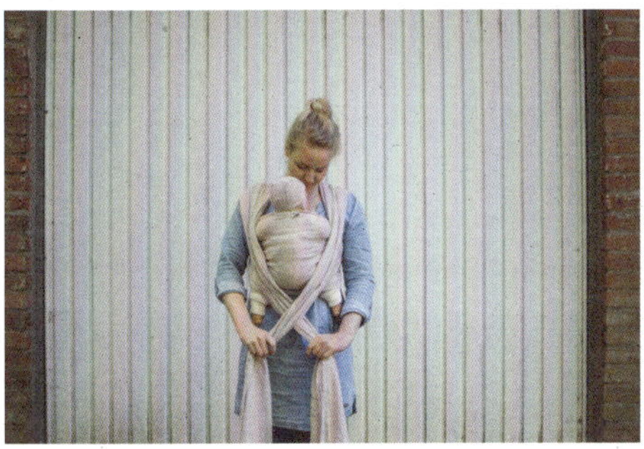

11.

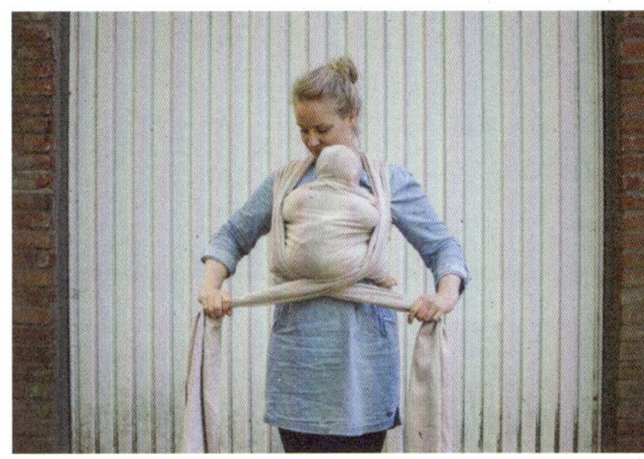

12.

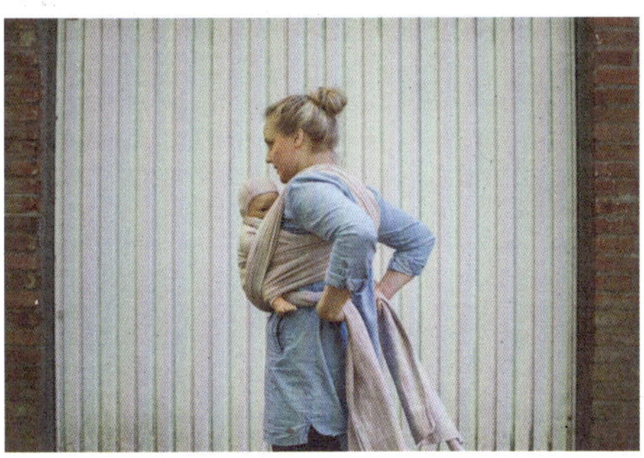

13.

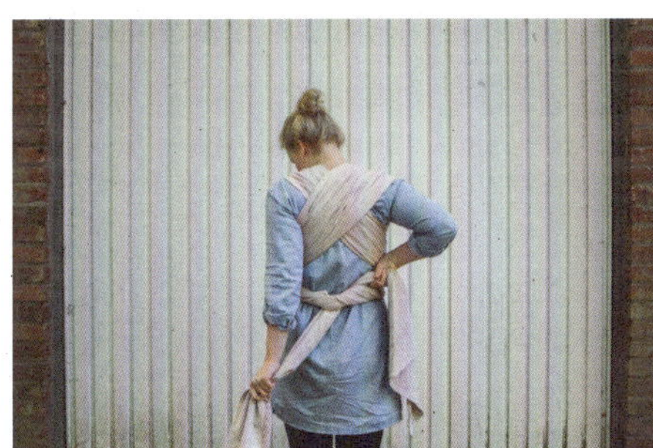

14.

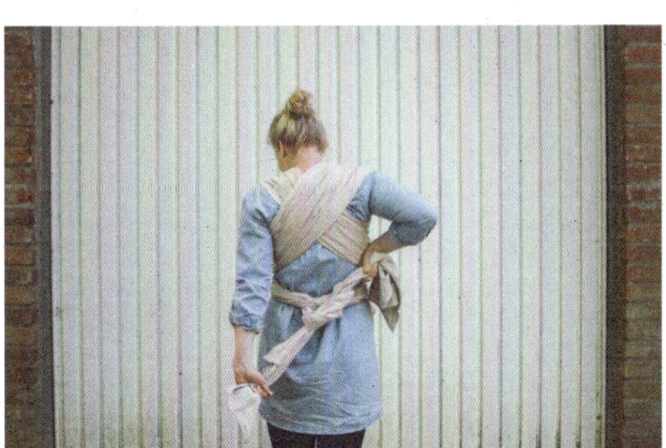

15.

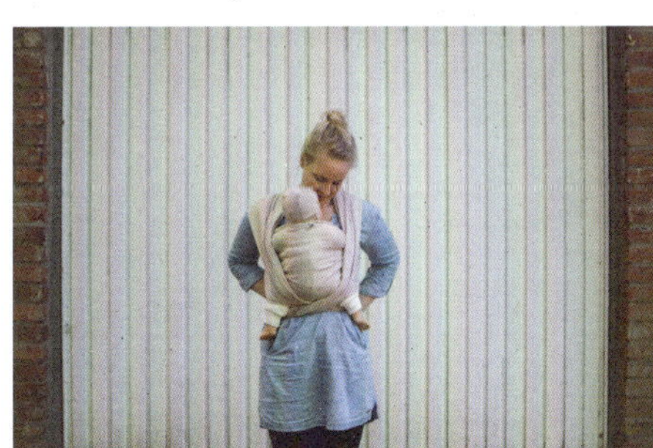

16.

28. *Gesundheit deines Babys*

Krankheit und Notfälle sind Themen, die verängstigen und erschrecken können. Insbesondere wenn es um das eigene Kind geht und du vielleicht in einem besonders emotionalen Zustand bist.

Die Sorge um die Gesundheit des Kindes ist oft allgegenwärtig. Dagegen ist die Wahrscheinlichkeit, dass dein Kind plötzlich schwer erkrankt oder ein Notfall eintritt, sehr, sehr gering. Anstatt dich darauf zu konzentrieren, ob und woran dein Kind erkranken könnte, möchte ich deinen Blick darauf richten, woran du erkennst, dass es gesund ist und sich gut entwickelt.

Dein Kind hat in den ersten Lebenswochen ...

- Schlaf- und Wachphasen. Das bedeutet, dass es von selbst aufwacht, sich meldet, wenn es Hunger hat, und so viel trinkt, bis es satt ist, etwa acht- bis zwölfmal am Tag. In den Wachphasen nimmt es zunehmend mehr seine Umwelt wahr und ist interessiert. Es wendet sich ab, wenn es erschöpft ist. Es zeigt seinen Unmut oder Unbehagen (zum Beispiel beim Wickeln) deutlich und beruhigt sich anschließend wieder.

- Ein rosiges Gesicht.

- Eine leicht gespannte Fontanelle: Sie sinkt nicht ein und ist nicht gewölbt.

- Eine an seinen Zustand angepasste Atem- und Herzfrequenz. Wenn es entspannt und ruhig ist, ist die Atmung ruhig und nur am Heben und Senken des Brustkorbes zu sehen und leise zu hören. Wenn es aufgeregt ist, kann die Atmung flacher und schneller sein, genauso wie der Herzschlag. Wenn es schläft und träumt, kann die Atmung unregelmäßig sein. Vielleicht atmet es kurzzeitig schneller und dann wieder sehr langsam und macht dabei Geräusche. Das alles deutet auf einen gesunden Schlaf hin. Eine aussagekräftige Herz- und Atemfrequenz kann nur im Ruhezustand erhoben werden. Die Atemfrequenz liegt dann bei ungefähr 40 Atemzügen in der Minute und der Herzschlag bei circa 120 in der Minute.

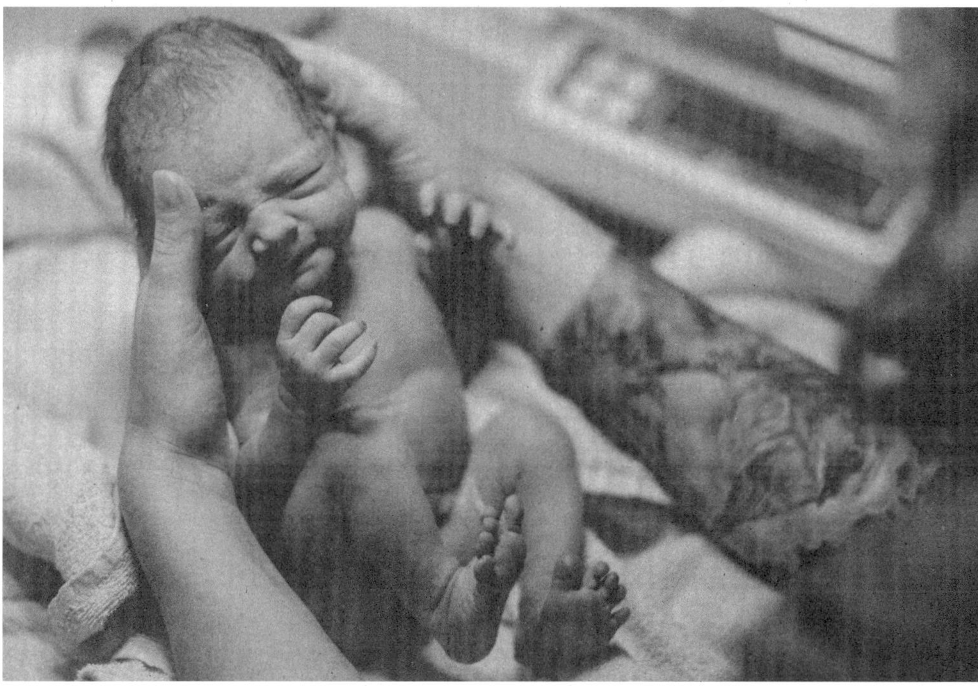

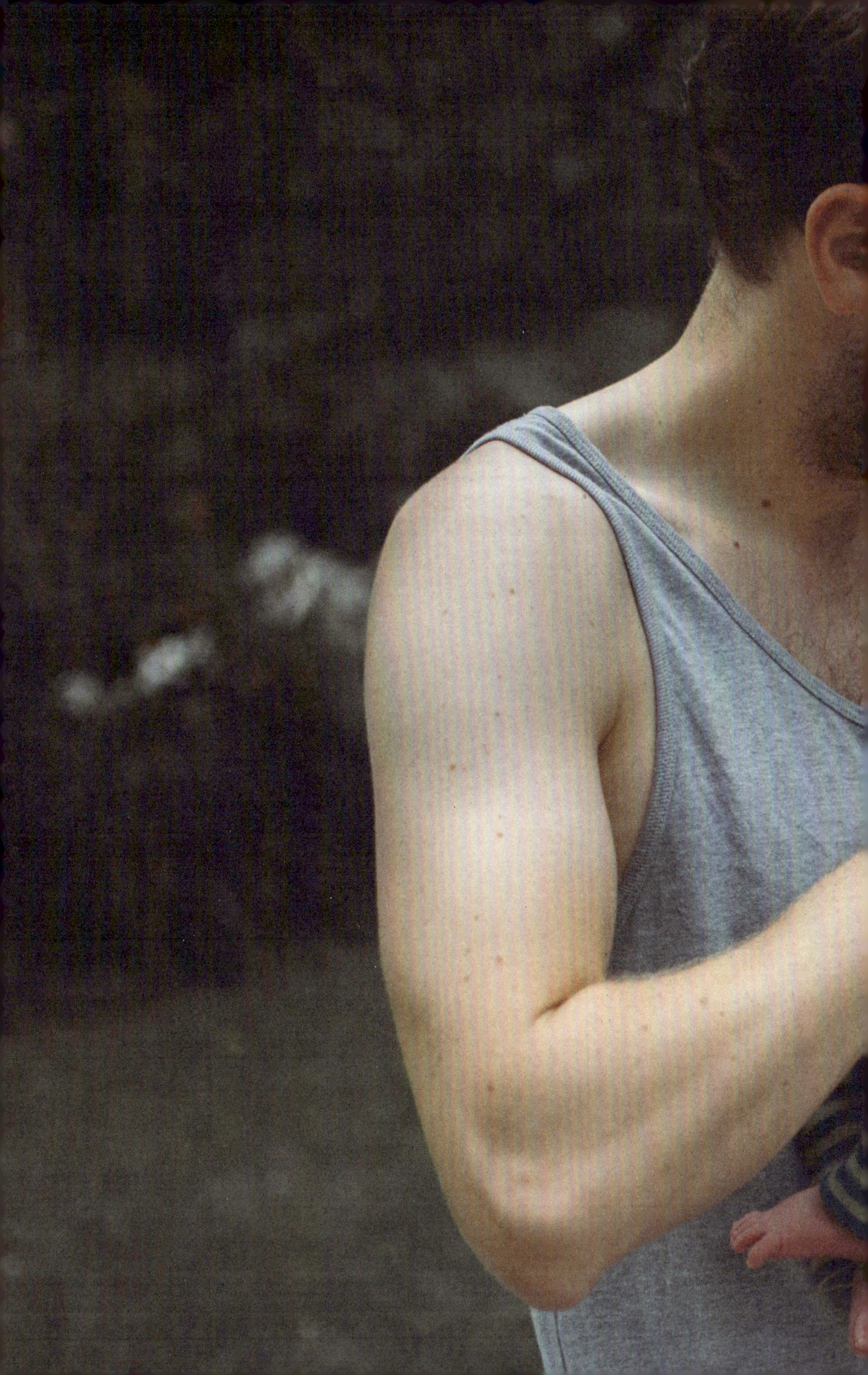

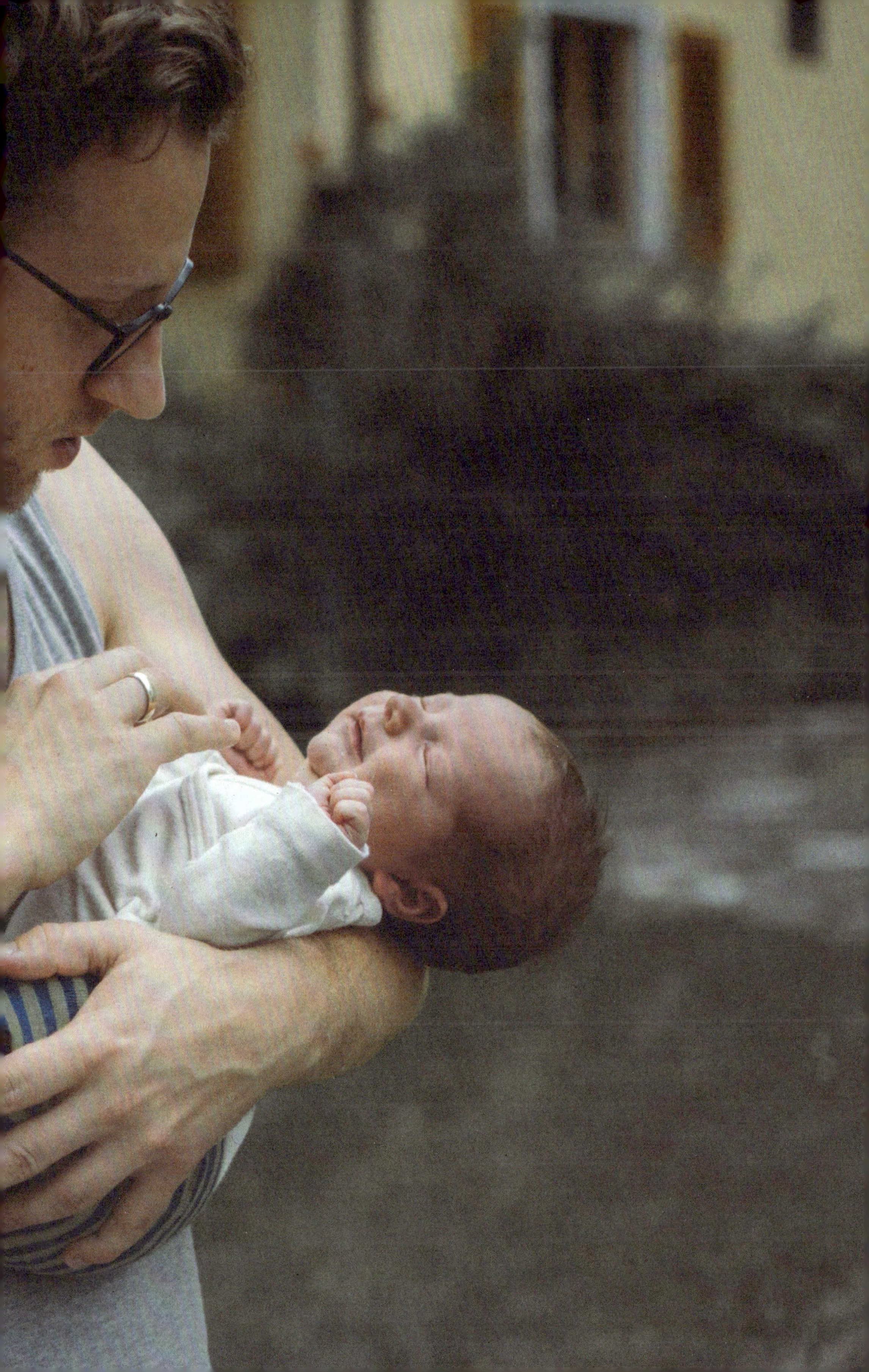

- Eine Körpertemperatur von 36,5 bis 37,5 Grad. Sollte sie einmal darunter liegen, steigt sie durch wärmeres Hüllen und Kleiden und Körperkontakt zu dir wieder an.

- Im Laufe des Tages mehrere urinnasse Windeln und es setzt Stuhlgang ab. Bei voll gestillten Kinder, können bis zu zehn Tage vergehen, in denen es keinen Stuhlgang hat. Wenn es dem Baby dabei gut geht und es fit ist, ist das völlig in Ordnung.

Insgesamt darfst du darauf vertrauen, dass du alle Abweichungen von der Norm, die wichtig sind und auf eine Veränderung des Gesundheitszustandes deines Kindes hindeuten, erkennen wirst. Bevor du diese oder vermeintliche Krankheitssymptome in irgendwelche Suchmaschinen eingibst, konzentriere dich auf deinen eigenen Verstand. Dazu kann es hilfreich sein, dass du dich kurz ganz bewusst dazu überwindest, erst einmal tief durchzuatmen und deinen Verstand bewusst einzuschalten. Tatsächlich vernebeln Schreck und Angst unsere Sinne und unseren Verstand oft, unser Mutterherz ist da ganz empfindlich (zu Recht! Es geht um unser Kind!). Aber wenn du es schaffst, kurz diese Gefühle beiseitezuschieben und deinen gesunden Menschenverstand zu benutzen, wirst du besser mit der Situation klarkommen. Vielleicht ist es auch eine Hilfe, die Gedanken und Sorgen auf Papier zu notieren. Was beunruhigt dich? Und worauf kann das hindeuten? Das Aufschreiben deiner Gedanken bringt oft schon Klarheit und ich bin mir sicher: In den meisten Fällen wird es dir helfen zu erkennen, dass dein Schreck zwar real war, aber mit kühlem Kopf betrachtet kein Grund zur Sorge besteht. Sollte dies nicht der Fall sein, wende dich unbedingt an eine vertraute Person, deine Hebamme oder die Kinderärztin.

Bauchweh bei Säuglingen

Die Verdauung eines Neugeborenen muss sich nach der Geburt umstellen und an die neuen Herausforderungen anpassen. Bisher ging es ausschließlich darum, Fruchtwasser zu verdauen. Nach der Geburt gilt es, die Energie aus der Milch zu ziehen und sie zu verdauen. Das geht bei vielen Kindern mit Bauchweh oder Blähungen einher.
Ein weinendes Baby, das einen hochroten Kopf hat, die Beinchen zum Körper herangezogen und die Fäustchen geballt hat, kann ein schmerz-

licher Anblick sein, insbesondere für euch Eltern. Ob es sich hierbei um Bauchschmerzen handelt, ist schwer zu sagen. Denn das Neugeborene kann es uns nicht sagen und wir können es an keinem einzigen Symptom sicher ablesen. Es bleibt immer eine Vermutung, die treffend sein kann oder auch nicht. Wichtig ist, dass du dir dessen bewusst bist. Die so oft thematisierte Dreimonatskolik ist bisher wissenschaftlich nicht nachgewiesen und gerät immer wieder in Zweifel. Da es keine zielführende Diagnostik und auch keine allgemeingültige Therapie gibt, ist es letztlich auch gar nicht so wichtig für euch.
Wenn sich ein Kind so quält, ist es ganz egal, was der Grund dafür ist. Denn die daraus resultierende Handlungsempfehlung ist klar: Sei für dein Kind da und versuche, sein Wohl zu steigern (siehe Text 34, Weinende Babys). Besteht der subjektive Eindruck, es könnte Bauchweh vorliegen, gibt es einige Möglichkeiten, Abhilfe zu schaffen. Bevor Medikamente verabreicht werden, sollten immer erst andere Maßnahmen ergriffen werden. Dabei ist es wichtig zu wissen, dass weniger in dieser Situation mehr ist. Statt nun also alles, was dir einfällt, nacheinander zu tun, ist es wichtiger, dich zunächst selbst zu beruhigen. So kannst du dein Kind am besten beruhigen und die richtige Unterstützung bieten. Stell dir also vor, du bist in einer Situation, in der dein Kind sehr weint und du den Eindruck hast, dass Bauchweh dahinterstecken könnte. Du tust Folgendes:

- Atme tief durch, und mache dir bewusst, dass es für dein Kind (ganz egal, ob es weint, weil es Herzschmerz hat, reizüberflutet ist oder körperliche Schmerzen hat) das Wichtigste ist, dass du da bist und es hältst. Die liebevolle und aufmerksame Zuwendung der Mutter oder einer anderen Bezugsperson ist die wichtigste und effektivste Hilfe. Um diese Zuwendung schenken zu können, musst du dich beruhigen und einen kühlen Kopf bewahren. Auch wenn einem das in dieser Situation sehr schwerfallen kann. Sei da, sei ruhig.

- Lasse dein Kind mit deinen Händen, mit deinem Handeln und mit deiner Sprache spüren, dass es in Sicherheit ist und dass alles okay ist.

- Wenn du dich und dein Kind beruhigen konntest und das Gefühl hast, es könnten Bauchschmerzen sein, wähle eine oder maximal zwei Maßnahmen, um diese zu bessern. Führe diese durch und ma-

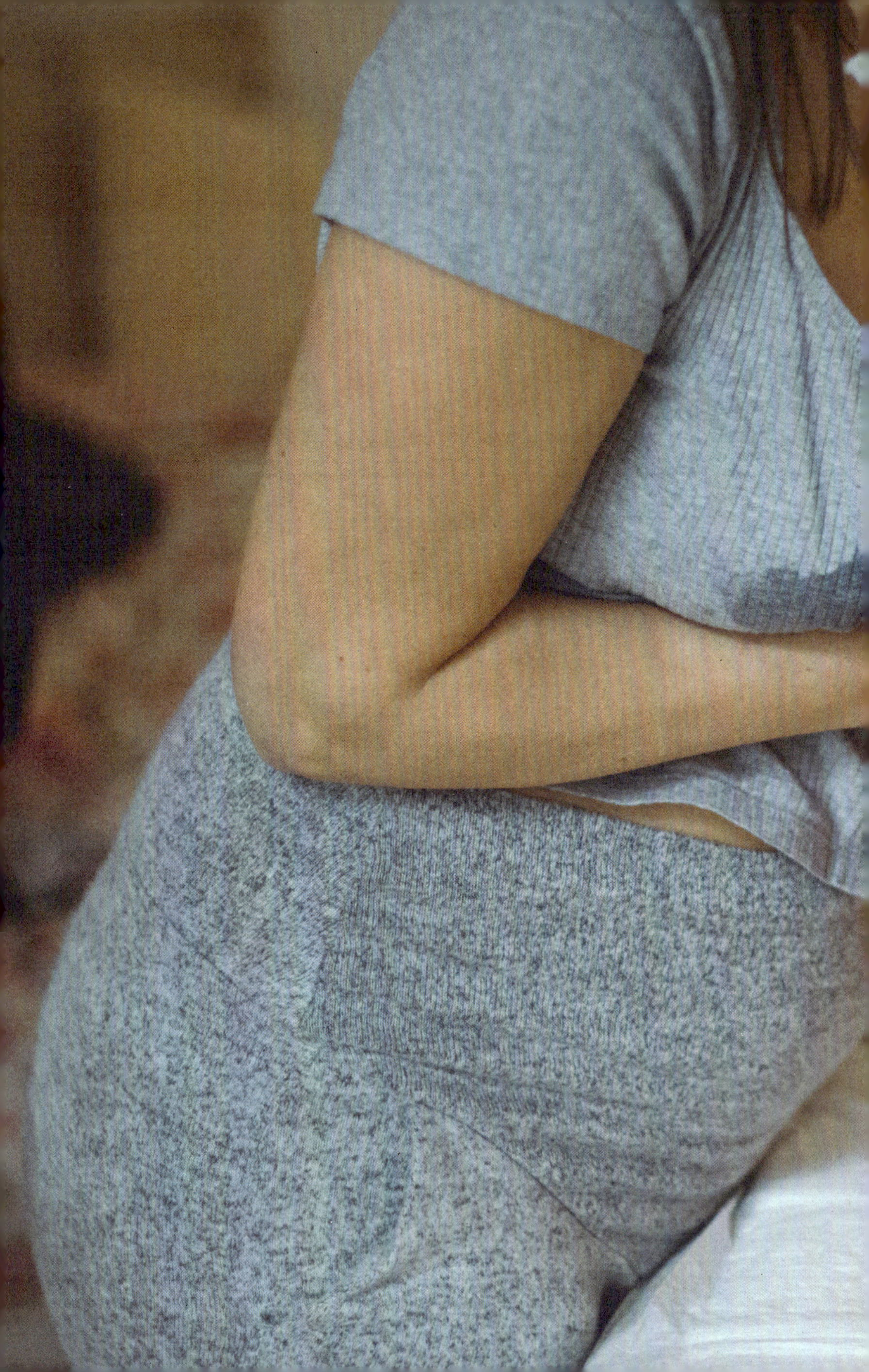

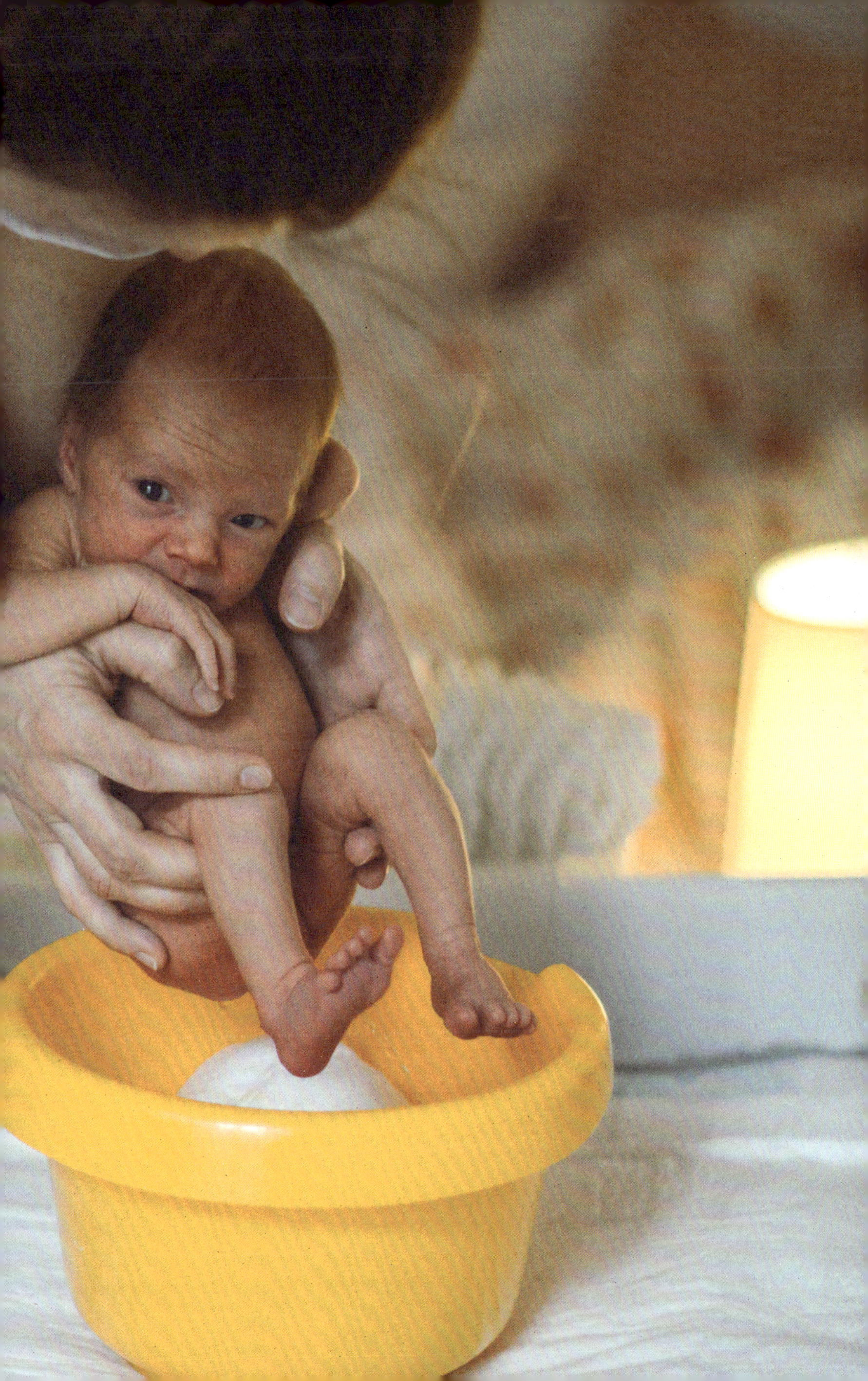

che dann eine Pause. Nimm dein Kind in den Arm, stille es oder nimm es ins Tragetuch: Das hilft vielen Kindern bei Bauchweh gut. Der Körperkontakt, der sanfte Druck auf den Bauch, die Wärme und die angewinkelten Beinchen tragen dazu bei. Manch eine Maßnahme braucht ihre Zeit, um zu wirken. Hektisches Probieren vieler Maßnahmen dagegen ist nicht effektiv.

Spezielle Maßnahmen bei Bauchweh

- Bauchmassage mit Öl: Hierbei wird der Bauch deines Kindes von Zeige-, Mittel- und Ringfinger im Uhrzeigersinn (das ist sehr wichtig!) um den Bauchnabel herum massiert. Massieren bedeutet hier, dass ein leichter Druck ausgeübt werden muss. Am besten geht es mit ein paar Tropfen Öl auf den Fingern.

- Bauch einreiben: zum Beispiel mit speziellem Kümmelöl oder Kümmelsalben.

- Fliegergriff: Dabei liegt das Baby auf dem Unterarm, der Kopf wird gestützt. Der Bauch wird sanft massiert und durch die Körperwärme gewärmt.

- Gymnastikübungen: Lege dein Baby dazu auf den Rücken vor dich, zum Beispiel auf den Wickeltisch. Dann nimmst du seine Füßchen in die Hände, winkelst die Beine an und schiebst sie ganz sanft in Richtung seines Bauches. Sollte dein Baby mit Druck gegen diese Bewegung halten, übergehe diesen Druck bitte nicht. Warte einen Moment ab, ob du weitermachen kannst oder dein Baby dir damit signalisiert, dass dies gerade nicht das Richtige ist.

- Wärme: Gut eignen sich Wärmekissen, zum Beispiel Körner- oder Kirschkernkissen, die auf Körpertemperatur erwärmt werden. Bitte unbedingt auf die richtige Erwärmung (bitte Produktbeschreibung lesen) achten, um auf keinen Fall zu warme Kissen zu verwenden! Aber auch eine wärmende Hand auf dem Bauch kann schon helfen.

- Abhalten: Oft leiden Kinder darunter, dass es ihnen schwerfällt, Stuhlgang abzusetzen. Sie liegen da und krümmen sich und strengen sich redlich an. Aber es will einfach nicht gelingen. Dann kann es sehr gut helfen, das Kind über dem Waschbecken, der Toilette oder einer Schüssel abzuhalten. Das bedeutet, dem Kind die Möglichkeit zu geben, in einer aufrechten Position ausscheiden zu können. Dabei wird das Kind ohne Windel, vor dem eigenen Körper zum Beispiel, so aufrecht gehalten, dass es seine Beine vor dem eigenen Bauch anwinkelt und so leichter drücken und Stuhl absetzen kann.

- Tropfen, Zäpfchen und Co.: Verwende Medikamente bitte zurückhaltend und nur dann, wenn sie wirklich notwendig sind. Welche hier die richtigen sind, besprich bitte mit deiner Hebamme, Kinderärztin oder Apothekerin.

Erste Hilfe

Auch wenn der Bewegungsradius eines Neugeborenen und jungen Säuglings noch klein ist und damit viele Gefahrensituationen noch nicht relevant sind, kann jederzeit ein Notfall eintreten. Das klingt gruselig und vielleicht möchtest du am liebsten gar nicht weiterlesen. Vollkommen verständlich. *Doch ich möchte dir versichern: Dadurch, dass du dich mit diesem Thema auseinandersetzt, wird es keinesfalls wahrscheinlicher, dass du eine solche Situation erleben wirst.* Gib dich also bitte nicht der Angst und Panik hin, dass dein Kind in eine Notsituation kommen könnte. Das hilft niemandem. Stattdessen lade ich dich ein, mit Freude und Interesse den folgenden Text zu lesen. Freue dich darüber, dass du dir hier Wissen aneignen kannst, das in einer Notfallsituation nicht nur Leben retten kann, sondern auch für dich selbst so, so wertvoll ist. Wenn du dich in diesem Thema gut auskennst und dich sicher fühlst, wirst du dir weniger Sorgen machen und dich kompetent fühlen.
Am wichtigsten ist, dass du einen Kurs zum Thema „Erste Hilfe an Säuglingen und Kindern" besuchst. Am besten schon während der Schwangerschaft, ansonsten so bald wie möglich nach der Geburt. Die praktische Übung an einer Puppe ist unersetzlich und unbedingt sinnvoll. Den folgenden Text kannst du zur Auffrischung deines Wissens nach dem Kurs nutzen oder zur Überbrückung, bis du einen Kurs besuchen kannst. Vielleicht hilft es, dir beim Lesen nicht dein eigenes Kind, das in Not gerät, vorzustellen, sondern eine abstrakte Situation, in der dein Mutterherz nicht beteiligt ist.

Vorgehen bei einem Säuglingsnotfall:
Wie in allen Notfallsituationen, in die wir geraten können, ist das Wichtigste: Ruhe bewahren.
Außerdem sollte schon beim Verdacht eines Säuglingsnotfalles sofort ein Notruf abgesetzt werden. Am geschicktesten ist es, wenn du diese Aufgabe an eine weitere Person delegierst. Es ist wichtig mitzuteilen, dass es sich bei dem Patienten um einen Säugling handelt.
Wirklich lebensbedrohlich für einen Säugling sind die Atemnot und der Atem- und Herzstillstand. Diese können zum Beispiel durch Verschlucken eines Gegenstandes, einen Sturz oder ohne erkennbare Ursache eintreten. Erinnere dich: die Wahrscheinlichkeit ist sehr gering! Atme tief durch und lass die eventuell aufkommende Angst dich nicht überwältigen! Darum ist es wichtig, sich in diesem Bereich besonders sicher zu fühlen. Du wirst sehen, es ist gar nicht schwer und vor allem ist es ganz logisch! Also: Verstand ein und Mutterherz aus. Es geht nicht um dein Kind, sondern um ein Kind.

Atemkontrolle:
In welcher Situation und mit welchem Hintergrund auch immer du einen leblosen Säugling vorfindest: Kontrolliere zunächst seine Atmung!
Dazu legst du *den Säugling in Rückenlage auf eine feste Unterlage.* Am besten eignet sich ein Tisch oder Ähnliches oder der Boden.
Du bringst den *Kopf des Säuglings in eine neutrale Haltung* (nicht wie bei Erwachsenen in eine überstreckte). Dazu legst du die Finger der einen Hand auf die Stirn und schiebst damit das Köpfchen etwas nach hinten. Die Finger der anderen Hand legst du auf den knöchernen Teil des Kinns und schiebst es sanft nach oben. Mit diesem Griff öffnest du die Atemwege. Nun hältst du *dein Ohr über den Mund und die Nase des Säuglings mit dem Blick Richtung Brustkorb.*
Schau hin: Senkt und hebt sich der Brustkorb? *Horch hin:* Hörst du das Geräusch vom Ein- und Ausatmen? *Spüre hin:* Spürst du den Atem an deiner Wange?
JA, es atmet, aber reagiert nicht auf Reize (wie etwa einen angemessenen Schmerzreiz), ist also bewusstlos: Lasse es auf dem Rücken mit leicht gestrecktem Kopf liegen. Überprüfe pausenlos (!) die Atmung, bis der Rettungsdienst eintrifft.
NEIN, es atmet nicht, oder du hast auch nur einen leisen Zweifel, dass es normal atmet: *Beginne sofort mit der Atemspende!*

Atemspende:
Wenn das Kind nicht selbstständig atmet und dadurch seine Lunge mit Luft füllt, musst du dies tun.
Dazu hältst du das Köpfchen wie schon zur Atemkontrolle in der *neutralen, leicht überstreckten Position und legst deinen Mund über Nase und Mund des Säuglings. Nun bläst du sanft und kontinuierlich über eine Sekunde Luft hinein.* Bitte bedenke dabei, dass die Lunge eines so kleinen Kindes sehr viel weniger Luft fassen kann als deine eigene. Bei den Kleinsten reicht „ein Mund voll Luft" aus, mehr würde nicht helfen. Beachte dabei, dass der Brustkorb sich hebt, während du die Atemspende gibst, und er sich danach wieder senkt. Sollte dies nicht der Fall sein, musst du die Lage des Kopfes kontrollieren (ist sie neutral?). *Sind noch immer keine eigenen Atembewegungen des Kindes zu erkennen, musst du die Atemspende sofort wiederholen.*
Hebt und senkt sich der Brustkorb bereits beim ersten Mal, hole nach jeder Atemspende selbst Luft, und wiederhole die Atemspende fünf Mal. *Wenn noch immer keine Lebenszeichen (Bewegung oder Atmung) zu erkennen sind, beginne sofort mit der Herz-Lungen-Wiederbelebung, da möglicherweise ein Herzstillstand vorliegt.*

Herz-Lungen-Wiederbelebung:
Die Herz-Lungen-Wiederbelebung besteht aus *Herzdruckmassagen und Atemspenden,* damit das in der Lunge mit Sauerstoff angereicherte Blut im Körper zirkuliert.
Mache den Oberkörper des Säuglings frei und lege beide Daumen auf die Brustwarzen. Führe sie auf einer gedachten Linie zwischen den Brustwarzen zusammen, bis sie nebeneinanderliegen. An dieser Stelle drückst du so weit es geht nach unten und entlastest den Druck daraufhin wieder komplett. Lasse deine Daumen an Ort und Stelle. Deine Finger kannst du unter den Rücken bringen.
Wiederhole dies in einem Rhythmus von 120-mal in der Minute (zu deiner Orientierung: etwa zweimal pro Sekunde) fünfzehn Mal. Daran schließe zwei Atemspenden an. Sei hierbei aufmerksam, ob die Beatmung effektiv ist. Mache direkt anschließend mit der Herzdruckmassage weiter in dem Takt 15:2. Zähle zu deiner Orientierung laut mit.

15 Herzdruckmassagen und 2 Atemspenden:
Führe diese Reanimation durch, bis der Rettungsdienst eintrifft oder das Kind schreit und sich wehrt. Es sind keinerlei Kontrollen zwischendurch notwendig.
Noch einmal zusammengefasst: Ganz egal, was der eigentliche Notfall ist (zum Beispiel Unfall, Atemnot bei Verschlucken, ein im Gesicht blau angelaufenes Kind), setze sofort einen Notruf ab. Überprüfe, ob der Säugling atmet. Wenn er dies nicht tut, musst du ihm Atem spenden, denn sonst droht ein Sauerstoffmangel. Wenn das Kind daraufhin keine Lebenszeichen (Atmung oder Bewegung) zeigt, solltest du von einem Herzstillstand ausgehen. Der Sauerstoff, den du über die Atemspende in das Kind bringst, wird in diesem Fall nicht zu den Organen transportiert, wo es benötigt wird. Denn diese Aufgabe übernimmt sonst das Herz. Da dies aber überlebensnotwendig ist, musst du dies durch die Herzdruckmassage übernehmen. Sollte sich das Kind unter dieser Maßnahme wehren, kannst du die Herzdruckmassage einstellen. Ist dies nicht der Fall, mache weiter, bis Hilfe eintrifft.

Lebloser Säugling > Notruf (delegieren) > Atmung überprüfen > keine Atmung > Atemspende 5 Mal > keine eigene Atmung oder Bewegung> Herzmassage 15 Mal > Atemspende 2 Mal > weiter im Rhythmus 15/2: bis Hilfe eintrifft.

Und auch hier noch einmal: Die Wahrscheinlichkeit, dass du dieses Wissen anwenden werden musst, ist sehr gering. Doch solltest du in solch eine Situation kommen, wirst du dankbar sein zu wissen, was zu tun ist. Besuche so bald wie möglich einen Erste-Hilfe-Kurs für Säuglinge und Kinder. Dieser kurze Text hier soll dich an das, was du gelernt hast, erinnern. Es ist an dieser Stelle sehr kurz zusammengefasst und soll dich im Zweifelsfall darin bestärken, einfach loszulegen. Es ist sicher besser, es einfach zu tun, als aus der Angst heraus, es nicht perfekt zu können oder zu wissen, nichts zu tun. Speichere das Wissen also nun ab, aber erlaube den hierdurch möglicherweise entstehenden Ängsten nicht, sich in dir breitzumachen.

29. *Wissen über das Stillen*

Stillen ist so viel mehr als die gesündeste
Ernährungsform.
Es ist Liebe.
Geborgenheit.
Sicherheit.
Ein Segen. Und manchmal eine Last.
Immer wertvoll, jeder Tropfen.
So, so wertvoll.

Stillen kann eine Herausforderung sein, besonders am Anfang euer wundervollen Beziehung. Denn auch wenn das Stillen ein natürlicher Prozess ist, oft gelingt es nicht, ohne Hürden zu nehmen, zu wachsen und zu lernen. Stillen muss sowohl von dir als Mutter als auch von deinem Kind gelernt und geübt werden, auch wenn ihr die Voraussetzungen dazu mitbringt. Auch wenn ihr schon gut eingeübt seid, können immer einmal wieder Hürden auftauchen.
Das ist völlig normal. Ganz in Ordnung.
Du tust gut daran, dich den Herausforderungen zu stellen und zu wachsen. Wenn es nicht von Anfang an gelingt, darfst du zweifeln, schimpfen und fluchen. Doch es lohnt sich zu kämpfen! Der Gewinn durch das Stillen ist unermesslich, nicht nur auf der körperlichen Ebene.

Du sollst nicht alleine kämpfen müssen. Du verdienst Unterstützung und Beistand. Alles, was dich in deiner Aufgabe unterstützt, ist willkommen. Und es sollte nicht daran gespart werden, dir all das zukommen zu lassen, was es braucht. Bitte suche dir die Unterstützung einer Hebamme oder Stillberaterin. Warte nicht, bis du ganz entmutigt bist.
Insbesondere in Situationen oder Stunden, die dich herausfordern: Es wird besser! Stillen und die damit verbundenen Hürden sind ein Prozess. Vertraue darauf, dass die Situation sich verändern wird. Mit hoher Wahrscheinlichkeit wirst du schon bald die Vorteile und die schönen Momente des Stillens genießen können.

Durch theoretisches Wissen, das du dir aneignest, legst du eine gute Grundlage für eure Stillbeziehung. Es kann dich vor Verunsicherungen schützen und dich auf deinem Weg stärken. Ich möchte dir gerne die wichtigsten Kenntnisse vermitteln. Hier folgt nun eine Liste, in der ich versuche, dir das wichtigste Wissen kurz und knackig zu vermitteln.

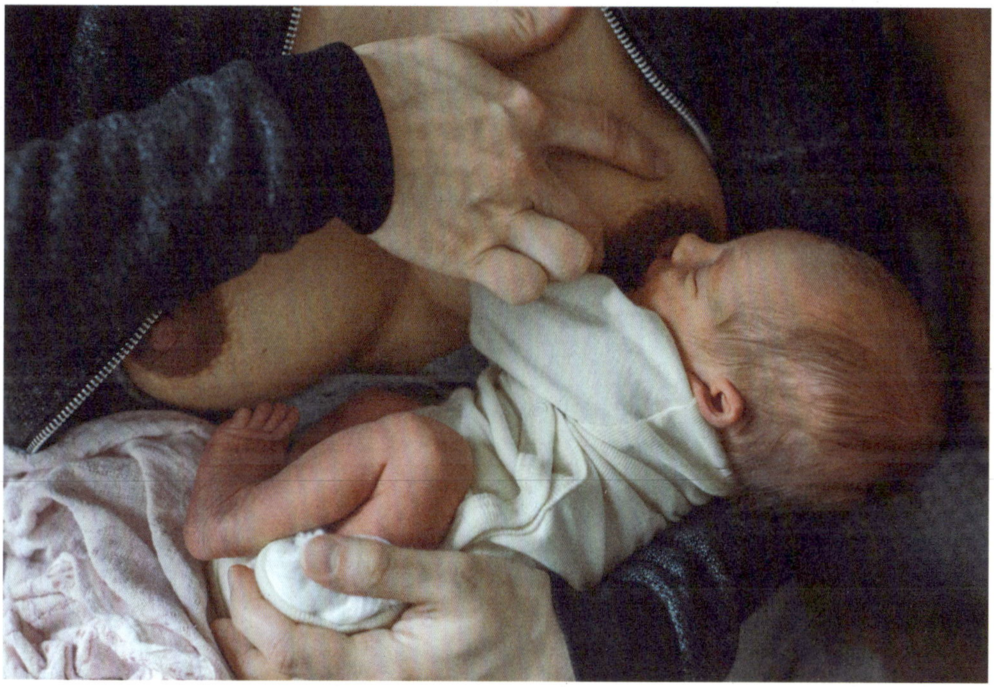

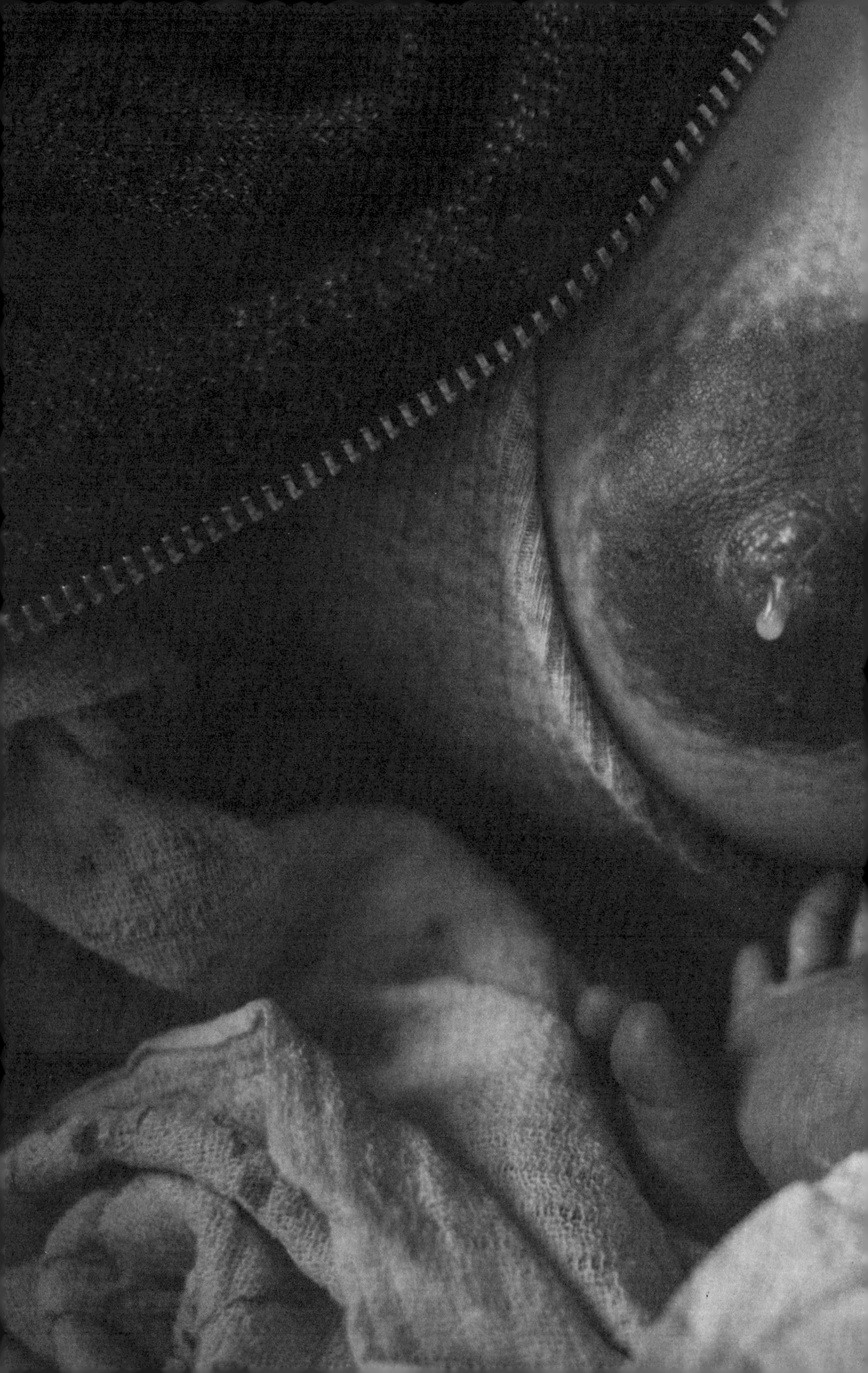

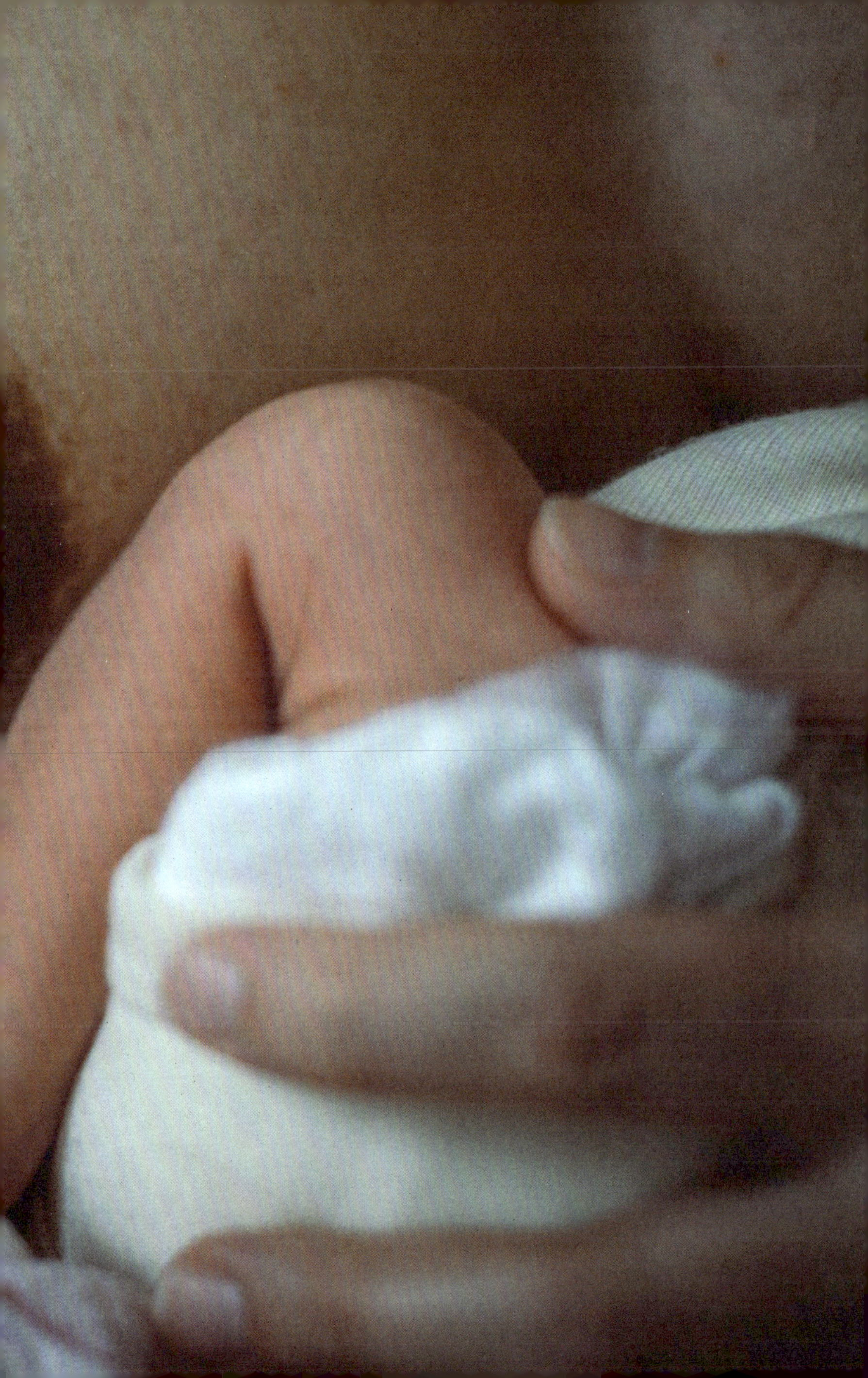

Es ist das Basiswissen, welches ich jeder Schwangeren gerne mitgeben möchte. Zu allen Punkten kannst du dir weiteres Wissen aneignen – spätestens, wenn es dich betrifft oder es für dich aktuell ist.

Gleich nach der Geburt ist das Stillen sehr wichtig. Idealerweise stillst du dein Kind in der ersten Stunde nach der Geburt zum ersten Mal. Natürlich sind in dieser ersten Zeit noch keine Unmengen von Milch vorhanden. Ein Glück, denn dein Kind könnte damit zunächst gar nichts anfangen. Insbesondere in den Tagen vor dem Milcheinschuss geht es beim Stillen um mehr als nur die reine Befüllung des Magens. Je häufiger und länger dein Kind in dieser Zeit gestillt wird, desto besser! 8 bis 12 Mal in 24 Stunden zu stillen, ist völlig normal und gut (siehe Text 30, Gewichtsentwicklung deines Kindes).

Stillen funktioniert über das Nachfrage-Angebot-System. Das bedeutet, dass dein Körper desto mehr Muttermilch produziert, je mehr dein Kind an der Brust saugt. Andersherum: Wenn dein Kind nicht oder nur wenig saugt, wird keine Milch produziert. Dein Körper und dein Kind arbeiten clever zusammen. Darauf kannst du vertrauen.

Das A und O beim Stillen ist das korrekte Anlegen deines Kindes. Dazu müssen folgende Kriterien immer erfüllt sein:

- Dein Kind liegt mit seinem Köpfchen in einer neutralen Haltung vor deiner Brust. Das heißt, dass es den Hals weder streckt noch das Köpfchen extrem zur Brust beugt. Der Kopf ist gerade ausgerichtet, sodass er weder nach rechts noch nach links gedreht ist. Das Kind muss in seiner eigenen Achse gerade ausgerichtet sein: Ohr, Hüfte und Schulter bilden dabei eine gerade Linie. Die Brustwarze sollte auf Höhe der Nasenspitze liegen, nicht auf Höhe des Mundes. Dies hilft dem Kind, die Brust möglichst gut zu fassen.

- Bevor dein Kind die Brustwarze in den Mund nimmt, muss es den Mund weit aufmachen. In dem Moment ziehst du dein Kind sanft, aber entschieden zur Brust.

- Es muss die ganze Brustwarze und mindestens einen großen Teil des Brustwarzenvorhofes im Mund haben. Es gilt: je mehr, desto besser! Die häufigste Ursache von schmerzenden Brustwarzen ist, dass das

Baby nicht genug Brust im Mund hat. Du kannst dabei unterstützend die Brust mit den Fingern so formen, dass es sie gut greifen kann.

- Die Lippen deines Kindes müssen nach außen gestülpt sein – wie ein Kussmund.

- Die Zunge liegt unter der Brustwarze.

- Das Kinn und die Nase berühren die Brust. Wenn du dir Sorgen machst, ob dein Kind genug Luft bekommt, wenn die Nase die Brust berührt, kannst du ganz beruhigt sein: 1. Lausche! Du wirst hören, wie dein Kind ein- und ausatmet. Die „stupsige" Form der Nase, die alle Babys mehr oder weniger haben, ist hier der Schlüssel zur Lösung: Die Luft strömt an der Seite der Nase ein. 2. Dein Kind würde die Brustwarze (auch bei größtem Durst!) loslassen, um über den Mund zu atmen. Das ist ein Schutzmechanismus, auf den du dich verlassen kannst.

- Zum Abdocken (wenn du dein Kind von der Brust abnehmen möchtest, bevor es selbst die Brust loslässt) musst du zunächst vorsichtig deinen kleinen Finger zwischen der Brustwarze und den Lippen deines Kindes in seinen Mund schieben. Damit löst du das Vakuum.

In welcher Position du anlegst, ist nicht so relevant wie die Frage, ob du und dein Kind es bequem habt. Ganz egal, ob du liegend, halb liegend oder sitzend stillst: Du solltest es so bequem haben, dass du dich körperlich entspannen kannst. Auch dein Kind sollte es bequem haben. Dazu ist es wichtig, dass möglichst sein ganzer Körper an deinen angeschmiegt ist und es sich sicher gehalten fühlt. Am einfachsten und besten geht dies in einer halb liegenden Stillposition. Du richtest deinen Oberkörper im Liegen etwas auf, etwa indem du dir Kissen unter den Rücken, die Schultern und den Kopf legst. Dann nimmst du dein Kind auf deinen Bauch, sodass ihr Bauch auf Bauch liegt, und legst es in dieser Position an.

Jedes Kind nimmt nach der Geburt ab. Es ist völlig normal, dass dein Kind in den ersten Tagen bis zu 7 Prozent seines Körpergewichtes verliert. Eine Gewichtszunahme ist erst nach dem Milcheinschuss zu erwarten. Das Geburtsgewicht wird nach 10–14 Tagen wieder erreicht. Eine Gewichtsabnahme von mehr als 7 Prozent sollte zuallererst dazu

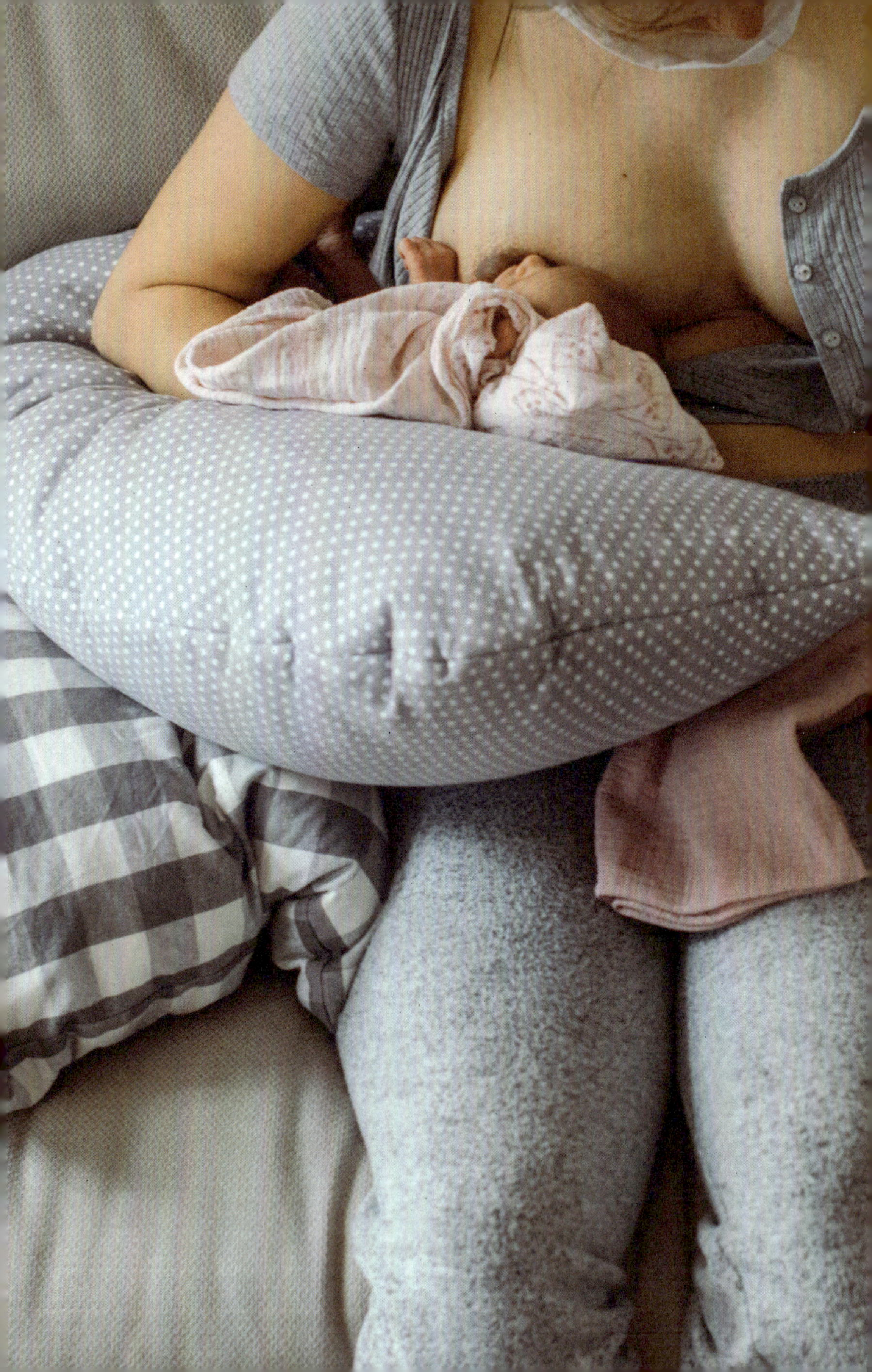

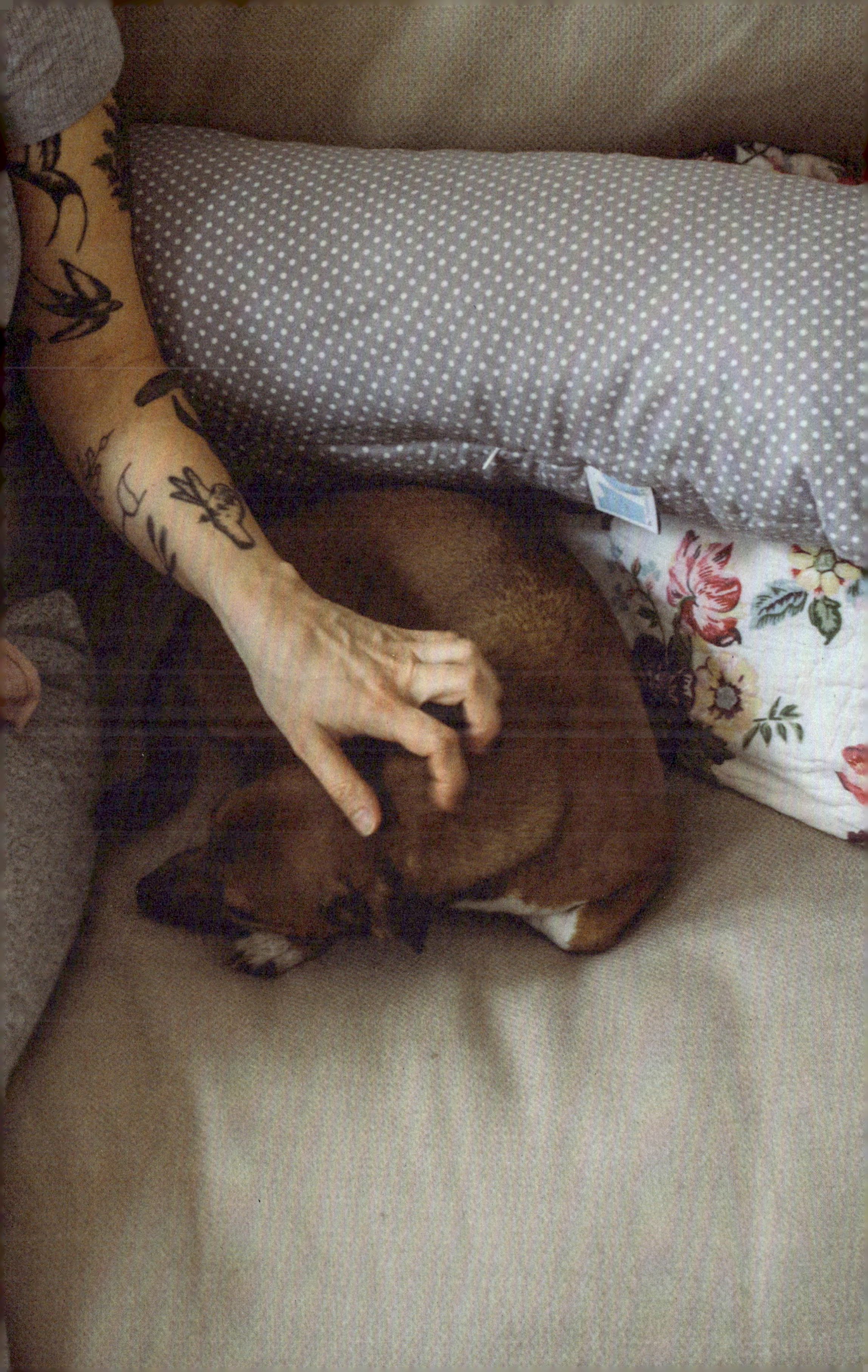

führen, dass dein Kind häufiger und länger angelegt wird. Eine Fachfrau sollte euch dann beim Anlegen helfen und mit dir zusammen schauen, ob es Verbesserungsmöglichkeiten gibt. Das Zufüttern einer anderen Flüssigkeit kann bei einem gesunden Kind bei einer Abnahme von über 10 Prozent in Erwägung gezogen werden, sollte aber erst dann umgesetzt werden, wenn alle anderen Maßnahmen nicht erfolgreich waren (siehe Text 30, Gewichtsentwicklung deines Kindes).

Stillen ist ein komplexes Zusammenspiel von Mutter und Kind und wird durch Hormone gesteuert. Jede Handlung, die in dieses System eingreift (wie etwa Zufüttern anderer Flüssigkeiten, das Entleeren der Brust mit der Pumpe oder die Benutzung eines Schnullers), sollte gut durchdacht und abgewogen werden. Es sollten immer erst Maßnahmen ergriffen werden, die das System nicht stören (siehe Text 31, Stillschwierigkeiten und der Umgang damit).

Wann, wie oft und wie lange du dein Kind stillst, wird dir dein Kind zeigen: immer dann, wenn es das Bedürfnis danach hat. Nach Bedarf zu stillen, bedeutet, dein Kind immer dann anzulegen, wenn es Hungerzeichen zeigt (es bewegt Arme, Hände, Beine und Füße, dreht den Kopf von einer Seite zur anderen, macht Hand-zu-Mund-Bewegungen, saugt an den eigenen Fingern, öffnet den Mund, schiebt die Zunge hinaus, macht Laute oder schmatzt). Dabei ist es egal, wann es zum letzten Mal gestillt wurde. Es gibt keine Mindestzeit, die zwischen zwei Stillmahlzeiten vergangen sein muss. Es gibt kein „zu oft Stillen".

Das Aussehen und die Beschaffenheit deiner Brust lassen keinen zuverlässigen Rückschluss über die vorhandene Menge an Milch zu. Schon in den ersten Schwangerschaftswochen bereitet sich dein Körper darauf vor, bald ein Kind zu stillen. Die Brust verändert sich. Dein Körper stellt nicht infrage, ob du stillen wirst oder nicht. Er geht davon aus, dass du es tun wirst. Vielleicht erinnerst du dich an das Spannungsgefühl der Brüste und die Berührungsempfindlichkeit in dieser Zeit? Bei der Geburt deines Kindes ist die Brust also schon auf die Stillzeit vorbereitet und hat sogar schon mit der Milchproduktion begonnen. Noch sind die Brüste wahrscheinlich weich und nichts spannt. Mit dem Milcheinschuss um den dritten bis fünften Tag herum werden die Brüste oft sehr prall. Nach wenigen Tagen geht dies ein wenig zurück, doch oft bleiben die Brüste in den ersten Wochen noch eher prall. So kannst du gut tasten, welche Brust gerade entleert wurde und welche noch nicht. Nach einigen Wochen entspannen sich die Brüste. Dann werden sie eher wieder weich, und du kannst nicht mehr so gut oder gar nicht mehr tasten, wie die Brüste gefüllt sind. Manche Frauen erschrecken darüber, weil sie vermuten, dass die Milch zurückgeht und das Kind nicht mehr satt wird. Dem ist nicht so! Auch eine ganz weiche und kleine Brust kann viel Milch produzieren. Wenn du also nach ein paar Wochen merkst, dass deine Brust sich verändert und sich nicht mehr „so voll" anfühlt: Nimm es als Geschenk an. Denn es ist eine Entlastung für dich und zeigt dir, dass das Stillen sich nun gut eingependelt hat.

Wie viel dein Kind während einer Stillmahlzeit trinkt, kann weder an der Brust selbst noch mit einer Waage herausgefunden werden. Diese Information steht uns nicht zur Verfügung. Selbst dann nicht, wenn wir das Kind vor dem Stillen und danach wiegen, wie es früher oft gemacht wurde. Hiervon ist dringend abzuraten. Denn wir brauchen diese Information nicht. Die für dich relevanten Informationen erhältst du von deinem Kind, indem du es genau beobachtest und es kennenlernst. Ob es Milch bekommt, hörst und siehst du am Schlucken deines Kindes. Saugt es ordentlich und schluckt es mehrmals, kannst du dir sicher sein, dass Milch fließt. Ist es nach dem Stillen und zwischen den Stillmahlzeiten oft zufrieden, scheidet es gut aus (es hat mehrere nasse Windeln pro Tag) und nimmt kontinuierlich (wenn auch langsam) an Gewicht zu, kannst du sicher sein, dass es genug Milch bekommt (siehe Text 28, Gesundheit deines Babys).

Alle Stillprobleme sollten dazu führen, dass du dich mit deinem Kind zurückziehst und dir Zeit nimmst, um dem Stillen eine extragroße Portion Aufmerksamkeit zu schenken. Ganz gleich, ob du wunde Brustwarzen hast, zu viel Milch, ein schläfriges Baby oder zu wenig Milch: Kuschelt euch nackig ins Bett. Stillen ist ein ganz genau aufeinander abgestimmtes Zusammenspiel zwischen dir und deinem Kind. Die Hormone in deinem Körper sind maßgeblich für die Stillvorgänge verantwortlich. Sie müssen sich insbesondere in der ersten Zeit einpendeln und sind sehr störanfällig. Was sie am meisten durcheinanderbringen kann und was dann meist mit Schwierigkeiten verbunden ist, sind Stress und Angst. Und damit sind nicht nur die ganz großen Stressfaktoren und Ängste gemeint. Schon die Sorge, es nicht unter die Dusche zu schaffen, bevor der Besuch in der Tür steht, kann zu echten Problemen führen. Solltest du also auch nur eine Ahnung haben, dass eine Stillschwierigkeit euch ereilt, gehörst du mit deinem Kind ins Bett, und es sollte möglichst bald eine Hebamme oder Stillberaterin an deinem Bett Platz nehmen und dich unterstützen. Es gibt kein Problem, das zu unwichtig wäre, als dass es die Unterstützung einer Fachfrau verdient (siehe Text 31, Stillschwierigkeiten und der Umgang damit).

Wunde Brustwarzen müssen zuallererst durch eine veränderte und verbesserte Anlegetechnik behandelt werden. Fast immer werden Brustwarzen dadurch wund, dass das Anlegen noch nicht so klappt, wie es sein sollte. Es ist also deine Chance, noch einmal zu überprüfen, was du besser machen kannst und dich noch weiter darin zu üben. Bitte konsultiere unbedingt eine Fachfrau. Sie wird sich ansehen, wie ihr anlegt, und außerdem seltenere Gründe für wunde Brustwarzen (wie etwa ein zu kurzes Zungenbändchen oder eine Soorerkrankung) ausschließen (siehe Text 31, Stillschwierigkeiten und der Umgang damit).

Bei Schmerzen, Rötungen oder Verhärtungen in der Brust muss sofort gehandelt werden. Diese Symptome deuten auf einen Milchstau hin. Die Brust enthält mehrere Milchgänge, durch die die Milch beim Stillen fließt. Wenn es sich hier staut, können Komplikationen wie ein Milchstau entstehen. Zusätzlich tritt oft ein Krankheitsgefühl mit Glieder- und Kopfschmerzen, Mattheit, Schüttelfrost und Fieber auf. Ein Milchstau kann zu einer Brustentzündung führen, weshalb die Symptome eines Milchstaus ernst genommen und behandelt werden müssen. Der Stau kann nur dadurch gelöst werden, dass die Milch wieder fließt. Die wichtigste Maßnahme ist also, dein Kind die betroffene Brust gut leeren zu lassen, das bedeutet, dein Kind oft (circa alle zwei Stunden) und lange trinken zu lassen.
Unterstützend solltest du die Brust vor dem Stillen wärmen (dazu kannst du einen Waschlappen mit warmem Wasser auf die Brust legen) und die Stelle, die gerötet, überwärmt oder verhärtet ist, leicht mit einer entzündungshemmenden Salbe kreisend massieren, während dein Kind trinkt. Nach dem Stillen solltest du die Brust kühlen. Hierzu eignet sich eine in kaltes Wasser mit Retterspitz getränkte Mullwindel, die du um die Brust legst. Achte unbedingt darauf, dass nichts deine Brust eindrückt oder quetscht (enger BH oder Tragehilfe), und vor allem lege dich ins Bett und halte Bettruhe, bis alle Symptome abgeklungen sind.

Häufigste Ursache für einen Milchstau ist Stress. Überprüfe bitte genau, was dich entlasten kann, und konsultiere deine Hebamme oder Stillberaterin.

Stillen nach einer Kaiserschnittgeburt kann Abweichungen vom Verlauf mit sich bringen. So ist das Anlegen in der ersten Zeit erschwert durch die Schmerzen und Bewegungseinschränkung der Mutter, der Milcheinschuss kommt häufig etwas später, und Neugeborene können nach der Geburt etwas „schlapper" sein und zunächst nicht an die Brust wollen oder können. Eine anstrengende Geburt, Medikamente oder Infektionen können hierfür der Grund sein. So geschieht es, dass Säuglinge nach einem Kaiserschnitt zunächst mehr Gewicht verlieren. All diese Schwierigkeiten sind gut zu überwinden. Bitte suche dir sofort ausreichende Unterstützung durch das Krankenhauspersonal und deinen Partner. Am wichtigsten ist für den Anfang, dass die Milchproduktion in Gang gesetzt wird. Dazu musst du dein Kind so häufig wie möglich anlegen und gegebenenfalls auch deine Brust ausstreichen oder eine Pumpe in Anspruch nehmen. Ab der Geburt musst du die regelmäßige Stimulation und Entleerung der Brust im Blick haben. Natürlich ist auch nach einem Kaiserschnitt eine gute und problemlose Stillbeziehung möglich, auch wenn der Anfang etwas erschwert sein kann (siehe Text 6, Wochenbett nach einem Kaiserschnitt und Text 10, Das besondere Wochenbett).

30. Gewichtsentwicklung deines Kindes

Gewichtsentwicklung in den ersten Tagen

Oft entstehen in den ersten Lebenstagen viele Unsicherheiten durch die Gewichtsabnahme des Kindes. In den meisten Fällen ist das unbegründet. Mir scheint es, dass die Sorge, unsere Kinder könnten zu wenig Nahrung bekommen, tief in uns Eltern verwurzelt ist. Darum ist es mir sehr wichtig, dass du die Hintergründe zu diesem Thema gut verstehst. Es wird dich vor großen Sorgen und Verunsicherungen schützen. Ich versuche es zunächst einmal ganz knackig auf den Punkt zu bringen:
In den ersten Lebenstagen ist der Magen deines Babys winzig klein. Dort ist nur wenig Platz für einige Tropfen Muttermilch. Deine Brust stellt in den ersten Lebenstagen nur wenige Tropfen Muttermilch her. Diese Tropfen sind unendlich wertvoll. Sie sind hoch kalorisch und superreich an wichtigen Nährstoffen. Dein Kind muss in den ersten Tagen viele wichtige Körperfunktionen in Gang bringen, dadurch verliert es Energie. Durch diese Kombination aus wenig Platz im Magen, nur geringe Menge an Muttermilch und dem Verbrennen von Energie verliert das Kind an Körpergewicht. Dennoch ist dein Kind optimal versorgt. Die Abnahme zeigt keinen Mangel an, sondern dass alles in der Norm ist.
Noch einmal etwas ausführlicher (ich gehe hier von einer gesunden Mutter und einem gesunden Neugeborenen in den ersten Lebenstagen aus):

Ein Baby muss nach der Geburt an Gewicht abnehmen.
Ein Neugeborenes braucht viel Energie, um sich an die neuen Aufgaben anzupassen. Außerdem verliert es Flüssigkeit durch seine Ausscheidung. *Eine Gewichtsabnahme von bis zu 7 Prozent ist deswegen völlig NORMAL und UNBEDENKLICH.* Sollte das Gewicht um 8 Prozent oder mehr fallen, sollte die Situation als Ganzes betrachtet werden. Ist das Kind gesund, wie war die Geburt, wie waren die ersten Lebensstunden? Hat die Mutter während der Geburt viel Flüssigkeit über Infusionen erhalten? Möglicherweise hat das Kind von dieser Flüssigkeitsgabe eingelagert und das Geburtsgewicht ist hierdurch höher und sinkt durch die Ausschwämmung in den ersten Tagen deutlich mehr? Braucht das Kind eventuell einfach noch etwas Zeit oder ist ihm möglicherweise einfach zu kalt? Wenn Kinder sehr viel Energie brauchen, um ihre Körpertemperatur aufrechtzuerhalten, was der Fall ist, wenn es zu wenig Kleidung trägt oder gehüllt ist, verbraucht es die vorhandene Energie hierfür, und es bleibt nichts übrig, womit es zunehmen könnte. Letztlich stellt sich die Frage, ob mit dem zurückhaltenden Zufüttern begonnen werden und

ob eventuell schon Muttermilch abgepumpt und über eine Spritze gefüttert werden kann. Das Stillmanagement sollte überprüft werden und die Mutter eine gute Unterstützung durch eine Hebamme oder Stillberaterin einfordern.

In den ersten Lebenstagen wird nur sehr wenig Muttermilch produziert.
Schon in der Schwangerschaft hat die Laktation (Milchproduktion) begonnen. Die Brust bereitet sich auf die Stillzeit vor. Gleich nach der Geburt sind wenige Tropfen Muttermilch vorhanden. Diese Tropfen sind völlig ausreichend. Das Kind könnte gar keine größeren Mengen aufnehmen und braucht auch nicht mehr als diese paar Tropfen. Nach dem Milcheinschuss (am 3.–5. Lebenstag) steigt die Menge an Muttermilch deutlich an.

Ein Baby braucht KEINE zusätzliche Nahrung zu den wenigen Tropfen Muttermilch, um satt zu werden.
Die Muttermilch ist zu jeder Zeit – also sowohl direkt nach der Geburt als auch in den Wochen und Monaten danach – in der Menge und in der Zusammensetzung optimal an die Bedürfnisse des Kindes angepasst. So sind auch die ersten Tropfen in der Zusammensetzung so abgestimmt, dass sie genau das enthalten, was das Baby braucht.
Das Kind sollte insbesondere in den ersten Tagen so viel und so oft an der Brust trinken dürfen, wie es möchte. Sollte es längere Schlafphasen haben, ist es sinnvoll, es zwischendurch zu wecken und zu stillen. Die richtige Anlegetechnik ist dabei die Grundlage. Jede Mutter sollte dabei professionelle Unterstützung erhalten.

Voreiliges Zufüttern kann weitreichende Probleme hervorrufen.
Das Neugeborene wird ausreichend mit Muttermilch versorgt. Es ist das Gesündeste, was es bekommen kann. Jegliche Gabe von anderer Flüssigkeit beeinflusst die Darmflora negativ. Da das Kind in seinem kleinen Magen gar nicht mehr Platz für mehr Flüssigkeit hat, kommt es beim frühen Zufüttern häufig zu Erbrechen. Durch die Zugabe von anderen Flüssigkeiten kann das komplexe System des Stillens durcheinandergebracht werden. Das System des Stillens reguliert sich über das Nachfrage-Angebot-System. Dieses wird nachhaltig gestört, wenn die Nachfrage durch andere Flüssigkeit erfüllt wird – das Angebot passt sich auf Dauer daran an.

Wenn eine Zufütterung aus medizinischer Sicht, also bei einem kranken Kind, einer erkrankten Mutter oder einer Gewichtsabnahme von über 10 Prozent, nötig ist, sind diese Nebenaspekte guten Gewissens in Kauf zu nehmen. Eine voreilige und überflüssige Zufütterung in den ersten Lebenstagen sollte jedoch vermieden werden.

Wird also in den ersten Tagen an dich herangetragen, dass dein Kind zusätzlich zu deiner Muttermilch eine Zufütterung braucht, hinterfrage dies kritisch:

- Hast du die Begründung verstanden? (Wenn nicht, frage noch einmal nach, und gib dich nicht zufrieden, bis du es verstanden hast. Es geht hier um dein Kind und euer Stillen!)
- Ergibt die Begründung (unter Berücksichtigung der oben dargestellten Fakten) Sinn?
- Fühlt es sich richtig an?
- Solltest du dich nicht gut beraten fühlen oder Zweifel an der Begründung haben, nimm dir die Freiheit, dir in Ruhe Gedanken zu machen und eine andere Person zurate zu ziehen. Dein Kind wird nicht innerhalb von Minuten verdursten. Lass dich nicht stressen!

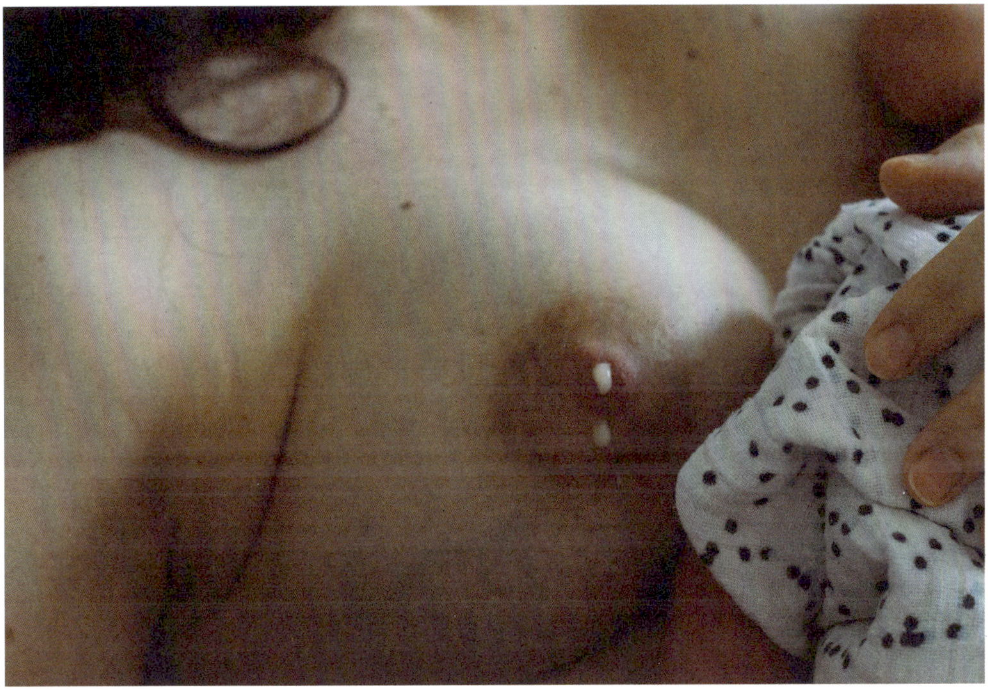

31. *Stillschwierigkeiten und der Umgang damit*

Manch eine Stillbeziehung läuft von Anfang an reibungslos, ohne jegliche Probleme und ohne den Bedarf an Unterstützung. Das ist wunderbar, und wenn es bei dir so ist, freue ich mich sehr mit dir und deinem Kind. Wenn es bei dir jedoch anders ist und du mit Stillschwierigkeiten oder Unsicherheiten zu kämpfen hast, dann möchte ich dir die folgenden Zeilen widmen. Du wirst merken, es ist mir eine Herzensangelegenheit, dir in dieser Situation Worte zukommen zu lassen, die dich stärken und vielleicht ein Stück tragen. Oft habe ich erlebt, dass Frauen, die alleine mit solchen Anliegen zurechtkommen mussten, aufgaben. Manchmal sieht es rückblickend so aus, dass die Probleme durchaus in den Griff zu bekommen gewesen wären. Wenn ihnen jemand Mut gemacht hätte und helfend zur Seite gestanden hätte.

Stillschwierigkeiten

Es gibt unterschiedliche Stillschwierigkeiten, die jeweils verschiedene Ursachen und auch Behandlungs- und Therapiemöglichkeiten haben. Wunde Brustwarzen, weniger Muttermilch als benötigt oder so viel Milch, dass das Baby damit völlig überfordert ist, sind einige der häufigsten Schwierigkeiten. Was fast jede Stillschwierigkeit mit sich bringt, sind Angst und Sorgen. Nicht nur bei dir als Mutter, sondern auch bei deinem Partner und eurem Umfeld. Bei manchen Müttern mischen sich dann auch noch Versagensängste, Schuldgefühle oder Scham mit ein.

Wenn du in Stillschwierigkeiten steckst, möchte ich dich zunächst einmal in den Arm nehmen. Ich kenne die Last, die du gerade trägst. Oft entsteht diese Situation in den ersten Tagen und Wochen nach der Geburt, in der emotional sowieso alles ein bisschen viel und ganz schön durcheinander ist. Und dann auch noch das! Vielleicht hast du dich bis jetzt tapfer durchgebissen und Stärke gezeigt. Dann ist spätestens jetzt der richtige Zeitpunkt, um loszulassen. Lass deine Tränen laufen, lass alles los. Für diesen einen Moment, den du jetzt hast, um meine Zeilen zu lesen, lass alles heraus.

Stillschwierigkeiten gehen uns aus verschiedenen Gründen so nah. Einerseits geht es um *unseren* Körper, mit dem vermeintlich etwas „nicht

stimmt“ (was natürlich nicht so ist!). Andererseits geht es um das Wohl unseres Kindes, das in Gefahr sein könnte (weil es nicht genug Nahrung bekommen könnte), was wiederum unser inneres Alarmsystem schrillen lässt.
Um das vorwegzunehmen: Keine Frau hat Schuld daran, wenn sie nicht (ohne Schwierigkeiten oder voll) stillen kann. Auch du nicht. Ganz sicher nicht. Ja, es gibt sie, die Frauen, die ohne Schwierigkeiten und mit Leichtigkeit stillen können. Und es gibt Menschen, die Marathon laufen. Die zum Mond fliegen oder sich mit dem großen Zeh am Ohr kratzen können. Und es gibt die, die dies nicht tun können. Wir sind verschieden und haben unterschiedliche Möglichkeiten. Das hängt nicht nur von den körperlichen Voraussetzungen, sondern noch von vielen anderen Faktoren ab. Doch wir sind nicht weniger wertvoll, wenn wir eben keinen Marathon laufen oder nicht zum Mond fliegen können. Genauso bist du nicht weniger wertvoll oder gut, wenn du mit Stillschwierigkeiten zu kämpfen hast.

Ganz gleich, worin die Stillschwierigkeiten bestehen: Als erste Hilfsmaßnahme solltest du dich mit deinem Baby zurückziehen und dich mit ihm bestenfalls nackt ins Bett kuscheln. Am besten beauftragst du deinen Partner oder eine andere vertraute Person, dir den Rücken frei zuhalten und Unterstützung für dich zu suchen. Ruf bitte umgehend deine Hebamme und in Absprache mit ihr vielleicht auch eine Stillberaterin an. Mache deutlich, dass du zeitnah Unterstützung brauchst. (Falls du dich jetzt fragst, ob du die wirklich brauchst – du brauchst sie. Vertrau mir!) Stillschwierigkeiten, die gleich am Anfang am Schopfe gepackt werden, können oft leichter gelöst werden. Und dir steht Unterstützung zu. Stillen ist nicht deine alleinige Angelegenheit. Es ist ebenso zum Wohl deines Kindes und das musst du nicht alleine schaffen!
Viele Stillprobleme können von einer Fachfrau mit der richtigen Diagnose und Behandlung schnell in den Griff bekommen werden. Das wird dir als Mutter allein wahrscheinlich nicht so gut gelingen. Deswegen ist die Unterstützung an dieser Stelle ausgesprochen notwendig und sinnvoll. Bitte spare nicht an Kosten und Mühen, um diese Unterstützung zu bekommen!
Ich werde dir deswegen hier auch keine genauen Behandlungsvorschläge und Therapien vorstellen, sondern etwas Allgemeines darüber schreiben, welche Möglichkeiten es gibt und was du dazu wissen solltest. Es ersetzt jedoch nicht die Fachfrau an deiner Seite.

Manche Stillschwierigkeiten bedürfen einer Reihe von Maßnahmen. Das kann das Massieren, Kühlen und Wärmen der Brust, das Eincremen der Brust oder der Brustwarzen, das Abpumpen von Muttermilch, die Gabe von Muttermilch oder zusätzlicher Nahrung über das Fläschchen oder eine alternative Füttermethode sein. Die Fachfrau an deiner Seite wird dir alles erklären. Doch du sollst wissen, dass es sich lohnt. Oft ist dieses ganze Prozedere eine 24-Stunden-Aufgabe. Alles wiederholt sich in einer Endlosschleife (Brust wärmen / massieren / stillen / kühlen / wärmen / massieren / stillen / kühlen ...) und du bist vielleicht gefühlt nur noch mit deinem Busen und dem Stillen beschäftigt. Halte durch! Diese Phase geht vorbei. Sie muss vorbeigehen, weil das ja kein Mensch auf Dauer aushalten würde. Für eine Weile aber wirst du es aushalten und du wirst es meistern. Gib nicht auf, bevor der richtige Zeitpunkt ist, um aufzugeben. Solange du kannst: kämpfe. Du wirst erst währenddessen merken, was du für Kräfte hast. Wahrscheinlich warst du dir nicht bewusst, wie weit du gehen kannst! Und solange da noch Kraft und Hoffnung sind, kämpfe. Wenn du spürst, dass du an einem Punkt angekommen bist, an dem nichts mehr geht, sprich es aus. Hole dir Menschen als Unterstützung, und überlegt gemeinsam, ob ihr noch auf der Route bleibt, ob ihr sie ändert oder ob ihr euer bisheriges Ziel aufgebt und euch neu orientiert. Aufgeben ist immer eine Option und bedeutet nicht zu versagen. Es bedeutet, dass man frei wird für neue Ziele und Kämpfe.

Apropos Ziele. Gerade bei Stillschwierigkeiten solltest du dich fragen, was denn eigentlich dein Ziel ist. Und damit ist ein ganz konkretes Ziel gemeint, für das du auch bereit bist zu kämpfen. Gelegentlich habe ich auf die Frage: „Was möchtest du denn eigentlich?“ die Antwort bekommen: „Naja, wenn es klappt, wäre voll Stillen schön.“ Das ist in etwa so, wie wenn jemand nach einer längeren Krankheit sagt: „Naja, wenn es klappt, wäre es schön, einen Marathon zu laufen.“ Die Wahrscheinlichkeit, dass es klappt, ist bei dieser Einstellung („es wäre schön, wenn ...“) eher gering. Denn für beide Ziele muss man etwas tun, um sie zu erreichen. Von alleine klappt es meistens nicht. In beiden Fällen wäre es hilfreich zu sagen: „Ich möchte unbedingt voll stillen/einen Marathon laufen!“ Es ist wichtig, das Ziel zu kennen, damit man die Maßnahmen daran anpassen und seine Kräfte darauf konzentrieren kann. Mit einem Ziel vor Augen lässt es sich viel leichter kämpfen.

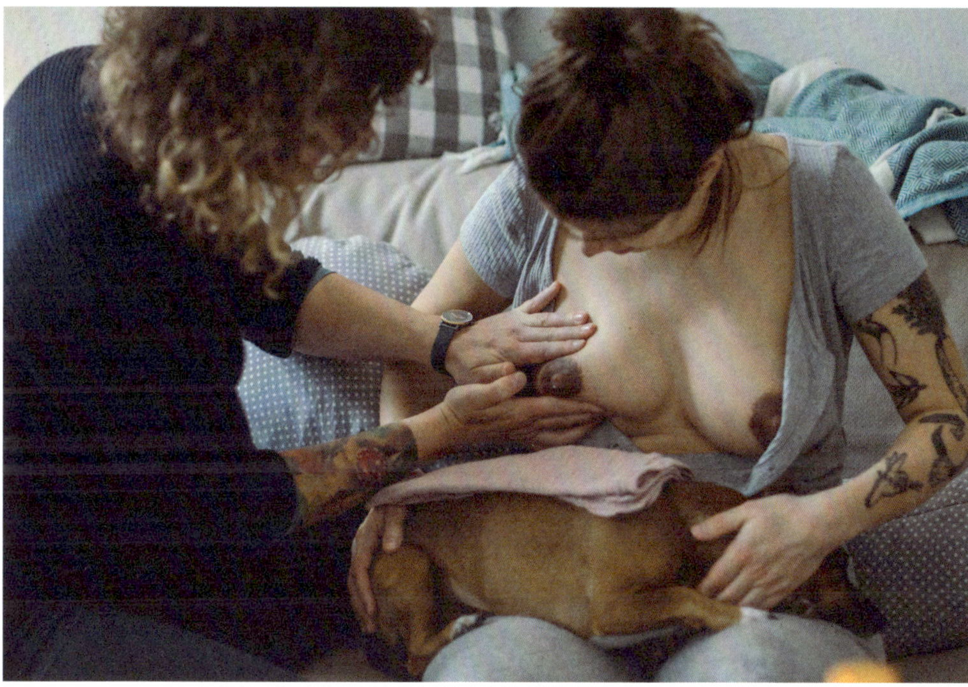

Was dein Ziel ist, bestimmst du selbst. Und du bestimmst auch, wann du es änderst oder aufgibst. Nur solltest du dir wirklich ein Ziel setzen. Es wird dir Kraft geben und für Klarheit sorgen. Fokussiere es und verliere es nicht aus den Gedanken.

Muttermilch abpumpen

In manchen Situationen ergibt es aus medizinischer Sicht Sinn, eine (elektrische) Milchpumpe zu benutzen. Das könnten zum Beispiel in Absprache mit der Hebamme oder einer Stillberaterin folgende Situationen sein: Die Milchmenge soll erhöht werden, das Baby kann die Brust nicht selbst leeren (beispielsweise bei räumlicher Trennung von Mutter und Kind), oder das Stillen ist an sich keine Option.
Der Einsatz der Pumpe muss immer gut abgewogen werden, da er einen Eingriff in das Nachfrage-Angebot-System darstellt und neben seinem Nutzen auch „Nebenwirkungen" haben kann. Insbesondere in den ersten Tagen und Wochen empfehle ich, das Pumpen auf Vorrat, also ohne dringenden Grund, tatsächlich nur dann zu versuchen, wenn das Stillen sich vollkommen eingespielt hat. Muttermilch abzupumpen, um auch jemand anderen zu befähigen, den Hunger deines Kindes zu stillen, kann eine Möglichkeit sein, wenn ihr richtig gut beim Stillen angekommen seid. Vorher birgt dieses Vorhaben zu viel Irritationspotenzial. Im Folgenden geht es also primär um die Situation, in der das Pumpen einen medizinischen Grund hat.

Das Entleeren der Brust mit einer Pumpe ist trotz inzwischen sehr gut entwickelter Pumpen etwas gänzlich anderes, als ein Kind zu stillen, und ist nicht damit zu vergleichen. *Das Pumpen fühlt sich für die Frau anders an und es entleert die Brust anders als ein Säugling.* Säuglinge haben eine sehr ausgefeilte Technik, um die Brust zu entleeren, die technisch nicht nachzuahmen ist. Dies solltest du wissen und im Kopf behalten, um dich vor Verunsicherungen zu schützen. Eine Pumpleistung ist nicht mit der Saugleistung deines Kindes zu vergleichen. Die Menge, die du abpumpst, ist nicht mit der Menge an Milch zu vergleichen, die dein Kind aus der Brust gesaugt hätte, wenn es statt der Pumpe getrunken hätte. Beim Pumpen kommt häufig sehr viel weniger Milch, als wenn dein Kind die Brust entleert. Die gepumpte Milchmenge lässt also keinen zuverlässigen Rückschluss darauf zu, wie viel Milch du hast!

Und dennoch ist die Pumpe ein wertvolles Hilfsmittel und kann in vielen Situationen eine gute Unterstützung sein. Manche Frauen fühlen sich bei den ersten Malen merkwürdig. Das muss aber nicht sein. Besonders am Anfang der Stillbeziehung ist es ungewohnt und du könntest dich überfordert fühlen. Aber wenn du dich aus guten Gründen dafür entscheidest, eine Pumpe zu nutzen (niemand kann und wird dich dazu zwingen), sieh dies als Chance und Unterstützung auf deinem Weg an. Wenn du merken solltest, dass du mit dem Pumpen nicht zurechtkommst, kannst du dich weiter nach anderen Möglichkeiten umsehen.
Die wichtigste Voraussetzung, damit das Pumpen gut funktionieren kann, ist, dass du dich entspannen kannst. Wenn du gestresst bist, arbeiten die Stresshormone gegen die Stillhormone, die auch beim Pumpen dafür sorgen, dass die Milch fließt und produziert wird. Das klingt vielleicht leichter gesagt als getan, doch du kannst einiges dafür tun, Bedingungen für eine Entspannung zu schaffen:

- Ziehe dich zum Pumpen an einen Ort zurück, an dem du dich wohlfühlst und an dem deine Privatsphäre sichergestellt ist.

- Setze dich bequem hin. Je nach Pumpenmodell ist man in der Haltung etwas eingeschränkt, aber versuche im Bereich des Möglichen deine bequemste Position zu finden.

- Es kann eine gute Unterstützung sein, wenn du während des Pumpens dein Kind berühren oder sehen kannst. Ist dies nicht möglich, kannst du dir währenddessen ein Bild von deinem Kind ansehen.

- Pumpen dauert Zeit. Am besten besorgst du dir eine gute elektrische Pumpe und ein Doppelpumpset, damit du beide Seiten gleichzeitig pumpen kannst. Außerdem richte dich so ein, dass du die Zeit des Pumpens für dich nutzen kannst. Entweder du betrachtest und kuschelst das Baby, das auf deinem Schoß oder neben dir liegt, oder wenn es gerade nicht bei dir ist, höre schöne Musik. Lies ein paar Zeilen oder genieße den Blick aus dem Fenster.

- Statt dir Bilder vorzustellen, die dir ein ungutes Gefühl geben (viele Frauen erzählen, dass sie sich wie eine Milchkuh fühlen, was ja an sich auch nichts Schlechtes ist, aber ihnen kein warmes, schönes Gefühl gibt), stelle dir genau das vor, was da gerade passiert: Du pumpst Tropfen der wertvollsten Nahrung für dein Kind ab. Jeder Tropfen davon ist Gold wert. Mit keinem Geld und keiner Macht der Welt kann man diese Tropfen ersetzen. Das, was in diesen Tropfen steckt, ist eines der wertvollsten Geschenke an die Gesundheit deines Kindes. Während du da sitzt und pumpst, bist du in meinen Augen eine Königin. Du hast die Superpower, deinem Kind dieses Geschenk zu machen, und das ist doch ein Wunder. Ganz ehrlich. Was für ein Wunder. (... dieses Wunder lässt sich übrigens nicht in Mengen messen. Es ist nicht nur so dahingesagt: JEDER Tropfen ist es wert!)

Außerdem solltest du auf Folgendes achten:

- In vielen Fällen ist eine elektrische Pumpe einer Handpumpe vorzuziehen, insbesondere dann, wenn du sie regelmäßig und nicht nur gelegentlich verwendest.

- Eine Milchpumpe kannst du auf Rezept von der Apotheke bekommen. Sowohl die Kinderärztin als auch deine Frauenärztin können es dir ausstellen.

- Die Brustaufsätze sollten groß genug sein! Deine Hebamme/Stillberaterin/Apothekerin kann dich dazu beraten.

- Vor dem Abpumpen kann es sehr hilfreich sein, die Brüste zu wärmen oder sanft zu massieren, um den Milchspendereflex auszulösen.

- Es ist auch denkbar, dass du dein Kind auf der einen Seite stillst und du währenddessen die andere Seite abpumpst.

- Auch in Bezug auf das Thema Pumpen ist es wichtig, dass du schaust, was für euch am besten funktioniert und was ihr braucht.

Aufbewahrung von Muttermilch

- Bei Raumtemperatur kann die frisch abgepumpte Muttermilch bis zu sechs Stunden verwendet werden.

- Im Kühlschrank (vier Grad oder weniger) aufbewahrt, kann sie bis zu fünf Tage verwendet werden, im Gefrierfach bis zu sechs Monate.

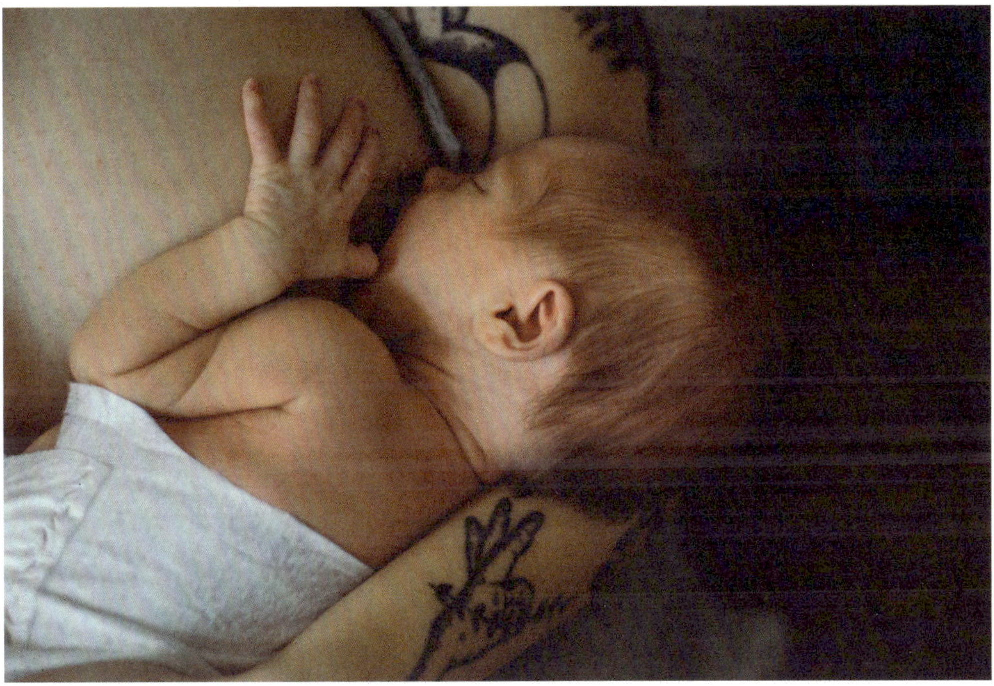

- Einmal aufgetaute Milch kann bei Raumtemperatur vier Stunden verwendet werden.

- Aufgewärmte Milch aus dem Kühlschrank sollte innerhalb von 24 Stunden verbraucht werden.

Muttermilch oder Pulvermilch ohne Fläschchen anbieten

Wenn du (vorübergehend) nicht stillen kannst und abgepumpte Muttermilch oder Pulvermilch fütterst, gibt es verschiedene Arten, deinem Kind die Milch anzubieten.
Insbesondere wenn es dein Ziel ist, dein Kind längerfristig zu stillen, solltest du die Alternativen zum Fläschchen in Erwägung ziehen. Sie sind vermutlich alle etwas zeitaufwendiger, und du brauchst eine Menge Energie, um den für euch richtigen Weg zu finden. Doch ich möchte dich bestärken, dich vor dieser Aufgabe nicht zu fürchten und es zu tun. Es ist jetzt eine große Sache und wird dich einen Großteil deiner Zeit kosten. Doch es lohnt sich! Denn ganz egal, wie und wohin euer Weg euch führt, kein Versuch ist vergebens, und am Ende wird es sich einpendeln und entspannen. Ganz bestimmt.
Bitte suche dir Unterstützung, um dafür die für dich richtige Methode zu finden.

Becherfütterung

Bei dieser Methode wird die Milch von dem Neugeborenen selbst aus einem Becher getrunken beziehungsweise geschleckt. Es funktioniert so, dass man ein wenig Milch (oder nach Indikation andere Flüssigkeit) in einen kleinen Becher (zum Beispiel eine Espressotasse) gibt, das Kind möglichst aufrecht auf den eigenen Schoß setzt und den Becher so an die Lippen hält, dass beide Mundwinkel den Becher berühren. Dann wird der Becher so weit geneigt, dass die Milch die Lippen berührt. Nun beginnt das Kind mit der Zunge die Milch herauszuschlecken. Achtung: Es darf keine Milch in den Mund geschüttet werden, daran könnte sich das Kind verschlucken! Es ist also von Seiten des Kindes kein passiver, sondern ein sehr aktiver Vorgang.

Wenn ihr diese Methode etwas übt, ist sie sehr effektiv und schnell. Es kommt zu keiner Saugverwirrung. Damit ist das falsche Saugen an der Brust gemeint, welches entstehen kann, wenn ein Baby einen anderen Sauger als die mütterliche Brust kennenlernt und daraufhin Schwierigkeiten beim Saugen hat. Und ihr könnt eine Stillpause gut überbrücken.

Fingerfütterung

Auch diese Methode verhindert eine Saugverwirrung und ist leicht zu erlernen. Hierbei wird dem Neugeborenen mithilfe einer Spritze die Milch verabreicht, während es am Finger der Mutter oder des Vaters saugt. Dazu wird dem Kind zunächst der Finger zum Saugen angeboten und neben dem Finger eine Spritze mit weichem Silikonaufsatz (Fingerfeeder) in den Mund geführt. Wenn es stark saugt, wird sanft eine kleine Menge (0,5 ml) Milch hineingegeben. So bekommt das Kind nur Milch, wenn es saugt, und sie fließt nicht einfach in seinen Mund – was beim Stillen ähnlich ist. Das Kind wird so nicht irritiert.
Bei dieser Art der Fütterung solltest du dich unbedingt beraten lassen. Sie eignet sich bei bestimmten Indikationen, sollte allerdings nicht über längere Zeit angewendet werden!

Brusternährungsset

Bei dem Einsatz eines speziellen Brusternährungssets wird dir ermöglicht, zeitgleich zum Stillen zuzufüttern. Es wird über einen kleinen Schlauch, der an der Brustwarze endet, Milch wie über einen externen Milchgang zugegeben. Hierbei wird die Brust beim Zufüttern durch das Saugen an der Brustwarze stimuliert und das Kind wird nicht saugirritiert. Allerdings muss es sich weniger anstrengen, damit die Milch fließt (was bei geschwächten Kindern sehr hilfreich ist), und kann sich unter Umständen daran gewöhnen. Diese Methode kann sehr hilfreich und heilsam sein. Bitte suche dir für diese Methode unbedingt Unterstützung durch eine Hebamme oder Stillberaterin.

32. *Fläschchenbeziehung und Nicht-Stillen*

Wenn du nicht stillst und dich aus einem bestimmten Grund dafür entscheidest, dein Kind mit einem Fläschchen zu füttern, kannst du die Fläschchenbeziehung zu deinem Kind so gestalten, wie es für euch richtig ist.
Hier habe ich einige Ideen gesammelt, wie du die Fläschchenbeziehung so gestalten kannst, dass es dem Stillen in allen Aspekten (vor allem dem Körperkontakt und der [emotionalen] Nähe zur Mutter) möglichst nahekommt. Denn das Stillen bedeutet nicht nur die Sättigung durch Milch, sondern so viel mehr. Und darauf muss auch ein Baby, das mit der Flasche gefüttert wird, nicht verzichten. Bitte höre hier, wie bei allen Themen, die dich und dein Kind betreffen, auf dein Herz, und tu das, was sich richtig anfühlt!

- Achte darauf, dass du zu deinem Baby bei jeder Mahlzeit möglichst viel Körperkontakt hast. Wenn dein Baby noch sehr klein ist, halte es so im Arm, wie du es beim Stillen halten würdest. Halte das Köpfchen im Arm auf der Höhe deines Herzens.

- Gewöhne dir von Anfang an an, deinem Baby auf dem Arm die Flasche zu geben. Es sollte (egal, wie alt es ist) nicht in einer Wippe, Autoschale oder Ähnlichem sitzen. Niemals solltest du die Flasche so einklemmen oder hinlegen, dass du sie nicht mit der Hand hältst. Du (oder wer auch immer das Fläschchen füttert) solltest die Flasche immer in der Hand halten.

- Wenn das Baby das Fläschchen bekommt, versuche nach Möglichkeit, eine ruhige und reizarme Umgebung zu schaffen. Schalte also den Fernseher oder das Radio aus, zieh dich ein bisschen mit dem Baby aus dem Geschehen zurück, und konzentriere dich für diese wenigen Minuten auf dein Baby. Streichle es, summe oder singe leise. Das wird dem Baby guttun, und das Fläschchentrinken führt nicht nur zu mehr Milch im Bauch, sondern auch zu Liebe im Herzen.

- Wenn es dir ein Bedürfnis ist, deinem Kind selbst die Flasche zu geben, ist das völlig in Ordnung. Lass dir dies nicht gegen deinen Willen aus der Hand nehmen. Wenn es für dich und euch als Familie eine schöne Erfahrung ist, dass auch dein Partner das Fläschchen füttert, ist das sehr schön. Doch es ist nicht zwingend nötig, dass es „jeder" (also zum Beispiel ein Besucher) macht, nur weil es möglich wäre.

Nicht-Stillen

Muttermilch ist das Gesündeste, was ein Säugling bekommen kann, denn es ist so viel mehr als nur Nahrung. So ist das Stillen selbst auch viel mehr als nur die Art, einem Säugling Nahrung zukommen zu lassen. Stillen ist eine große Investition in die Gesundheit deines Kindes und unterstützt die Bindung zu deinem Kind.

Und dennoch ist das Stillen nicht ausnahmslos für alle Kinder das Beste. Nämlich dann nicht, wenn es der Mutter damit schlecht geht, wenn das Stillen zur dauerhaften Belastung wird und wenn sämtliche Unterstützungsmaßnahmen und Hilfestellungen nicht zu einer Besserung führen. Ebenso ist Stillen nicht das Beste, wenn aus mütterlichen Gründen etwas dagegenspricht. Wenn sie etwa Medikamente nehmen muss, die nicht kompatibel mit dem Stillen sind, oder sie andere körperliche oder auch seelische Themen hat, die das Stillen unmöglich machen.

In jedem Fall wünsche ich jeder Frau, die Schwierigkeiten hat oder die sich durch das Stillen belastet fühlt, eine professionelle Begleitung. Eine Begleitung, die entweder gemeinsam mit ihr Wege findet, um das Stillen zu erhalten und zu verbessern, was in sehr, sehr vielen Fällen möglich ist. Oder eine Begleitung, die die Frau auf ihrem individuellen Weg des Nicht-Stillens begleitet.

Wenn der Grund für das (frühe) Abstillen akute oder anhaltende Probleme wie Schmerzen, mangelnde oder zu hohe Milchproduktion oder Verunsicherungen der Mutter sind, sollte sie zunächst Unterstützung erfahren, um diese Hürden zu überwinden! Gerade das sehr häufige Abstillen wegen mangelnder Milchbildung kann in vielen Fällen abgewendet werden.
Solltest du dich in einer solchen Situation befinden, suche dir unbedingt und schnellstens Hilfe. Du wirst es nicht bereuen und es ist sicher nicht zu spät dazu! Selbst wenn du nicht (zurück) zum Stillen kommen solltest, ist es sehr wertvoll, sich auf diesem Weg begleiten zu lassen.

Du wirst immer wieder mit dem Thema Stillen/Nicht-(voll-)Stillen in Berührung kommen und vielleicht auf Menschen stoßen, die dich mit Vorurteilen und dogmatischen Einstellungen konfrontieren. Ich möchte dich davor beschützen. Ich möchte dich auf deinem Weg stärken.

Wie gesagt: Stillen ist nicht immer das Beste für jedes Kind. Obwohl Stillen das Natürlichste ist, ebenso wie beispielsweise die Spontangeburt, ist es nicht jedem Kind und jeder Mutter möglich. Das war schon immer so. Es ist nicht lange her, dass eben dieser Umstand für Säuglinge lebensgefährlich war. Heute ist es das zum Glück nicht mehr. Wissenschaft und Forschung sowie der medizinische Fortschritt haben dafür gesorgt, dass wir unsere Kinder auch ohne Muttermilch gesund durch die ersten Wochen und Monate begleiten können.

Natürlich muss dein mit dem Fläschchen gefüttertes Kind weder auf die körperliche Nähe beim Trinken noch auf die innigen Momente und erst recht nicht auf deine ungeteilte Aufmerksamkeit verzichten. Doch anders als bei gestillten Kindern bedarf dies einer aktiven Gestaltung und deiner Achtsamkeit.

Wenn das Stillen nicht klappt oder nicht euer Weg ist, ist das kein Grund, sich vor irgendjemandem rechtfertigen zu müssen oder Schuldgefühle zu haben. Es geht niemanden etwas an und niemand hat je in deiner Haut gesteckt. Du machst es gut, so wie du es kannst.

Ob du stillst oder nicht und auch wie lange, sagt nichts über deine Mutterqualität oder deine Liebe aus!

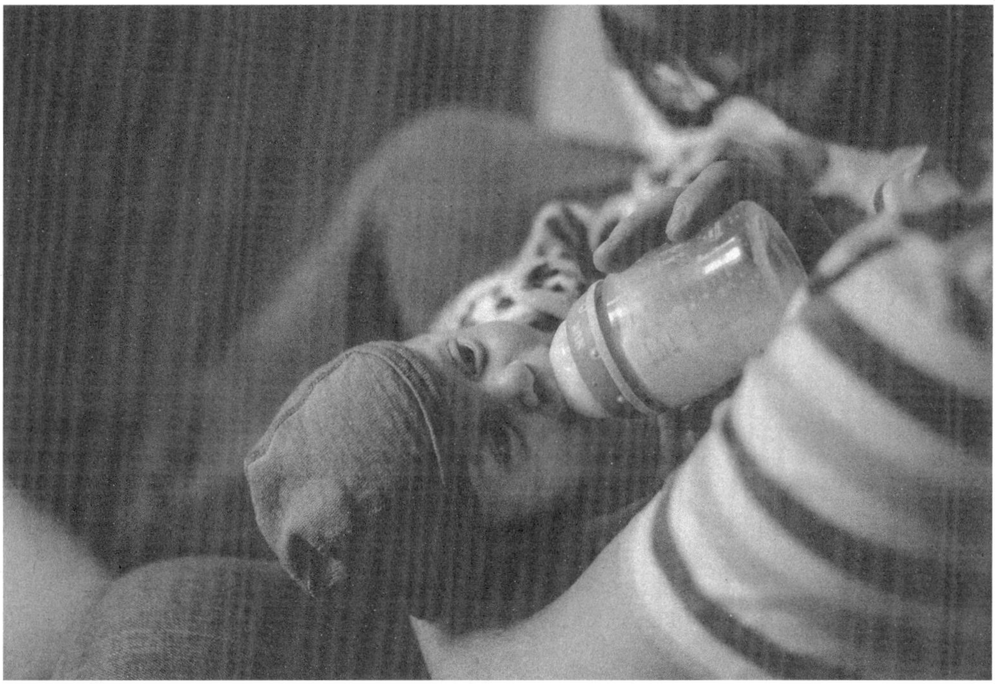

33. *Babyschlaf*

Das Thema Schlaf ist für viele Eltern in den ersten Wochen und Monaten von großer Bedeutung. Durchwachte Nächte und der daraus resultierende Schlafmangel und nicht zuletzt das Interesse des Umfeldes an diesem Thema sind die Gründe dafür.

Neugeborene schlafen grundsätzlich anders als Erwachsene, denn dies ist für ihre Entwicklung sehr wichtig. Durchschlafen, alleine einschlafen oder Ähnliches sind Werte, die vielen Erwachsenen wichtig sind, aber sie sind nicht zugunsten der Kinder – sie profitieren hiervon nicht. Sie brauchen stattdessen Nähe, Geborgenheit und Nahrung, um gesund durch die Nacht zu kommen.

Wichtige Fakten zum Babyschlaf

- Die Bedürfnisse eines Neugeborenen bleiben zu jeder Tages- und Nachtzeit gleich: Vor allem sind es die Bedürfnisse nach Nähe, Geborgenheit, Sicherheit und Nahrung.

- Säuglinge verdauen Milch sehr schnell, sodass ihr Magen spätestens nach einigen Stunden leer ist und sie Nachschub brauchen.

- Sie haben ein integriertes, jahrhundertealtes Sicherheitssystem, das ihr Überleben sichert(e). Dieses sorgt dafür, dass sie sich regelmäßig versichern, nicht allein zu sein. Das Bedürfnis nach Sicherheit (die Eltern sind in Reichweite, hörbar und fühlbar) nimmt in den ersten Wochen zu statt, wie oft vermutet, ab.

- Babys wechseln oft die Schlafphasen vom Tiefschlaf in den leichten Schlaf. Während der Übergänge wachen sie leicht auf, um ihre Bedürfnisse zu stillen. Eine übliche Schlafdauer beträgt 30 Minuten bis zu 4 Stunden.

- Das Schlafverhalten hängt sehr stark mit der Hirnentwicklung zusammen. Deshalb variiert es in den ersten Monaten so stark und verändert sich möglicherweise in jeder neuen Entwicklungsphase.

- Rein körperlich dauert es 3 bis 6 Monate, bis ein Kind einen Tag-Nacht-Rhythmus entwickeln kann. Erst dann hat sich beispielsweise der Hormonspiegel so angepasst, dass es für das Kind selbst einen Unterschied macht, ob Tag oder Nacht ist. Bis dahin gibt es körperlich keinen Unterschied zwischen Tag und Nacht, und das Schlafbedürfnis und die Schlafqualität sind zu jeder Zeit gleich.

- Wie viele Stunden ein Neugeborenes schläft, ist sehr individuell. Man rechnet alle Schlafperioden in 24 Stunden zusammen. Die Schlafdauer in dieser Zeit variiert zwischen 9 und 19 Stunden.

- Wie gut ein Baby schläft, ist nicht auf den Einfluss der Eltern zurückzuführen.

- Ein Säugling handelt niemals berechnend oder manipulativ und will seine Eltern niemals ärgern oder quälen. Es handelt, wie es handeln muss, um seine Bedürfnisse zu stillen.

- Babys schlafen, wenn sie müde sind. Das Einschlafen eines Babys kann unterstützt, jedoch nicht erzwungen werden.

- Kein gesunder Säugling muss das Schlafen lernen – er kann es. Und wir dürfen üben, uns an die Gegebenheiten anzupassen.

Viele Fragen und Argumente zum Babyschlaf lassen sich durch diese Liste beantworten oder bestärken beziehungsweise entkräften.

Doch auch wenn du jetzt zum Beispiel erklären kannst, warum es völlig in Ordnung ist, dass dein Baby beim Stillen einschläft (es erfüllt seine Bedürfnisse nach Sicherheit und Nahrung), warum die Nächte am erholsamsten sind, wenn ihr dicht beieinander schlaft (es erfüllt seine Bedürfnisse durch die Sicherheit, dass du da bist und es sofort stillen kannst, bevor es sich lauthals zu verstehen geben muss) und warum du es niemals schreien lässt (es wacht niemals mit dem Vorhaben auf, dich zu ärgern oder zu malträtieren, es wacht auf, weil es elementare Bedürfnisse hat, die du erfüllen kannst und solltest), ändert das nichts an der Tatsache, dass du müde bist und dich nach Erholung sehnst. Dies ist vollkommen gerechtfertigt und verständlich.

Ich möchte dir Folgendes vorschlagen:

- Nimm die Tatsache, dass die Nächte mit Baby anders sind (nämlich unter Umständen mit vielen Unterbrechungen), als gegeben an. Es ist völlig normal. Gib also innerlich alle Kämpfe (was machen wir falsch, was können wir verändern?) auf. Denke daran, dass dein Kind nur das tut, was es muss. Es wird sich verändern; wann und wie, ist nicht vorhersehbar. Es ist vor allem ein körperlicher Prozess deines Kindes in den ersten 3 Monaten, den ihr Eltern nicht beschleunigen könnt. Vertraue darauf, dass das Thema Schlaf sich immer wieder verändert und es wieder längere Schlafphasen geben wird – dann, wenn dein Kind dazu in der Lage ist. Die kindliche Schlafentwicklung dauert etwa 3 Jahre. So lange (oder auch darüber hinaus) verändern sich die Nächte immer mal wieder.

- Definiere „gute Nächte" neu. Durchschlafen ist nicht im Sinne deines Kindes und auch du kannst gute Nächte mit Unterbrechungen haben. Es ist eine Frage der Definition und der Gestaltung der Nächte.

- Mache dir bewusst, dass das Schlafverhalten deines Kindes individuell ist. Vergleiche weder das Schlafverhalten verschiedener Kinder noch die Maßnahmen, die zu besseren Nächten bei anderen Familien führen, miteinander. Es wird dir nicht helfen, sondern wird dich eher enttäuschen.

- Frage dich, wie ihr die Schlafsituation unter den (momentan) gegebenen Umständen so gestalten könnt, dass ihr alle möglichst viel Schlaf bekommt. Dies gilt für alle Familienmitglieder und ist die allerwichtigste Frage.

Wie können wir die Schlafsituation so gestalten, dass alle möglichst gut schlafen?

Viel wichtiger als die Fragen: Wo soll das Babybett stehen? Schläft das Baby im Schlafsack? Wann schläft das Baby durch? und so weiter ist doch die Frage: Wie gestalten wir die Nächte (und gegebenenfalls auch die Tage) so, dass alle Familienmitglieder möglichst gut schlafen? Und diese Frage könnt nur ihr Eltern beantworten – indem ihr es ausprobiert.

Der Schlafplatz

Es gibt Empfehlungen zum Schlafplatz, die sich aus Präventionsmaßnahmen gegen den plötzlichen Kindstod ergeben.

- Wichtigster Faktor ist die Raumluft des Zimmers, in dem das Baby schläft. Sie sollte nicht wärmer als 16–18 Grad sein und unbedingt rauchfrei.

- Das Kind sollte auf einer festen Matratze liegen, und es sollte nicht von Decken, Kissen oder Kuscheltieren umgeben sein, unter die es rutschen könnte oder die die Atemwege belegen könnten. Außerdem sollten keine Ritzen oder Ähnliches die Gefahr darstellen, dass das Kind hineinrollen könnte.

- Der Schlafplatz sollte dem Kind ermöglichen, die Eltern hören und fühlen zu können. Die Eltern sollten das Kind dicht bei sich haben, um zeitnah auf seine Bedürfnisse nach Nähe oder Nahrung einzugehen. Es wird empfohlen, das Neugeborene in demselben Zimmer wie seine Eltern schlafen zu lassen, jedoch im eigenen Bett.

- Stillen ist eine wichtige Präventionsmaßnahme. Weshalb es sinnvoll ist, den Schlafplatz so zu gestalten, dass das Stillen in der Nacht keine Unterbrechung der Nachtruhe darstellt, sondern ohne großen Aufwand und Störungen für Mutter und Kind umgesetzt werden kann.

- Säuglinge sollten in Rückenlage schlafen. Kinder, die in Bauchlage leichter in den Schlaf finden, können, sobald sie tief schlafen, in Rückenlage gebracht werden. Bleibe so lange dicht bei deinem Kind und habe es im Auge.

Gemeinsames Schlafen – Wie Co-sleeping funktioniert

Die Herausforderung für die meisten Familien ist es, mit diesem Wissen den eigenen richtigen Weg zu finden. Viele der Empfehlungen beruhen auf wissenschaftlichen Erkenntnissen und statistischen Berechnungen. Doch euer Kind ist euer Kind und bringt seine ganz eigenen Bedürfnisse und Besonderheiten mit. Ebenso habt ihr eure ganz eigenen (Schlaf-)Bedürfnisse und Wünsche. Beides wird bei den wissenschaftlichen Arbeiten und den offiziellen Empfehlungen nicht berücksichtigt.

Es kann also nicht das Ziel sein, möglichst viele der Empfehlungen umzusetzen, wenn dies die Schlafqualität der Familie beeinträchtigt.

Für viele Familien ist es ein guter Weg, gemeinsam zu schlafen. Idealerweise schläft das Kind in dem zum Elternbett geöffneten Babybettchen, welches direkt an der Bettseite der Mutter am Elternbett angebracht ist. So kann das Kind die Nähe der Mutter permanent spüren. Die Mutter wiederum kann ihr Kind zur Beruhigung berühren, ohne aufstehen zu müssen, und zum Stillen kann sie ihr Kind mit Leichtigkeit zu sich holen.

Co-sleeping bringt außerdem mit sich, dass der Schlaf von Mutter und Kind sich synchronisieren. Das heißt, dass die Schlafphasen sich aneinander anpassen. So kann die Mutter auf die Bedürfnisse nach Nähe und Nahrung nachgewiesenermaßen schneller und effektiver eingehen, ohne dabei vollkommen aus dem Schlaf gerissen zu werden. Die Schlafqualität steigert sich hierdurch deutlich.

Wenn Eltern mit ihren Kindern in einem Bett schlafen (das sogenannte Bed-sharing), gibt es einige wichtige Faktoren zu beachten:

- Das Baby schläft auf der Seite der Mutter, nicht zwischen den Eltern.

- Euer Bett ist groß genug für drei Personen.

- Ihr habt eine feste Matratze (kein Sofa oder Wasserbett).

- Das Baby kann nicht herausfallen.

- Das Baby schläft im Schlafsack und ohne Kopfkissen.

- Es ist weder von Kissen, Decken, Kuscheltieren noch anderen Dingen umgeben, unter die es rutschen könnte.

- Bed-sharing solltet ihr nicht durchführen, wenn einer oder ihr beide Raucher seid, ihr Alkohol getrunken, Drogen oder Schlafmittel konsumiert habt.

- Außerdem ist das Bed-sharing mit anderen Personen als den Eltern tendenziell gefährlicher.

Gerade zum Thema Schlafen gibt es bei den Eltern viele Unsicherheiten und große Ängste. Es hilft, sich zu fokussieren und zu sortieren. Ich habe den Eindruck, dass junge Eltern oft wissen, wie es gut funktionieren würde – die Kinder zeigen es uns zum Glück sehr deutlich –, sich aber aus Angst, etwas „falsch" zu machen, nicht trauen, dem nachzugehen. Letztlich gibt es aber kein Falsch. Zwar ergeben die offiziellen Schlafempfehlungen unbedingt Sinn. Doch müssen sie an die familiäre Situation und an das Kind angepasst werden.

34. Weinende Babys

Über das Weinen von Babys

Neugeborene und junge Säuglinge weinen und schreien. Immer mal wieder, ganz schön oft oder nur manchmal. Immer steht ein Bedürfnis dahinter, welches gestillt werden möchte. Schon die kleinsten Kinder zeigen auf verschiedene Weise, was sie brauchen. So sind etwa die Hungerzeichen, dass das Baby den Mund öffnet und den Kopf hin und her bewegt (Brustsuchreflex), seine Händchen zum Mund führt, daran saugt und Schmatzgeräusche macht. Doch wenn wir diese leisen, kleinen Zeichen übersehen oder (noch) nicht richtig verstehen und nicht prompt darauf reagieren, ist das Weinen ein Alarmsignal, das uns animiert zu handeln. Außerdem kann das Weinen dem Baby zum Stressabbau dienen, wenn es zum Beispiel reizüberflutet ist. Dann dient das Weinen an sich als Bewältigungsmechanismus und nicht dem Zweck, aktive Hilfe von außen zu bekommen. Geborgen weinen zu können, kann sehr, sehr heilsam sein – auch für Babys.
Auch Schmerzen können als Ursache in Betracht kommen und müssen im Zweifelsfall abgeklärt werden. Neben all diesen Gründen für das Weinen gibt es Kinder, die ohne offensichtlich erkennbaren Grund weinen. Sie erscheinen oft unzufrieden und reagieren auf die üblichen Beruhigungsstrategien nicht wie erhofft. Hier zeigt sich, dass jedes Kind als Individuum auf die Welt kommt, seine eigene Geschichte und seine eigenen Bedürfnisse hat. Es gibt keine universale Strategie, um Kinder zu verstehen und zu beruhigen.

Ein Säugling weint nicht ohne Grund, auch wenn dieser nicht immer erkennbar ist. Er animiert uns zu handeln. Wir richten unsere Aufmerksamkeit auf ihn und suchen nach Dingen, die ihm fehlen oder die ihm guttun würden. Intuitiv nehmen wir das Kind auf und wenden ihm uns so mit fast allen Sinnen zu. Und genau dieses Verhalten ist wichtig und richtig. Ein Säugling braucht in jedem Fall diese Zuwendung. Konzepte, die das Gegenteil behaupten, sind nicht an den Bedürfnissen so kleiner Kinder orientiert (und auch später sollten sie sehr kritisch betrachtet werden). Wenn ein Säugling immer zu spüren bekommt, dass er nicht allein ist und jemand da ist, der sich ihm zuwendet, ist das Weinen für das Kind nicht bedrohlich. Wenn es sich geborgen und mit seinen Gefühlen angenommen fühlt, kann das ihm ein Gefühl von Sicherheit geben und sein Urvertrauen stärken. Ganz egal, warum das Kind weint, es sollte damit nicht allein gelassen werden. Weinen und Schreien im Neugeborenen- und Säuglingsalter an sich sind für das Kind weder schädlich noch gefährlich.

Den Grund des Weinens finden, verstehen und reagieren

Als Eltern ist es unsere Aufgabe herauszufinden, welches Bedürfnis gerade erfüllt werden möchte. Wir sollten prüfen, ob das Weinen gerade heilsam und wichtig ist, zum Beispiel, um Reize zu verarbeiten. Oder ob unser Kind körperliche Schmerzen hat, die wir lindern können oder die durch die Hebamme und/oder die Kinderärztin abgeklärt gehören. Letzteres ist selten der Fall, sollte aber natürlich immer bedacht werden.

Bedürfnisse: Weint ein Säugling, weil eines seiner Bedürfnisse nicht erfüllt ist, sollte dieses Bedürfnis unbedingt sofort erfüllt werden. Hunger, Sehnsucht nach Körperkontakt oder der Wunsch zu schlafen lassen sich nicht aufschieben, und das Nichterfüllen dieser Bedürfnisse hat keinerlei pädagogischen oder taktischen Vorteil, es wirkt allenfalls verunsichernd und beängstigend.

Reizüberflutung und Stressabbau: Es ist unsere elterliche Aufgabe, den Alltag unserer Kinder so zu gestalten, dass sie sich gesund entwickeln und wachsen können. Wir könnten uns fragen: Ist dem Baby der Alltag vielleicht zu aufregend? Ist es zu vielen Reizen ausgesetzt? Braucht es mehr Körperkontakt oder liebevolle Zuwendung im wuseligen Alltag?

Vielleicht hilft es dir, dich in dein Kind hineinzuversetzen und die Welt mit seinen Sinnen wahrzunehmen. Stell dir vor, du liegst in einem Raum. Eigentlich ist es ganz gemütlich. Aber aus der einen Ecke kommt bunt und hell flackerndes Licht und schrille, unbekannte Geräusche. Du kannst es nicht genau erkennen, weil du nicht so weit sehen kannst. Das Licht und die Geräusche sind hektisch: Mal spricht jemand, dann kommt Musik, und schon wechselt es wieder. Selbst wenn dein Kind schläft, nimmt es seine Umgebung auf gewisse Weise wahr. Es merkt nicht nur, wenn du versuchst, es abzulegen, wenn es eingeschlafen ist. Es nimmt auch den Fernseher und anderes wahr. Neugeborene und junge Säuglinge haben sehr feine Sinne. Versuche, dich in dein Kind hineinzudenken und es vor unangenehmen Reizen zu schützen. Dein Kind selbst kann es nicht.

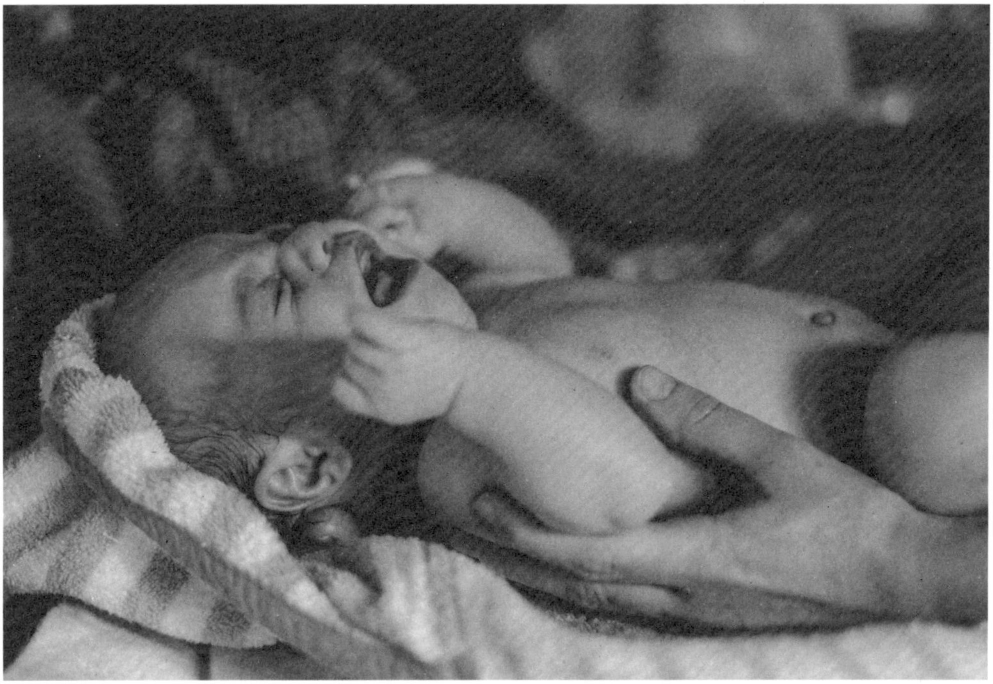

Schmerzen: Ein Säugling, der Schmerzen hat, weint wohl in den meisten Fällen. Doch ein weinender Säugling hat nicht immer Schmerzen. Zu erkennen, ob ein Kind Schmerz empfindet oder aus einem anderen Grund weint, wenn es sich noch nicht artikulieren kann, ist eine große Herausforderung. Oft, wenn die üblichen Ursachen ausgeschlossen werden können und die üblichen Beruhigungsstrategien nicht wirken, scheint die letzte plausible Erklärung zu sein, dass das Kind Schmerzen hat oder krank ist. Bauchschmerzen geraten dann schnell in den Verdacht (siehe dazu Kapitel 28, Die Gesundheit deines Babys).

Ein Fels für dein Kind sein

Es ist nicht unsere Aufgabe, dafür zu sorgen, dass unsere Kinder nicht weinen oder schreien! Das Weinen oder Schreien eines Babys muss nicht mit allen Mitteln verhindert werden. Stattdessen ist es eine große Verantwortung zu lernen, dass manchmal kein Grund für das Weinen zu finden ist. Und diese Tatsache zu akzeptieren und das Kind zu begleiten und da zu sein. Es auszuhalten. Das bedeutet, dass du dich, wenn dein Kind weint, zunächst auf Ursachenforschung begibst und die Ursache des Weinens, wenn möglich, behebst. Manchmal ist diese Forschung ergebnislos. Dann ist es deine Aufgabe, dein weinendes Kind zu halten und ihm zuzuhören. Es sein zu lassen, ohne darauf hinzuwirken, dass es aufhören möge. Natürlich kannst du Trost und Liebe schenken. Du kannst es streicheln, beruhigende Worte zusprechen und da sein.

Vielleicht hilft dir das Bild eines Felsens. Ein Fels, an den sich dein Kind anlehnen kann. Der da ist, wenn die Welt drum herum wild und laut ist. Ein Fels, der Halt schenkt und Stabilität. Sicherheit. So lange, bis die Welt sich wieder beruhigt hat, bis all der Schmerz und der Schreck gewichen sind.

Das kann sehr viel tröstlicher sein als eine Mutter, die in dieser Situation nach Gründen sucht, versucht, Abhilfe zu schaffen, und irgendwo und nirgendwo (mit ihrer Aufmerksamkeit) ist. Kämpft sie gegen die laute, wilde Welt an, wird sie nicht bei ihrem Kind sein können. Aber genau das braucht das Kind in dieser Situation. Halt und Sicherheit. Geborgenheit und Ruhe.

Hilfe und Unterstützung für dich

Dein Baby darf weinen, es schadet ihm nicht. Aber du musst für dich sorgen, damit auch du keinen (emotionalen oder nervlichen) Schaden nimmst. Sorge für Entlastung, damit du es mit deinem Baby gemeinsam schaffen kannst. Es ist eine starke Belastungsprobe des Nervenkostüms, ein Kind öfter oder länger zu begleiten, wenn es weint oder schreit. Wenn du merkst, dass es dich zunehmend belastet, hole andere mit ins Boot. Auch wenn dein Partner es anders macht, er macht es gut. Oder die Oma oder der Onkel. Keine Mutter muss es schaffen, ein weinendes Kind alleine zu schaukeln. Natürlich braucht dein Baby dich. Aber es kann nichts mit dir anfangen, wenn du vollkommen ausgebrannt bist, wenn du vollkommen ausgelaugt bist. Du musst nicht immer stark sein. Auch für dein Kind nicht. Denn du bist ein Mensch. Kein Superheld. Auch wenn man das meinen könnte. Und das ist auch gut so. Kinder brauchen Mütter. Und keine Helden.

Gerade in solch einer Situation solltest du dich intensiv mit dem Thema Selbstfürsorge beschäftigen. Nicht nur um deiner selbst willen, sondern im Sinne deines Kindes (Text 17).

„Schreibabys" oder High-need-Babys

Es gibt Kinder, die mehr weinen als andere. Oft sind es besonders empfindsame Kinder, die sehr stark auf Reize reagieren. Ihre Bedürfnisse unterscheiden sich von denen anderer Kinder und sie reagieren anders auf Beruhigungsversuche. Es gibt eine Definition von einem „Schreibaby": Ein Schreibaby ist ein Kind, das an mindestens drei Tagen einer Woche drei Stunden oder mehr weint, in drei aufeinanderfolgenden Wochen. Doch es ergibt Sinn, sich von dieser Definition zu lösen und das Kind ganz individuell zu betrachten. Wenn ein Kind von den Eltern subjektiv empfunden sehr viel und untröstlich weint, in einem Maße, das die elterlichen Kapazitäten übersteigt, steht der Familie dringend Unterstützung zu, und sie sollte mit allen Möglichkeiten entlastet werden. Ich mag den Begriff „Schreibaby" nicht, denn es reduziert dieses Kind auf eine einzige Sache, die es tut, nämlich das Schreien. Und auch wenn eben dies gerade ein großes Thema ist und sehr belastend sein kann, ist das Baby ja noch so viel mehr als sein „Geschrei".

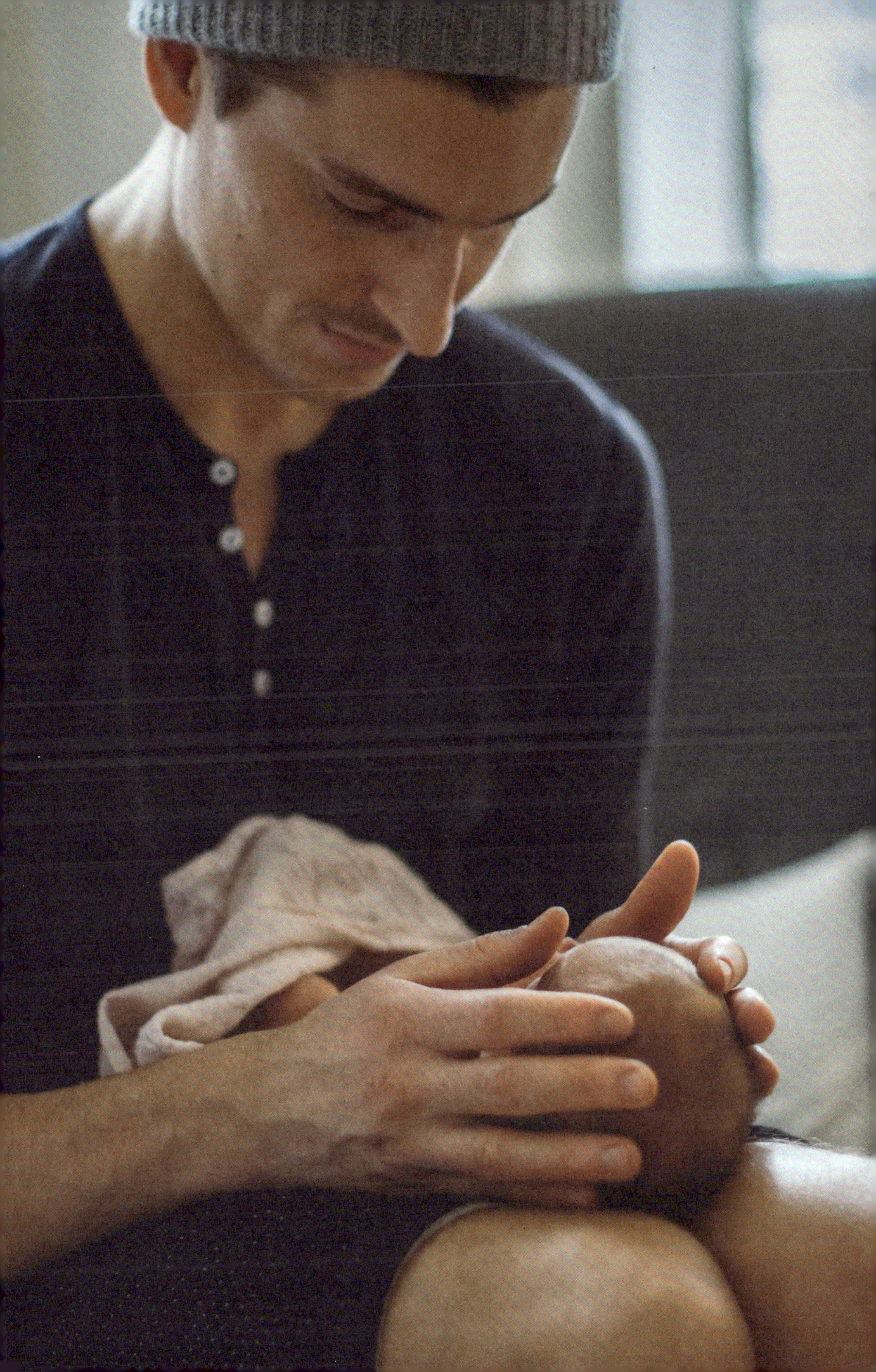

Ein Kind, welches viel weint, oft unruhig und unzufrieden ist, stellt eine Herausforderung für die Eltern dar. Wichtig ist anzuerkennen, dass nicht die Eltern die Verantwortung oder gar Schuld dafür tragen. Babys werden mit unterschiedlichen Temperamenten geboren und unterscheiden sich in ihrem Verhalten und Sein von Anfang an sehr stark voneinander. Ein Baby mit starken Bedürfnissen ist kein Ergebnis von Maßnahmen oder Handlungen, die die Eltern tun oder nicht tun. Anstatt sich einen anderen Zustand und eine baldige Veränderung zu wünschen, kann es sehr heilsam sein zu verstehen, dass die Eltern keine Schuld an der Situation haben. Und dass eine Veränderung nicht in ihrer Verantwortung liegt. Vielmehr muss verstanden werden, dass das Kind ist, wie es ist, und es verdient, so angenommen und nach besten Möglichkeiten auf seinem Weg unterstützt zu werden. Ich bin davon überzeugt, dass diese Erkenntnisse die Grundlage zur Entspannung der Situation darstellen.

Lass all die Gedanken, dass du für das Weinen deines Kindes verantwortlich bist, und die Vorstellung, du könntest daran etwas ändern, los. Du bist eine gute Mutter. Versuche, dein Kind zu sehen, wie es ist. Ein Baby, das viel zu „sagen" hat. Und nimm es an, so wie es ist. Es ist schwer. Und es ist eine Herausforderung. Aber du kannst es schaffen. Denn du bist die beste Mutter, die es haben kann.
Für dein Kind ist es unendlich wertvoll und heilsam, wenn es von dir angenommen wird, wie es ist. Wenn du es (aus)hältst und da bist. So, wie du bist. Auch wenn du erschöpft, gestresst und traurig bist – das ist in Ordnung und das darf so sein. Es ist schwer. Aber sei da, bleib da. Zweifle nicht an dir. Zweifle nicht an deinem Kind. Ihr seid gut, so wie ihr seid. Es wird sich verändern und es wird leichter werden.

Niemand sollte sich in dieser Situation verstecken, sondern sich Unterstützung und Hilfe suchen. Es ist keine Schande, das eigene Kind auch trotz aller Bemühungen nicht beruhigen zu können, und es ist kein Fehler. Es ist das Leben. Und das ist, wie es ist. Öffne dich Menschen, die dich verstehen und die dir guttun. Von den anderen solltest du dich für eine Weile fernhalten. Lasse dir auch bei der Suche nach Unterstützung helfen und nimm Beratungs- und Hilfsangebote unbedingt an. Zögere nicht, dich an eine Schreibaby-Ambulanz oder ähnliche Einrichtungen zu wenden! Informationen dazu findest du im Anhang.

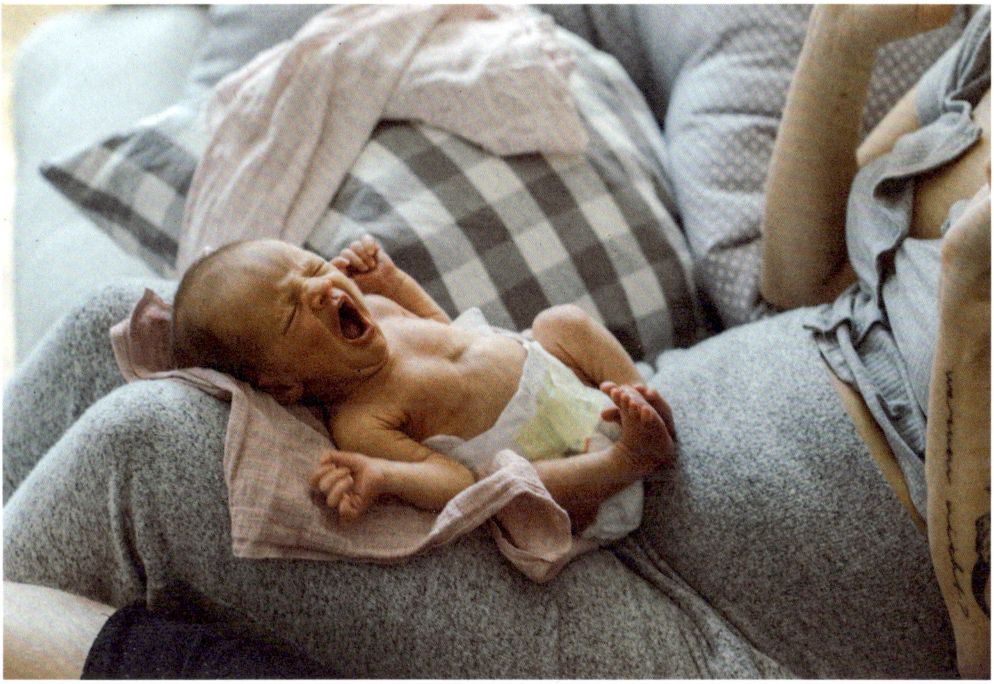

35. *Text an deinen Partner*

Text an dich, der du an der Seite deiner Partnerin bist – in dieser besonderen Zeit.

(Dieser Text ist in Zusammenarbeit mit der Psychologin Sandra Schnell entstanden.)

Alle Texte in diesem Buch wenden sich vorrangig an die Frau, die zur Mutter wird. Denn dieses Mutterwerden ist eine Herausforderung zwischen großem Glück, aber auch Unsicherheiten, und immer eine Zeit des Wunderns. Auf jeden Fall ist es eine Zeit der Veränderung. Und das ist sie auch für dich. Ganz genauso und doch ganz anders. Du und deine Partnerin, ihr erlebt diese Zeit vermutlich ganz unterschiedlich, auch wenn ihr sie gemeinsam verbringt. Deswegen schließt sich nun ein Text an dich an.

Du hast dich sicher schon lange damit beschäftigt, wie es wohl sein wird, wenn euer Kind zur Welt kommt. Wie es euren Alltag auf den Kopf stellen und dir eine neue, bewegende und herausfordernde Rolle bescheren wird. Elternsein ist auch für dich eine Herausforderung, und du darfst dir, ebenso wie deine Partnerin, Zeit lassen, in diese Rolle hineinzuwachsen. Partner einer Frau zu sein, die gerade ein Kind geboren hat, ist eine intensive Aufgabe. Euer Kind auf dieser Welt zu begrüßen, ist wunderschön, doch nicht immer leicht. Dadurch, dass deine Partnerin das Kind geboren hat, stehen die beiden oft im Fokus. Alles dreht sich um diese beiden: Mutter und Kind. Manchmal scheint es, als ob du nur eine Nebenrolle hättest. Doch dem ist nicht so, denn zur Familie werdet ihr gemeinsam. Jeder Einzelne von euch verdient dabei Aufmerksamkeit und Wertschätzung. Beginne damit unbedingt bei dir selbst. Nimm dir ganz bewusst Zeit für dich, und lasse noch einmal Revue passieren, was du erlebt hast. Vielleicht hast du Lust, dir ein paar Fragen zu stellen, die du auch mit deiner Partnerin besprechen kannst. Es schafft eine gute Basis, wenn ihr über diese Themen ins Gespräch kommt.

- *Wie hast du dir das Vater-/Mutterwerden vorgestellt?* Über die Zeit der Schwangerschaft hast du zusehen können, wie euer Kind heranwächst. Du hast vielleicht schon Bilder im Kopf gehabt, wie es sein wird, den kleinen Menschen in eurer Welt zu begrüßen und wie euer Familienleben aussehen wird. Und nun, wie fühlt es sich jetzt an? Ist es tatsächlich so eingetreten?

- *Wie war es für dich, die Geburt zu erleben?* Geburtserfahrungen sind ganz individuell und vermutlich mit nichts zu vergleichen, was du vorher erlebt hast. So sehr du dich im Vorfeld darauf vorbereitet hattest: Es bleibt ein Wunder. Es ist eine Ausnahmesituation und wir dürfen sie auch als solche betrachten. Manch eine Geburt ist nicht nur für die Gebärende traumatisch. Auch auf dich können Momente des Schrecks und der Angst nachhaltig wirken. Die eigene Partnerin in Schmerzen zu sehen, Sorge um das eigene Kind zu haben oder sich selbst als hilflos zu erleben, kann eine Herausforderung sein.

- *Was bedeutet Familie für dich?* Wie möchtest du deine Familie leben? Gibt es Erfahrungen, die du von deinen Eltern übernehmen willst? Oder Dinge, die du mit deinem Kind und deiner Partnerin ganz anders machen möchtest? Gerade am Anfang stürzen so viele Dinge auf einen ein. Jede Situation verlangt Entscheidungen von dir und deiner Partnerin. Findet für euch heraus, welcher euer Weg ist. Es gibt kein Falsch und kein Richtig. Das ist auf der einen Seite eine Erleichterung und auf der anderen eine Herausforderung. Es bleibt einem gar nichts anderes übrig, als es auszuprobieren.

Gib dir Zeit zum Werden. Weder Väter noch Mütter werden über Nacht geboren. Wir brauchen Zeit, um in die Rollen zu wachsen. Sei freundlich mit dir: Du machst es gut genug. Und darauf kommt es an. Kinder wachsen an und mit den Menschen, die an ihrer Seite sind. Nicht an perfekten Wunderwesen, die nie einen Fehler machen.

Im Folgenden werde ich näher darauf eingehen, wie du deine Partnerin unterstützen und dein Kind auf der Welt willkommen heißen und versorgen kannst. Bei alldem bitte ich dich aber, dich selbst nicht zu vergessen. Sorge für dich, sowohl für dein körperliches als auch dein seelisches Wohl. Denn nur so kann Familie funktionieren: indem jeder seine Bedürfnisse wahrnimmt und ihnen angemessen Raum verschafft. Vielleicht tut es dir auch gut, dich mit anderen darüber auszutauschen, wie eure Erfahrungen dazu sind, eine Familie zu werden. Oder dir Literatur zu beschaffen, die dir zu diesem Thema guttut. Ein Beispiel dazu ist ein Buch von Jesper Juul, „Mann & Vater sein", welches sich intensiv mit der Vaterrolle beschäftigt.

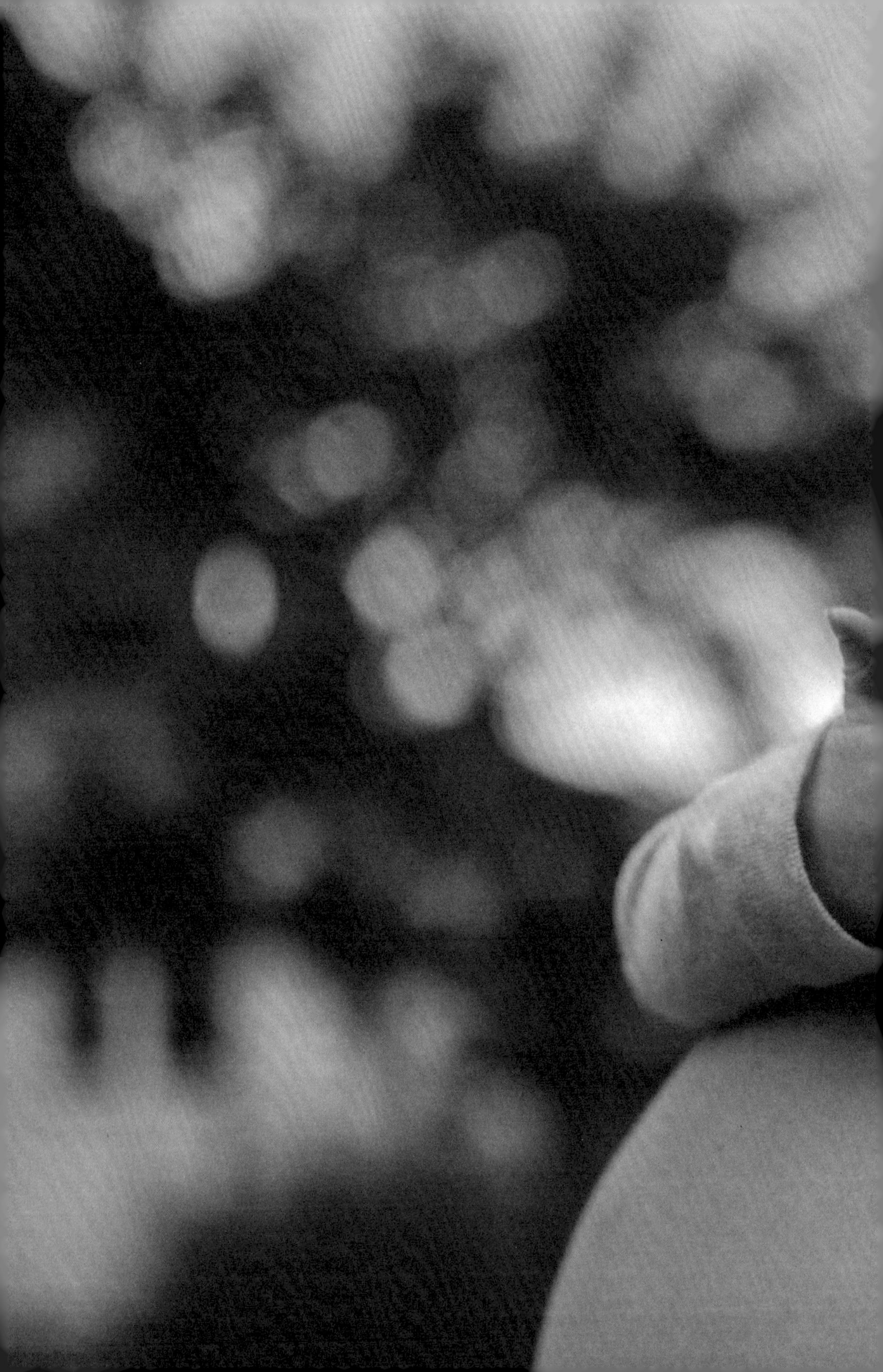

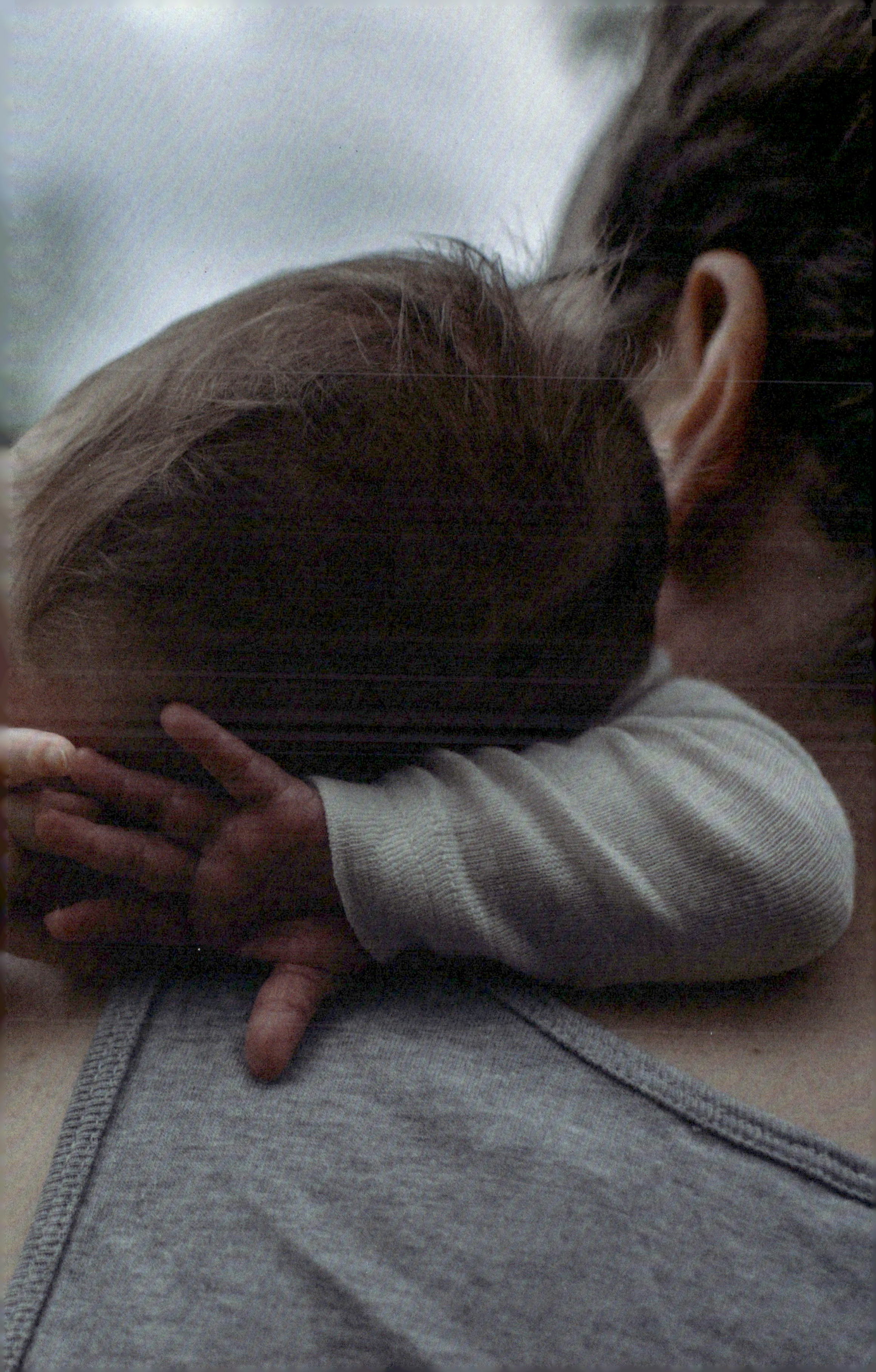

Als Hebamme ist es mir ein Anliegen, dir ein Gefühl für deine Partnerin und dein Neugeborenes nach der Geburt zu geben. Bitte nimm von meinen Vorschlägen und Ideen diejenigen an, die sich für dich richtig anfühlen.
Ganz grundlegend gilt es zu verstehen, dass die Frau durch die Geburt ihres Kindes nicht zu einer „Frau mit Kind“, sondern zu einer Mutter wird. Dieses Muttersein ist eine neue Rolle, in die deine Partnerin hineinwachsen wird. Insbesondere die ersten Wochen nach der Geburt sind für sie eine Zeit des Wandels und des Wachstums. Und sie wird sehr viel Energie für diesen Prozess brauchen, sodass andere Teile ihrer selbst für diese Zeit eher wenig sichtbar werden. Natürlich ist sie noch dieselbe Frau wie vor der Schwangerschaft und der Geburt. Keinesfalls muss sie mit der neuen Rolle all die alten Rollen, wie etwa die deiner Freundin, deiner Liebhaberin, die, die am gesellschaftlichen Leben teilnimmt und so weiter, vollkommen aufgeben. Doch um in die Mutterrolle wachsen zu können, muss und sollte sie sich für eine gewisse Zeit ganz auf diese konzentrieren können. Das klingt vielleicht sehr abstrakt. Und das ist es auch. Nicht nur für dich, sondern sicher auch für deine Partnerin. In dieser Zeit passiert etwas, was nicht richtig greifbar und oft auch nicht erklärbar ist.

Manche Frauen beschreiben, dass sie in der allerersten Zeit „nicht sie selbst“ waren. Also, dass sie sich in manchen Situationen selbst nicht wiedererkannt haben. Ganz egal, ob sie zum ersten Mal Mutter geworden sind oder schon Kinder haben – Körper und Seele durchleben extreme Veränderungen, die nur in einem gewissen Maße zu beeinflussen sind und die eine sehr starke Wirkung auf unser Empfinden, unsere Wahrnehmung und auch unser Handeln haben. Durch die Hormone nach der Geburt wird es uns Frauen möglich, unser Kind anzunehmen, die Strapazen der Geburt hinter uns zu lassen und zu vergessen. Außerdem wecken sie in uns das Bedürfnis, unser Kind zu beschützen und ihm Sicherheit zu geben. Und lassen uns trotz der körperlichen Erschöpfung im Zweifelsfall kämpfen wie eine Löwin.

Diese Hormone und die Erfahrungen der letzten Monate und Tage haben eine große Kraft und eine starke Wirkung. Für Außenstehende wird dies manchmal an den Stimmungsschwankungen spürbar. In einem Moment erscheint die Frau noch glücklich und entspannt und im nächsten Moment bricht sie in Tränen aus. Nicht unbedingt aus Trauer und auch nicht aus Glück, sondern irgendwie … aus nicht erkennbarem Grund. Und genau das ist der springende Punkt: Es gibt nichts zu verstehen und in den meisten Fällen auch kein Problem zu lösen oder etwas zu heilen. Für dich bedeutet das: Sei da, halte all diese Gefühle mit deiner Partnerin aus, frage liebevoll nach, aber versuche nicht, sie zu verstehen! Sie versteht es selbst nicht und das ist auch gar nicht wichtig.

Deine Partnerin wird durch die Geburt und die neuen Herausforderungen verletzlicher und sehr viel empfindlicher als sonst sein. Vermutlich wird sich dies im Laufe der Zeit ändern, doch wenn sie es jetzt gerade ist, darf sie es sein. Es hilft ihr, in die neue Rolle hineinzuwachsen. Du kannst ihr dabei helfen, indem du ihr die Sicherheit und den Schutz gibst, den sie braucht. Vielleicht hilft es dir, dir vorzustellen, dass sie wie ein Planet um die Sonne (euer Kind) kreist und ihre geballte Aufmerksamkeit auf das Kind richtet und alles dafür tun würde, damit es ihm gut geht. Doch da sie ihren Fokus so sehr auf das Kind richtet und zusätzlich ziemlich mit sich selbst und ihrem Körper, der heilen und sich erholen muss, beschäftigt ist, kann sie alles, was von außen kommt, nicht abwehren. Sie hat also nur sehr begrenzte Möglichkeiten, sich vor Verunsicherungen durch unbedachte Worte, Verletzungen durch das Übertreten ihrer Schamgrenze oder Überforderungen durch Besucher zu schützen.

Wie du deine Partnerin unterstützen kannst

Sei du ihr Beschützer und ihre rechte Hand. Doch, wirklich, in dieser Situation darf dieses klassische Schubladen-Klischee erfüllt werden. Die toughste, selbstbewussteste Frau kann in dieser Situation eine Stütze gebrauchen. Eben weil die Hormone und all die Prozesse solch eine Macht über sie haben, dass sie eine Stütze gut brauchen kann, um in ihre eigene Kraft zurückzukommen. Ganz praktisch kann das bedeuten:

- *Sei einfach da.* Auch wenn du deine Partnerin nicht immer verstehen kannst und vielleicht das Gefühl hast, nicht viel „praktisch“ übernehmen zu können (was im Folgenden noch zum Thema wird), und so ein bisschen das Gefühl hast, das fünfte Rad am Wagen zu sein – su bist es nicht! Du bist so, so wichtig. Sowohl deine Partnerin als auch dein Kind brauchen dich. Sei da.

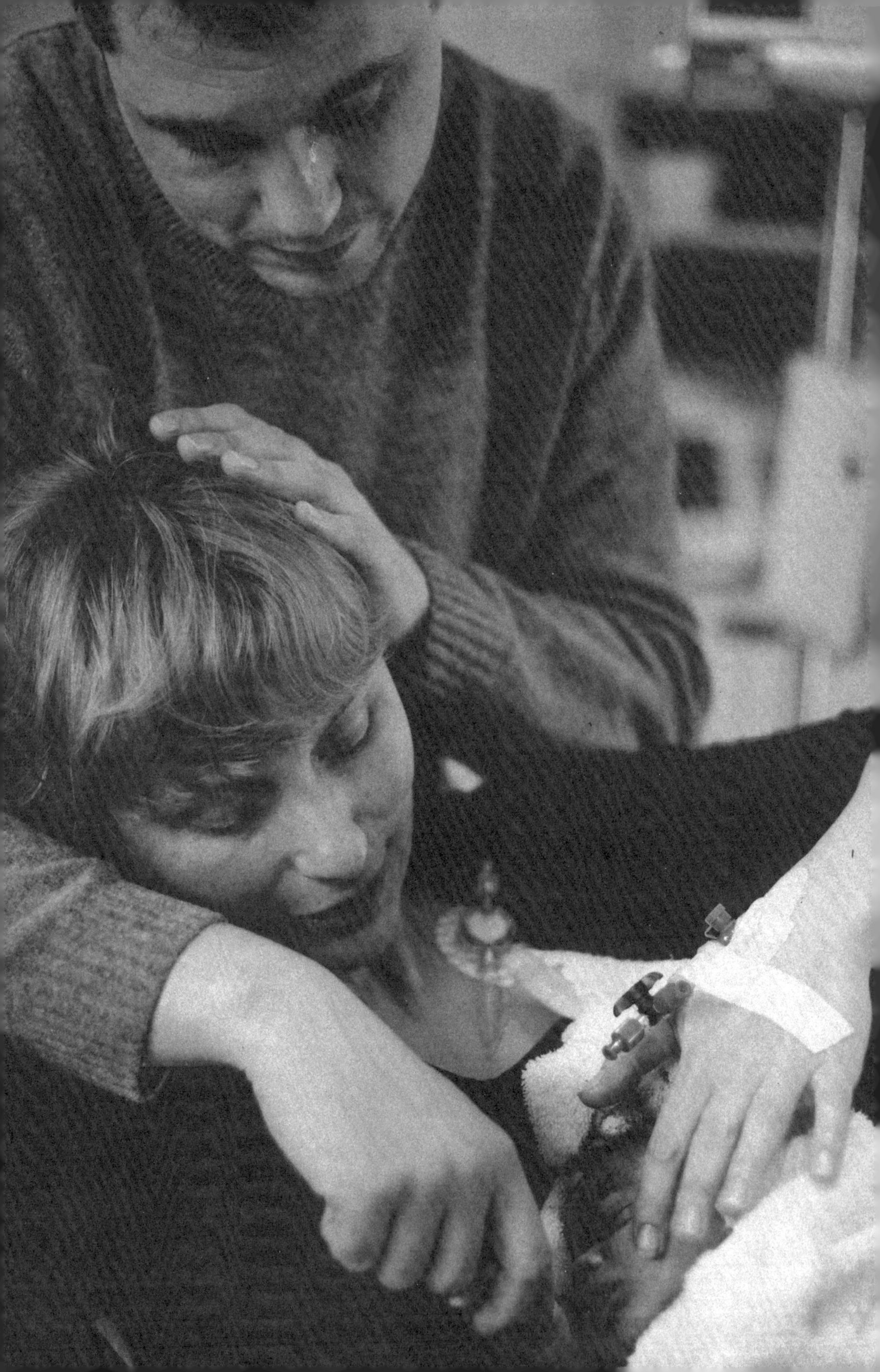

- *Sieh sie und stärke sie.* Die Geburt selbst und auch die körperlichen und seelischen Veränderungen deiner Partnerin kannst du ihr nicht abnehmen. Die Schmerzen der heilenden Wunden oder die möglichen Strapazen auf dem Weg hin zum schmerzfreien Stillen: All das erlebt sie körperlich. Sieh dir deine Partnerin an und wertschätze alles, was sie leistet. Zeig ihr, dass du sie siehst, und sage ihr, wie gut sie es macht. Das Selbstbild und das Außenbild sind in dieser Zeit oft sehr verschoben. Lass sie darum so oft wie möglich wissen, wie großartig sie all die neuen Herausforderungen und Aufgaben bewältigt. Das kann dir an manchen Stellen schon fast ein bisschen albern erscheinen, aber das ist es nicht. In dieser besonderen Zeit gesehen zu werden, nicht alleine zu sein und gespiegelt zu bekommen, wie unglaublich herausfordernd all das ist und wie gut man es gleichzeitig macht: Das kann so viel verändern.

- *Signalisiere deiner Partnerin deine Bereitschaft, alles zu tun, was du kannst.* Vielleicht ist es wichtig, ihr immer wieder zu versichern, dass sie jeden Wunsch und jede Bitte äußern darf und muss. Sage ihr, dass es dir gerade schwerfällt, sich in sie hineinzuversetzen, und sie deswegen einfach klar sagen soll, was sie braucht.

- *Beschütze sie da, wo sie Schutz braucht.* Wo das ist? Das wirst du sehen. Schau sie dir an, wie sie da mit dem hochgezogenen Shirt sitzt und versucht, euer Kind zu stillen. Wie sie aufsteht und sich kaum auf den Beinen halten kann und wie ihr die Tränen kommen, weil einfach alles (zu) viel ist. Schirme sie beim Stillen vor Blicken ab. Ja wirklich, im Wortsinne: Stelle dich vor sie oder setze dich neben sie. Sei da und gib ihr das Gefühl, dass niemand sie stören wird. Stütze sie, wenn sie aufsteht, oder nutze die Gelegenheit, sie fest in den Arm zu nehmen. Lasse alles stehen und liegen und halte ihre Hand und reiche ihr ein Taschentuch. Halte alles und jeden von ihr fern, der ihr zusätzlichen Stress oder Unwohlsein verursacht.

- *Unterstütze sie beim Stillen.* Neben der eigenen körperlichen Regeneration und der Versorgung eures Kindes ist das wichtigste Thema in der ersten Zeit das Stillen oder das Fläschchenfüttern. Auch wenn das Stillen natürlich ein Part ist, den vorrangig deine Partnerin übernimmt, hat deine Unterstützung dabei einen sehr, sehr hohen Stellenwert. Es fängt damit an, dass du gemeinsam mit ihr das Stillen übst und lernst (hierzu lies gerne die Stilltexte in diesem Buch). Sei dabei, wenn sie das erste Mal anlegt, und verfolge genau, was die Hebamme oder Stillberaterin erklärt. Vertraue deiner Partnerin, dass sie es gut macht, und hilf ihr, wenn sie Hilfe braucht. Vielleicht erinnerst du dich besser an die Worte der Hebamme als sie selbst (diese Hormone!) und kannst von außen besser sehen, wie die Position eures Kindes verbessert werden kann. Du kannst sie korrigieren (dazu fehlt uns Frauen beim Stillen oft eine Hand!), die Kissen richtig anordnen und, wenn alles passt, deiner Partnerin etwas Gutes zu trinken holen. Wenn deine Frau Schmerzen beim Stillen hat, sei da, halte sie mit ihr aus, und versuche, das zu tun, was ihr helfen könnte. Manchen Paaren hilft in solchen Momenten Humor, anderen Ablenkung oder gemeinsames Fluchen. Schau, was deiner Partnerin guttut. Wenn sie möchte, kannst du ihr nach dem Stillen das Kind abnehmen, damit sie sich einen Moment um sich selbst kümmern kann. Glaube an sie – immer.

- *Sei das Sprachrohr deiner Familie.* Oft fällt es Frauen schwer, anderen zu sagen, was sie brauchen oder (nicht) möchten. Wer emotional so offen ist, dem fällt die Kommunikation mit anderen schwer. Du kannst dem Krankenhauspersonal gegenüber ihre Wünsche vertreten. Die Verwandtschaft bitten, ihre Besuche noch um einige Tage nach hinten zu verschieben. Und die beste Freundin anrufen und sie bitten, vorbeizukommen und Kuchen mitzubringen.

- *Sei ihr „Laufbursche"*. Es ist eine wertvolle Unterstützung, wenn du deine Partnerin in den ersten Tagen „bedienst", denn sie soll so viel wie möglich im Bett liegen bleiben (lies hierzu gerne die ersten Texte in diesem Buch). Versorge sie mit Trinken und Essen, und wenn sie etwas braucht, hole es ihr. Nimm ihr das Baby zum Bäuerchenmachen ab (wenn sie es gerade möchte), und schüttle das Bett auf, wenn sie kurz im Bad verschwindet. Natürlich ist deine Partnerin eine selbstständige Person und könnte sich den Teller Suppe selbst aus der Küche holen. Doch ihr Körper muss heilen und sich erholen. Und sie übernimmt gerade so viele Aufgaben, die viel leichter werden, wenn sie sich so liebevoll umsorgt fühlen kann.

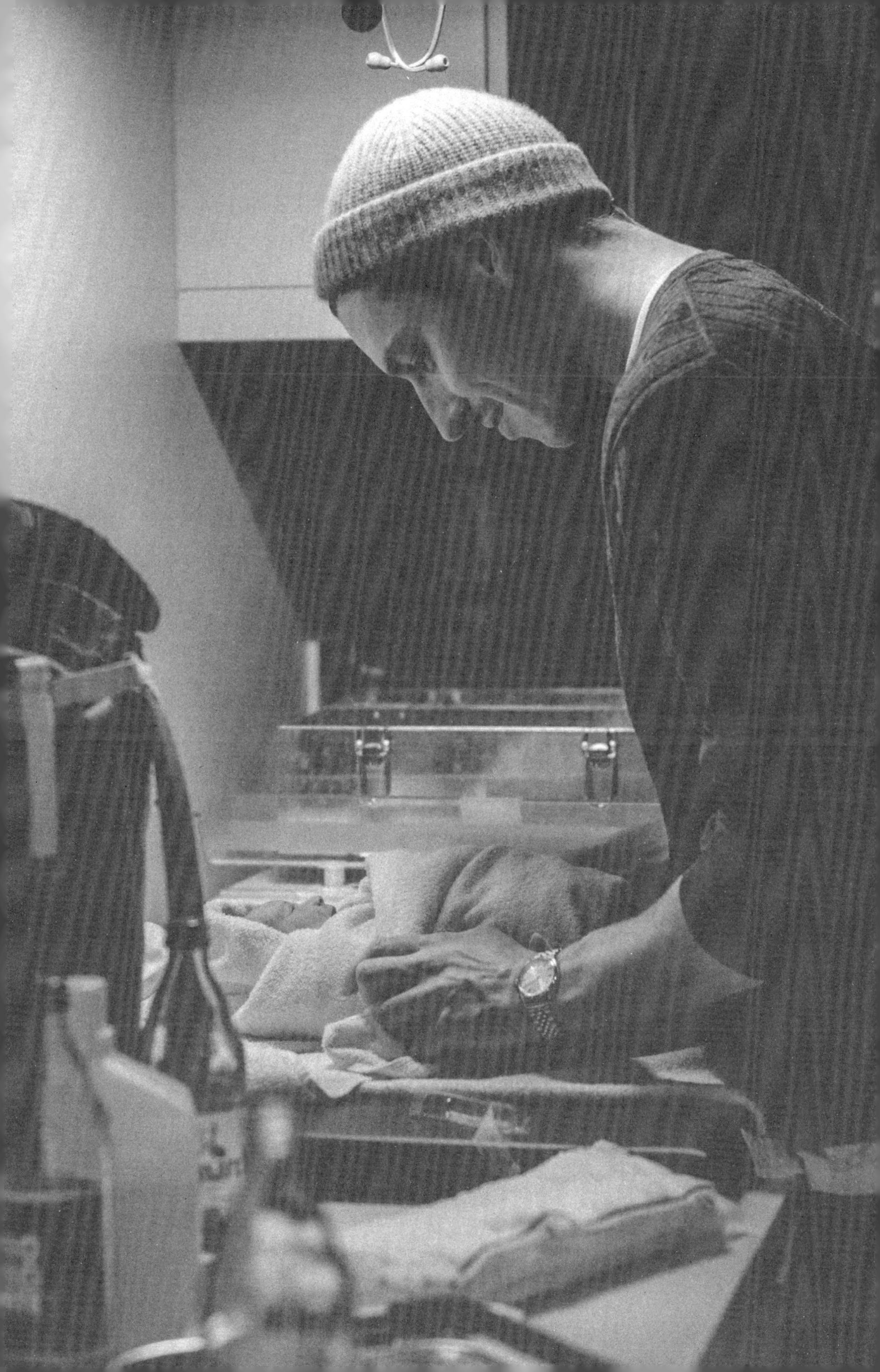

- *Organisiere das „Drumherum“.* Die Anmeldung beim Standesamt, die Papiere für die Entlassung aus dem Krankenhaus, die Versorgung des Geschwisterkindes oder des Hundes und die Organisation des Heimweges darfst du gerne übernehmen.

- *Genieße die Zeit mit deiner Partnerin und eurem Kind so intensiv wie möglich.* Kuschelt euch zusammen, beobachtet euer Baby und haltet diese kleinen Glücksmomente fest. Nimm dir hierfür ganz bewusst Zeit. Auch wenn es vieles gäbe, was du noch erledigen könntest. Die gemeinsame Freude über euer Baby ist ein großes Geschenk und kann euch über manche Krise hinwegtragen.

Teil der Welt deines Kindes werden

Ein Neugeborenes braucht Geborgenheit, Nähe, Liebe und Sicherheit. Neben der Versorgung seiner Bedürfnisse nach Nahrung und Körperpflege sind dies die wichtigsten Dinge. Und all das kannst du deinem Kind geben. Der Gedanke, man könne erst viele Wochen oder Monate später etwas mit dem Kind „anfangen“, scheint ein Relikt aus anderer Zeit zu sein. Heute gibt es so viele wissenschaftliche Erkenntnisse, dass eine gute Bindung des Kindes zur Mutter und zu ihrem Partner schon vor der Geburt aufgebaut werden und sich nach der Geburt ab der ersten Minute festigen kann. Diese frühe Bindung hat eine gute Aussicht, stabil zu werden und ein Leben lang zu tragen.

Vielleicht hast du den Eindruck, dass euer Kind noch gar nichts „mitbekommt“. Und das ist auch nachzuvollziehen. In unserer lauten, hellen und hektischen Welt verlieren wir manchmal den Blick für die kleinen, feinen Dinge, die fast unsichtbar vonstattengehen. Vielleicht kennst du den Ausspruch: „Die Welt durch Kinderaugen sehen“? Das ist etwas, was Kinder uns Eltern wieder entdecken lassen: einen neuen (alten) Blick für die Dinge zu entwickeln. Und das fängt genau jetzt an.

Ich lade dich ein, die Welt einmal durch die Augen deines Kindes zu sehen: In den ersten Tagen sieht es noch ganz verschwommen. Es nimmt nur Kontraste und Licht wahr. Am besten sieht es, was etwa 20 cm von seinen Augen entfernt ist, etwa deine Augen und deinen Mund. Es hört gut, kann riechen und schmecken. Und vor allem kann es spüren. Es spürt die Hände, die es berühren, die Arme, die es halten, und den Atem von dem, der es hält. Also versuche, die Welt nicht nur durch die „Augen“ des Kindes zu sehen, sondern mit allen Sinnen wahrzunehmen. Während der ersten Lebensstunden sind viele Neugeborene sehr wach und haben offene Sinne. Sie scheinen die Welt in sich aufzusaugen, bevor sie dann erst einmal eine ganze Weile ziemlich viel und tief schlafen. Doch auch in dieser Zeit spüren sie natürlich die Welt um sich herum. Nun, worauf ich hinauswill: Du kannst letztlich entscheiden, ob du Teil dieser Welt deines Kindes in den ersten Stunden, Tagen und Wochen sein möchtest. Denn wenn du es möchtest, werde es! Was du dazu tun musst? *Da sein.*

Die Versorgung und Begleitung eines Neugeborenen

Alles, was es im Zusammenhang mit dem Baby nach der Geburt „zu tun gibt“, ist im gleichen Maße deine Aufgabe und die deiner Partnerin. Wickeln, kleiden, trösten, ins Tragetuch nehmen, zu Untersuchungen begleiten und Entscheidungen treffen. All das sind Dinge, die ihr beide erfüllen könnt. Und es wird noch so viel mehr zu tun sein. Es gibt keinen Grund zu glauben, dass das „Frauenaufgaben“ seien. In einer Zeit, in der die gesellschaftlichen Normen sehr eng waren, hat man dieses Rollenbild vielen Menschen aufgezwungen. Noch heute findet es sich in vielen Köpfen. Tatsächlich seid ihr frei, eure Rollen so zu leben und zu gestalten, wie es für euch passt. Wenn du Teil der Welt deines Kindes sein möchtest, steigst du sofort in die Versorgung und Begleitung mit ein. Selbst wenn deine Partnerin einen Wissensvorteil hat oder schon erfahren im Umgang mit Säuglingen ist, darfst du all die Dinge in Ruhe lernen und üben. Es hat keinen Vorteil, wenn das Kind innerhalb kürzester Zeit gewickelt ist oder das Tragetuch schon bei dem ersten Versuch perfekt sitzt. Es hat aber einen Vorteil, wenn Kinder nicht nur eine bemühte Mutter, sondern noch eine weitere Person haben, zu der sie eine enge Beziehung aufbauen können und die sie auf ihrem Weg durchs Leben begleitet. Genau *das* hat einen Vorteil. Nicht nur für das Kind selbst, sondern auch für dich und letztlich für deine Partnerin.
Nimm dir (nicht nur deswegen) ab der Geburt so lange frei wie überhaupt möglich. Sei da für dein Kind, deine Partnerin und auch dich selbst. Nehmt euch Zeit, eine Familie zu werden, in eure Rollen zu wachsen und Beziehungen zueinander aufzubauen.

Dank von Jule

Nun habe ich tatsächlich ein Buch geschrieben. Ich erinnere mich noch genau an den Morgen im Januar, als meine Freundin Marcia mich fragte, ob wir nicht zusammen ein Buch machen wollen. Sie wusste von meinem lang gehegten Wunsch, ein Buch für werdende Mütter zu schreiben. Seitdem habe ich all meine frei verfügbare Zeit und Energie in dieses Projekt gesteckt. Dass dies möglich war, ist keine Selbstverständlichkeit.

Meiner Mutter Ingrid Neubert danke ich von Herzen. Nicht nur, dass sie dieses Projekt von Anfang an mit all ihren Möglichkeiten unterstützt hat (sie hat alle Texte als Erste gelesen und korrigiert und meine Kinder gehütet, während ich am Schreibtisch saß). Sie ist mein größtes Mütter-Vorbild. Mama, du bist für mich das Sinnbild für Mutterliebe. Obwohl ich es dir weiß Gott nicht immer leichtgemacht habe, hast du mir immer das Gefühl gegeben, geliebt zu sein. Das Wissen, dass ich immer auf dich zählen kann, hat mir den Mut gegeben, Hebamme zu werden, eine Familie zu gründen und auch dieses Buchprojekt zu wagen. Du bist mein Fels in der Brandung. Du bist nicht die perfekte Mutter, aber ganz gewiss die allerbeste Mutter, die ich haben kann.

Den zwei Menschen, die mich zur Mutter gemacht haben, danke ich, dass ich sie begleiten darf und an ihnen wachsen kann. Mein Leben ist so sehr bereichert worden durch euch und ihr seid ein Segen. Auch wenn ich manchmal hadere und strauchle – nichts ist mir wertvoller als ihr, meine Kinder.

Meinem Mann danke ich, dass er dieses Abenteuer Familie mit mir lebt und mich unterstützt und trägt, wo immer es ihm möglich ist. Insbesondere nach den Geburten unserer Kinder bist du über dich hinausgewachsen.

Annina, du bist meine wichtigste Mentorin und Hebammenlehrerin. Vor zehn Jahren hast du die Samen für mein heutiges Tun gesät. Durch dich habe ich gelernt, wie ich Frauen, Ungeborenen und Neugeborenen begegnen möchte. Du hast meinen Weg geebnet und noch immer bist du Teil davon. Dieses Buch hat seinen Ursprung bei dir. Danke, dass du viele meiner Texte durch dein Wissen angereichert und korrigiert hast.

Marcia, ohne dich gäbe es meine Texte und das Buch sowieso nicht. Du hast mich motiviert, mich ertragen und an mich geglaubt. Viel mehr als ich jemals an mich selbst geglaubt habe. Deine Freundschaft ist ein Geschenk. Deine Kunst und dein Geist verzaubern mich und machen dieses Buch zu dem, was es ist. Danke.

All die Stunden, die ich an diesem Buch gearbeitet habe, haben andere Menschen mit meinen Kindern verbracht. Neben meinem Mann und meiner Mutter steht ein ganzes „Dorf" hinter mir, ohne das dieses Projekt niemals zu realisieren gewesen wäre. Den wundervollen Frauen der Kinderstube und des Kindergartens danke ich von Herzen. Nur weil ich weiß, dass meine Kinder von euch liebevoll, geborgen und sicher durch den Vormittag begleitet werden, konnte ich mich auf meine Arbeit einlassen. Ich fühle mich in tiefer Dankbarkeit verbunden.

All meinen Freundinnen und Freunden, die mich unterstützt haben, möchte ich meine große Dankbarkeit ausdrücken. Ihr habt Probe gelesen, korrigiert, kritisiert, verbessert und gelobt. Ihr habt Probe gekocht und mir von euch erzählt.

Allen Kolleginnen, die meine Texte mit ihrem Fachblick korrigiert haben, danke ich sehr. Wie schön zu erleben, dass es so einen tragenden kollegialen Zusammenhalt gibt unter all den schwierigen Bedingungen, mit der sich jede von uns konfrontiert sieht.

Den Co-Autorinnen Isabel Huttarsch (www.mamapsychologie.de) und Sandra Schnell danke ich für ihren wertvollen Input und die bereichernde Zusammenarbeit.

Dank von Marcia

Vielen Dank an die wunderbaren Familien, die mir ihr Vertrauen geschenkt, mich in den privatesten Raum eingeladen haben und mich das Wunder der Geburt erleben und dokumentieren ließen. Diese Erlebnisse haben mich zutiefst beeindruckt und geprägt und jedes Mal haben sie alles in Perspektive gerückt.

Ich danke den so beeindruckenden Frauen und Hebammen. Jule Tilgner für ihre Freundschaft, in der sie mich in meiner Mutterschaft so stützt und stärkt und nicht zuletzt, dass sie das Abenteuer gewagt hat, dieses Buch mit mir zu machen.

Jessica Strickmann für ihren Support und ihre Unterstützung für mich und meine Arbeit und ihr Engagement für alle Frauen und eine gewaltfreie, selbstbestimmte Geburtshilfe!
Danke an Lina König für ihren Humor und ihre Begeisterung, mit ihr habe ich gelernt, dass Geburt lustig sein kann.

Ganz besonders danke ich Melanie Bredow, weil sie die Geburt meines zweiten Kindes zum schönsten Erlebnis gemacht hat, und dafür, dass ich dank ihres siebten Hebammensinns nicht allein geboren habe. Ohne dich hätte ich die Schönheit der Geburt nicht entdeckt.

Besonderen Dank an Prof. Wiebke Loeper, dass sie mir geholfen hat, in der Fotografie meine Sprache zu finden.

Ich danke meinem Mann, für seine unendliche Unterstützung, sein Mutmachen und den-Rücken-Freihalten. Für seinen Humor und den Kaffee, den ich jeden Morgen bekomme. Das macht alles besser! Dich als Freund und Partner in diesem Abenteuer Familienleben an meiner Seite zu haben, ist das Allergrößte!

Ich danke meinen Kindern, dass sie mir zeigen, stillzustehen, hinzuhören und hinzusehen. Danke, dass ich mit euch jeden Tag lernen darf. Danke, für die Schönheit im Kleinen und in jedem Moment.

Literatur

Aly, Monika: Mein Baby entdeckt sich und die Welt. Kindliche Entwicklung achtsam begleiten nach Emmi Pikler. München: Kösel, 2011

Dannhauer, Kareen: Guter Hoffnung. Hebammenwissen für Mama und Baby. München: Kösel, 2017

Gresens, Regine: Intuitives Stillen. München: Kösel, 2016

Juul, Jesper: Mann und Vater sein. Freiburg: Herder, 2017

Leboyer, Frédérick: Geburt ohne Gewalt. München: Kösel, 1995

Meissner, Brigitte Renate: Geburtsgeschichten, Frauen erzählen die Geburtserlebnisse mit ihren Kindern. Winterthur: Brigitte Meissner Verlag, 2003

Meissner, Brigitte Renate: Emotionale Narben aus Schwangerschaft und Geburt auflösen, Winterthur: Brigitte Meissner Verlag, 2011

Mierau, Susanne: Geborgen wachsen, wie Kinder glücklich groß werden. München: Kösel, 2016

Ou, Heng: Die ersten vierzig Tage. Was junge Mütter nach der Geburt wärmt und stärkt. München: Antje Kunstmann, 2017

Pachala, Veronika/Beyer, Clara: Schnell und gesund kochen. Über 50 leckere Rezepte – auch zum Vorkochen und Mitnehmen. München: Riva, 2017

Pikler, Emmi: Lasst mir Zeit. Die selbstständige Bewegungsentwicklung des Kindes bis zum freien Gehen. München: Pflaum, 2018

Pikler, Emmi; Tardos, Anna, u.a.: Miteinander vertraut werden. Wie wir mit Babys und Kleinkindern gut umgehen – ein Ratgeber für junge Eltern. Freiburg: Herder, 2000

Renz-Polster, Dr. med., Herbert; Imlau, Nora: Schlaf gut, Baby! Der sanfte Weg zu ruhigen Nächten. München: Gräfe und Unzer, 2016

Schmidt, Nicola: artgerecht, das andere Babybuch. München: Kösel, 2015

Stern, Loretta; Gaca, Anja Constance: Das Wochenbettbuch. Alles über diesen wunderschönen Ausnahmezustand. München: Kösel, 2016

Vagedes, Jan/Soldner, Georg: Das Kinder Gesundheitsbuch. Kinderkrankheiten ganzheitlich vorbeugen und heilen. München: Kösel, 2013

Wichtige Webadressen

- www.Embryotox.de
- www.schatten-und-Licht.de
- www.mamapsychologie.de
- @hebamme_juletilgner
- www.marciafriese.de
- www.geborgen-wachsen.de
- www.tanjaliebl.at
- www.hebammenblog.de
- www.vonguteneltern.de

FSC www.fsc.org MIX Papier | Fördert gute Waldnutzung FSC® C089473

Dieses Buch wurde umweltfreundlich ausgestattet:
ohne Folienkaschierung, mineralölfreie und Cradle-to-Cradle-zertifizierte Druckfarben, Inhalt 100% Recyclingpapier.

Dieses Buch ist erhältlich als:
ISBN 978-3-407-86591-5 Print
ISBN 978-3-407-86596-0 E-Book (EPUB)

6. Auflage 2026

Werderstraße 10, 69469 Weinheim
service@beltz.de

Idee und Text: Jule Tilgner
Idee und Fotografie: Marcia Friese
Lektorat: Petra Dorn
Umschlaggestaltung: Marcia Friese, in Zusammenarbeit mit www.anjagrimm-gestaltung.de (Gestaltung), www.stephanengelke.de (Beratung)
Umschlagabbildungen: © Marcia Friese
Satz und Layout: Marcia Friese
Druck und Bindung: Beltz Grafische Betriebe, Bad Langensalza
Beltz Grafische Betriebe ist ein Unternehmen mit finanziellem Klimabeitrag (ID 15985-2104-1001)
Printed in Germany

Weitere Informationen zu unseren Autor:innen und Titeln finden Sie unter:
www.beltz.de